ICU完全攻略
トラブルシューティング162

清水敬樹 編著
東京都立多摩総合医療センター救命救急センター部長・センター長

中外医学社

執筆者一覧（執筆順）

横山愛子　葛飾赤十字産院新生児科
石橋茉莉　順天堂大学医学部附属順天堂医院麻酔科・ペインクリニック
牧田侑子　順天堂大学大学院医学研究科腎臓内科学
清水敬樹　東京都立多摩総合医療センター救命救急センター部長・センター長
五木田昌士　さいたま赤十字病院救命救急センター
眞上俊亮　順天堂大学医学部脳神経外科
池澤伸明　国立がん研究センター中央病院内視鏡科
早川　桂　さいたま赤十字病院救命救急センター
水野慶子　順天堂大学医学部附属練馬病院救急・集中治療科
狩野実希　東京女子医科大学病院心臓病センター循環器小児科
矢野博子　臼井会田野病院救急科部長
尾中寛恵　日本医科大学大学院疼痛制御麻酔科学
小宮佑介　さいたま赤十字病院血液内科
西島　明　焼津市立総合病院産婦人科
阿部博昭　東京大学医学部附属病院麻酔科
若林奈緒　日本医科大学付属病院形成外科・美容外科
森田智教　日本医科大学大学院疼痛制御麻酔科学
土井信一郎　順天堂大学医学部附属順天堂医院循環器内科
小島直樹　公立昭和病院救命救急センター
川井和美　県立広島病院麻酔科部長

北嶋由佳	順天堂大学医学部附属順天堂医院麻酔科・ペインクリニック
田中幸太郎	東京労災病院救急科部長
平野一興	順天堂大学医学部附属練馬病院脳神経内科
渡部一之	津田沼中央総合病院整形外科
西山友貴	品川志匠会病院麻酔科
佐藤塁	静岡県立静岡がんセンター IVR 科
菅野敬之	東邦大学医療センター佐倉病院麻酔科
秋山光浩	慶應義塾大学病院リウマチ内科
石原久子	順天堂大学大学院医学研究科形成外科学
坂本龍司	日本赤十字社医療センター脊椎整形外科
山本英一郎	東京女子医科大学麻酔科
関藍	東京ベイ浦安市川医療センター救急科
鈴木路可	聖路加国際病院内科
田口茂正	さいたま赤十字病院救命救急センター副部長
森川真吾	森川麻酔クリニック
蕪木友則	武蔵野赤十字病院救命救急センター
松本紘毅	順天堂大学医学部附属静岡病院循環器科
熊谷純一郎	さいたま赤十字病院消化器内科
岡野尚弘	杏林大学医学部内科学腫瘍内科

序章

　私が現在赴任している東京都立多摩総合医療センターは今年度の初期臨床研修の中間マッチングで市中病院で第1位に輝きました。院内にはジュニア、シニアを合わせて100名を超えるレジデントがいます。レジデントであることから当然知識欲、手技欲に飢えておりその上で些細なミスやトラブルケースが散見されます。一定の確率で発生し得る異常事態をある程度予想しておきながら我々指導医は一緒に臨床、教育を行なう必要があります。彼らの誤りには一定の傾向があり、その傾向を分析して今回本書の作成に至りました。日本の医療において紛れもなく宝であるレジデント諸君を off the job は勿論、on the job でもトレーニングさせながら正しい方向に導き尚且つ結果も出さなければなりません。レジデント諸君が実際に現場に出る前に本書を参考に少しでも理論武装や失敗体験、成功体験を感じられれば有難いと思います。当たり前と思われる記載もございますがこの「当たり前のこと」を「当たり前にこなす」ことも医療では非常に重要と考えます。本書により日本の宝の原石達を磨くお手伝いを少しでもできれば幸いです。

　近年、絆や感謝という言葉をよく耳にしますが私自身としてもその言葉が非常に身に沁みます。先日、救命の狭い控室で30名程のレジデントにサプライズで自分の誕生会を開いてもらうという出来事がありウルウルしてしまいました。その他、私ごとになりますが今迄大変お世話になったさいたま赤十字病院・救命救急センターのスタッフ諸君には厚く御礼を申し上げます。また現在自分が非常に高く設定しているハードルを一つの文句も言わず？クリアしてくれている多摩総合医療センター・救命救急センターのスタッフ諸君にも感謝したいと思います。更に、現在の救命救急及び集中治療医学に非常に理解を示して最高の環境を与えてくださっている多摩総合医療センターの近藤泰児院長、ならびに我が師匠である昭和大学医学部救急医学講座の三宅康史教授にも御礼を申し上げます。

　最後になりますが本企画の当初から我々を叱咤激励して頂いた中外医学社企画部の鈴木真美子氏、及び編集部の稲垣義夫氏にも改めて御礼を申し上げます。

2014年12月　清水敬樹

CONTENTS

I ▶ ライン・カテーテル・手技 ……………………………………………… 2

1. 輸液ポンプの使い方と注意点を理解してますか？ ………（横山愛子 / 早川　桂） 2
2. AラインやCVPラインなどをむやみにフラッシュしない …（石橋茉莉 / 早川　桂） 4
3. 血液透析導入予定患者のCV挿入は鎖骨下静脈を避ける ………………（牧田侑子） 6
4. 重症呼吸不全でのECMOの治療戦略
    ―既存概念からの脱却：ECMO残しで人工呼吸器離脱― ……………（清水敬樹） 8
5. CVカテーテル挿入中のガイドワイヤーが体内に迷入してしまった ……（清水敬樹） 10
6. 胸腔ドレナージが胸腔外に入ってしまった ……………………（五木田昌士） 12
7. 大腿動脈のシース抜去後の血腫形成 ……………………………（眞上俊亮） 14
8. アスピレーション留置時の屈曲 ……………………（池澤伸明 / 清水敬樹） 16
9. 中心静脈（CV）ラインの固定と閉塞 …………………………（早川　桂） 18
10. 胸腔ドレーンのリークがとまったら …………………………（清水敬樹） 20
11. VA－ECMOカニュレーション時の「抵抗」………………………（清水敬樹） 22
12. 気管内吸引時に吸引チューブを回転させても意味がない ……………（横山愛子） 24
13. 胃管を気管内に留置してしまった ……………………………（清水敬樹） 26
14. 直達牽引時には牽引すべき方向と神経損傷に注意する ………………（清水敬樹） 28
15. スパゲティ症候群 ………………………………………………（早川　桂） 30
16. アスピレーションキット挿入で逆に気胸 ………………………（早川　桂） 32
17. 尿道バルーンカテーテルが挿入できない ……………（水野慶子 / 早川　桂） 34
18. ECMOプライミングラインからの急速輸液を施行する場合はairに注意（狩野実希） 36
19. 大腿静脈のカニュレーション時には逆血が多くても静脈血の場合がある（矢野博子） 38
20. 鎖骨下静脈穿刺時の気胸 ……………………………（尾中寛恵 / 早川　桂） 40
21. 点滴ラインが足りない！ ………………………………………（早川　桂） 42
22. 血液培養が採れない！ …………………………………………（小宮佑介） 44
23. 瞳孔が見えません！ …………………………（眞上俊亮 / 早川　桂） 46
24. 輸血の際の配合禁忌に注意 ……………………………………（早川　桂） 48

II ▶ 薬剤 ……………………………………………………………… 50

25. ワーファリン投与前にはヘパリンを入れる …………………（早川　桂） 50
26. 拮抗薬のフルマゼニル，でも安易に使用すると逆に痙攣を
    誘発することも ………………………………………………（清水敬樹） 52

27 鎮静・鎮痛後の血圧低下にはフェニレフリンを考慮 ……………（尾中寛恵）54
28 急速静注禁忌薬を知る ……………………………………………（西島　明）56
29 サクシニルコリンは高カリウム患者，熱傷患者に使用しない ………（阿部博昭）58
30 インスリンは皮下注ではなく静注で ……………………………（西島　明）60
31 軟膏とクリームの違いは？ ………………………………………（若林奈緒）62
32 小児にはプロポフォールを持続投与しない ……………………（清水敬樹）64
33 デクスメデトミジン使用時の鎮静 ………………………（森田智教/早川　桂）66
34 ATP 投与時の心停止 ……………………………………………（土井信一郎）68
35 鎮静ガイドラインでは１日１回は覚醒させる？ ………………（小島直樹）70
36 投与量や希釈方法に注意すべき薬　PG，hANP など 0.01γ の使用 …（川井和美）72
37 薬剤の誤投与に注意（ゾロ製品が増えて聞き慣れない商品名）………（若林奈緒）74
38 フロセミド投与量の上限は？ ……………………………………（牧田侑子）76
39 心不全に PPI は使用禁忌？ ………………………………………（土井信一郎）78

Ⅲ ▶ 検査・画像・モニター ……………………………………………………80

40 血ガス採血後の圧迫止血の際には呼吸数を数える ……………（早川　桂）80
41 胸部 X 線の臥位と座位 …………………………………………（早川　桂）82
42 SpO$_2$ が不正確になる場合を知る ―酸素飽和度がモニターできない― （石橋茉莉）84
43 股関節置換後・クリッピング術後 MRI は撮影してよいか …（眞上俊亮/早川　桂）86
44 動脈ラインと血圧計の測定値の差はなぜか ……………（北嶋由佳/早川　桂）88
45 動脈ラインの波形が（いわゆる）なまってしまう ……………（清水敬樹）90
46 VA-ECMO 使用下における胸腹部造影 CT 撮影時の読影には注意を要する
 ……………………………………………………………………（清水敬樹）92
47 低酸素性脳症の頭部 CT の pseudo SAH は、あたかも SAH のように
 見えるのでそうよばれる（坂本分類 gr 5）………………………（清水敬樹）94
48 ACT 採血・測定部位に注意する ………………………………（早川　桂）96
49 アラーム不感症 ……………………………………………（森田智教/早川　桂）98
50 FDP、D-dimmer に注意する …………………………………（田中幸太郎）100
51 プリセップカテーテルのゼロ点調整法は？ ……………………（早川　桂）102
52 血液ガス所見，必ず pH を意識する！ …………………………（平野一興）104
53 経胸壁心エコーが見えない，経食道心エコーは有用 …………（矢野博子）106
54 外傷後高ビリルビン血症 …………………………………………（早川　桂）108

IV ▶ 人工呼吸・エアウェイ・気管挿管 ……110

- **55** 喉頭展開ができていない，酸素飽和度が低下した ……（北嶋由佳）110
- **56** リザーバー付きマスクやベンチュリの注意点 ……（早川 桂）112
- **57** NPPV導入時には患者さんに積極的に話しかけて動機づけをさせる（清水敬樹）114
- **58** 気管切開チューブに関することはどんなに些細な問題でも直ちに対応する …………（清水敬樹）116
- **59** 気管チューブのカフ圧を上げすぎてしまい合併症が生じた ……（清水敬樹）118
- **60** PSVでPsCO$_2$が高い場合にPS圧を上げてもPaCO$_2$は変化するとは限らない ……（早川 桂）120
- **61** PCVでPaCO$_2$を下げたい場合に呼吸数を上げても必ずしもMVが増加するとは限らない ……（早川 桂）122
- **62** 抜管する際の呼吸の位相 —呼気で抜くか，吸気で抜くか？—（渡部一之／西山友貴）124
- **63** 挿管介助の際に首のどこを押す？—BURP法とSellic手技の違い—（清水敬樹）126
- **64** 気管挿管時に頭部へ枕をいれる適切なタイミングは喉頭展開直前である …………（清水敬樹）128
- **65** 挿管チューブの位置確認（連日必ず確認する習慣をつける）……（清水敬樹）130
- **66** 計画外抜管 ……（早川 桂）132
- **67** 挿管チューブの屈曲 ……（早川 桂）134
- **68** 吸気と呼気に1回換気量の著明な差がみられた ……（佐藤 塁）136
- **69** 突然のEtCO$_2$の低下 ……（菅野敬之）138
- **70** 脳低温療法における人工呼吸 ……（早川 桂）140
- **71** 分離肺換気時における換気トラブル ……（菅野敬之）142
- **72** 腹腔内圧上昇時の呼吸管理のためにヘッドアップすると腹圧は更に上昇する …………（清水敬樹）144
- **73** 画像や検査でのベッド移動時の簡易式人工呼吸器 ……（秋山光浩）146
- **74** 呼吸不全の挿管適応は酸素飽和度が低下する前に決定しなければならない …………（清水敬樹）148
- **75** 食道挿管（の可能性）は必ず実施した本人が申告しなければならない（清水敬樹）150
- **76** 気管切開後の4日以内の計画外抜去では再挿入が厳しい ……（早川 桂）152
- **77** スパイラルチューブは噛みちぎられる ……（佐藤 塁）154
- **78** 挿管チューブは単独で固定する（バイトブロックや経口胃管と一緒に固定しない）……（川井和美）156
- **79** 喉頭展開時のお作法 ……（阿部博昭）158

| 80 | 自発呼吸から陽圧換気へ | （清水敬樹） | 160 |
| 81 | 気管切開時の合併症（出血） | （石原久子） | 162 |

V ▶ 輸液・電解質　164

82	カリウム除去フィルター使用時の注意点	（清水敬樹）	164
83	低K血症の補正	（坂本龍司）	166
84	高K血症への対応	（山本英一郎）	168
85	Ca・Pの異常	（小島直樹）	170
86	Mgの異常	（池澤伸明）	172
87	低カリウムと低マグネシウムの関係	（関　藍）	174
88	脳低温療法導入時の低カリウム血症の補正に注意 （復温時に高カリウム血症に陥る場合が）	（早川　桂）	176

VI ▶ 感染症　178

89	手洗いをする	（早川　桂）	178
90	発熱の原因は感染症だけではない	（鈴木路可）	180
91	β-Dグルカンが偽陽性になる状況を知る	（清水敬樹）	182
92	CDトキシン陰性化の確認は不要	（田口茂正）	184
93	経口バンコマイシンの投与量	（関　藍）	186
94	抗菌薬の予防投与	（早川　桂）	188
95	破傷風患者の管理には、暗室が本当に必要か？	（森川真吾）	190
96	抗菌薬投与，はずれたら負け，しかし…	（早川　桂）	192
97	外傷後の髄膜炎への予防的抗菌薬投与	（平野一興 / 早川　桂）	194
98	カテーテル感染が疑われたら即カテ抜去？	（関　藍）	196
99	多剤耐性菌患者に超音波検査を施行しなければならない	（早川　桂）	198
100	多剤耐性菌が出現時の家族への説明，対応	（秋山光浩）	200

VII ▶ 脳神経　202

101	せん妄の際は低酸素，貧血，低血糖，電解質異常をルールアウトする	（坂本龍司）	202
102	低栄養患者には Vit B_1 を忘れずに投与する	（清水敬樹）	204
103	ヘッドアップ30度って意外に高さがある	（清水敬樹）	206

104	シバリングには速やかに対応する	（渡部一之／西山友貴）	208
105	脳低温療法中の体温が乱高下してしまう	（清水敬樹）	210
106	脳幹梗塞患者の NIHSS	（平野一興）	212
107	比較的若年者の grade が悪い SAH（poor grade SAH: WFNS gr4-5）は「ひょっとする」かも？	（清水敬樹）	214

VIII ▶ 循環・呼吸　216

108	ガイドライン 2010　ABC から CAB へ	（水野慶子／早川　桂）	216
109	偶発性低体温症の患者を安易に動かさない	（早川　桂）	218
110	アスピリン喘息に注意	（蕪木友則）	220
111	DVT の予防を怠らない	（早川　桂）	222
112	頻脈への対応	（狩野実希）	224
113	VV-ECMO 時の送脱血のカテーテルの位置と選択	（清水敬樹）	226
114	気道異物解除後の対応	（山本英一郎／清水敬樹）	228
115	重症呼吸不全患者への気管支鏡検査中には酸素飽和度低下に注意する	（清水敬樹）	230
116	低酸素性肺血管収縮（HPV: hypoxic pulmonary vasoconstraction）をご存知ですか？	（清水敬樹）	232
117	ショックの頻脈性不整脈へのカルディオバージョンの際は必ず同期させる	（松本紘毅）	234
118	頻脈性不整脈には原因があるはず	（松本紘毅）	236
119	血管透過性亢進性肺水腫での輸液速度	（早川　桂）	238
120	偶発性低体温からの復温時のショックに注意する（ショックの鑑別…）	（清水敬樹）	240
121	精神疾患で抑制中の患者は深部静脈血栓症，肺塞栓症に注意する	（清水敬樹）	242
122	急激な大量喀血！への対応	（熊谷純一郎）	244

IX ▶ 腎臓・アレルギー　246

123	腎不全患者に NSAIDs を使わない	（鈴木路可）	246
124	低用量ドパミンは腎を保護しない	（清水敬樹）	248
125	血清 Cre がいくつまでなら造影剤を使用してよいか	（早川　桂）	250
126	ステロイドカバーは必要か？	（森川真吾）	252
127	尿が少ない	（早川　桂）	254

128	CHDFの脱血不良への対応	（清水敬樹）	256
129	脱水患者へのフロセミド投与	（早川　桂）	258
130	尿が赤褐色．診断は？　治療は？	（田中幸太郎）	260

X ▶ 消化器・栄養　262

131	経腸栄養は早い方がいいが，過剰栄養には注意する	（熊谷純一郎）	262
132	急性膵炎に乳酸菌製剤は禁忌？	（早川　桂）	264
133	急性膵炎の際の鎮痛薬の選択	（蕪木友則）	266
134	血糖の目標値を明確にする	（早川　桂）	268
135	経口摂取の開始は水でなくとろみから	（石原久子）	270
136	アミラーゼ値が上昇しなくても急性膵炎？	（田口茂正）	272

XI ▶ 外傷　274

137	Deadly Triadを避ける	（早川　桂）	274
138	CT撮影などの患者移動は最も危険な時間 （より注意深い観察や多くの人手が必要）	（清水敬樹）	276
139	頭部外傷患者の血圧上昇時には安易に降圧せずに 病態の評価を優先する	（清水敬樹）	278
140	自分が縫合した創部は必ず上級医とともに自分の目で経過観察する	（清水敬樹）	280
141	出血性ショックへの急速輸血時のジレンマ （高カリウム血症 vs 低Hb）	（清水敬樹）	282
142	外傷患者の低体温は危険な徴候	（五木田昌士）	284
143	外傷患者はrepeat FASTを必ず行う	（清水敬樹）	286
144	鈍的外傷にはトラネキサム酸を入れる	（早川　桂）	288
145	RCC：FFPは1：1にする	（早川　桂）	290
146	大量輸血時にはカルシウムを補充する	（早川　桂）	292

XII ▶ その他　294

147	ポケットには常にデジカメを入れておく	（早川　桂）	294
148	針刺し事故を起こした時は隠さずに報告する	（早川　桂）	296
149	ICUでも携帯電話を使用するな！	（早川　桂）	298
150	ふだん自分の体の上に置かないものを患者の体の上に置かない	（早川　桂）	300

151 外科医の腕をよい意味で常に疑ってかかる，術後管理はリスクマネージメントの一つ ……………… （清水敬樹）302

152 病態によって患者ごとに Dr call の基準を明確にさせる ……………… （岡野尚弘）304

153 判断に迷ったら自分の家族であればどのように対応するかを考える ……………… （早川 桂／清水敬樹）306

154 急変現場で指揮者不在と判断した場合には積極的に指揮者に名乗りでよう ……………… （清水敬樹）308

155 コメディカルへの対応（空気を読む，医療従事者としての先輩が医師を育てる）……………… （熊谷純一郎）310

156 「今夜は眠らさないよ」なんてオールナイトの美学は昔話（当直中も状況に応じて適宜睡眠をとろう）……………… （清水敬樹）312

157 チーム医療である（自分1人で判断しないで仲間と徹底的に議論する）（早川 桂）314

158 カルテ記載は必ずアセスメント（日記ではない）……………… （早川 桂）316

159 超高齢者で重症肺炎，挿管は望まない，でも呼吸苦が強い（救命医療から緩和医療へのシフト）……………… （早川 桂）318

160 停電時の対応 ……………… （早川 桂）320

161 触診に勝る最新医療機器はない！（開腹手術の適応）……………… （早川 桂）322

162 家族が医療訴訟をちらつかせる（医療安全委員会への報告）……………… （早川 桂）324

索引 ……………… 327

INDEX

p.2	ライン・カテーテル・手技	I
p.50	薬剤	II
p.80	検査・画像・モニター	III
p.110	人工呼吸・エアウェイ・気管挿管	IV
p.164	輸液・電解質	V
p.178	感染症	VI
p.202	脳神経	VII
p.216	循環・呼吸	VIII
p.246	腎臓・アレルギー	IX
p.262	消化器・栄養	X
p.274	外傷	XI
p.294	その他	XII

I ライン・カテーテル・手技

頻度 ★★★★　緊急度 ★☆☆☆

1 輸液ポンプの使い方と注意点を理解してますか？

Trouble

①スライダーフック乗り上げ

②投与単位・桁数の間違い

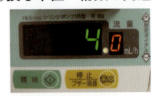

③フリーフロー，ノンフロー

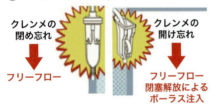

クレンメの閉め忘れ → フリーフロー

クレンメの開け忘れ → フリーフロー閉塞解放によるボーラス注入

④輸液バッグの陰圧

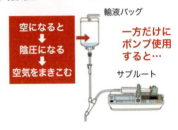

空になると → 陰圧になる → 空気をまきこむ

輸液バッグ　一方だけにポンプ使用すると…　サブルート

Solution

①必ず挟み込む

フックに挟まれている

②単位と桁数は確認する

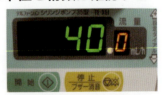

③フロー防止クランプ

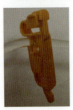

④両方にポンプを使用する

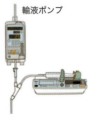

輸液ポンプ

Explication

輸液ポンプ，シリンジポンプは薬液を規定量，所定の時間・速度で投与したい場合に使用する医療機器であり，大変便利で多用されている一方，使用するにあたり注意すべき点がいくつかある．

①スライダーフックの乗り上げ

シリンジの押し子を必ずスライダーのフックで挟み込む．乗り上げてしまっている状態だと，開始スイッチを押すと警報が鳴らず開始されてしまう場合がある．またサイフォニング現象により薬剤の急速注入や逆流の危険性がある．

シリンジポンプを設置する際は必ず患者との落差をチェックし，高低差がないように注意する．また隙間が空いてしまっている場合，流量によっては薬剤が入るまでに 30 分以上かかることがある．

②投与単位間違い

「μg/kg/min」を⇔「mg/kg/h」の単位に間違えることにより約 17 倍の流量で薬剤が投与される．前者は黒字，後者は白抜き字で表されている．例えば麻酔時のレミフェンタニルなどを高用量に投与すると血圧低下などの危険な症状を認めることがある．また小数点の間違いにより 10 倍や 1/10 の薬剤が投与されてしまうことがある．

③クレンメの閉め忘れ，開け忘れ（フリーフロー，ノンフロー）

点滴変更時や気泡の除去時などに輸液セットのクレンメまたは三方活栓などを閉じないでポンプから輸液セットを外すと，輸液剤がそのままの量で大流量で患者に注入されてしまう（＝フリーフロー）．昇圧剤や降圧剤の場合などは危険である．

また逆にクレンメを開け忘れている状態で開始スイッチを押すとチューブ内圧が上昇する．すぐに気づいて，クレンメを開放すると，ノンフロー閉塞開放によるボーラス注入が起こってしまう．

④メインもサブも両方にポンプを使用すること

どちらか一方だけにポンプを使用すると，ポンプを使用していないルートが空になった場合，空気を巻き込むことがあり，危険である．

この他にも意外な注意点はいろいろある．日常的によく使う機器だからこそ，その仕様に関してはよく学んでおく必要がある．

文献 1）「TERUMO 社 webpage」http://www.terumo.co.jp/medical/index.html

〈横山愛子 / 早川　桂〉

I ライン・カテーテル・手技

頻度 ★★★★　緊急度 ★☆☆☆

2 AラインやCVラインなどをむやみにフラッシュしない

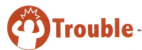 Trouble

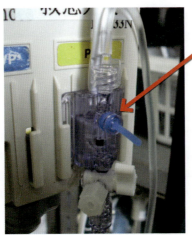

フラッシュ弁（スナップタブ）
（通称「ブタのしっぽ」）

▶ 何も考えずにここを引っ張っていませんか？

▶ 気泡や血栓が飛んだり，ヘパ生食の大量フラッシュなど意外と危険です．

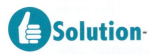 Solution

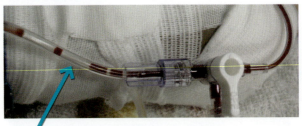

このようにライン内にエアが混入していたら絶対にフラッシュ禁止！

▶ フラッシュ弁を長く開放しない．最大でも2秒以内に．
▶ 加圧バッグ内の生食にはヘパリンが入っていることを忘れない．
▶ ラインに気泡や血栓の付着がある場合は絶対にフラッシュしない．

Explication

　ICU で A ラインや CV ラインを留置する機会は非常に多い．それらの上流部は下流の圧（動脈圧や CVP 測定時）に負けないよう加圧バックに接続されていることもある．フラッシュしたときに最も注意しなければならないのは，血栓や気泡による塞栓症である．

ヘパリン生食投与による副作用

　加圧バックに接続された A ラインのフラッシュ弁を開放した場合 4.7mL/秒の速度で生食（+ヘパリン）が入るとの研究がある．2 秒も開放すると 10mL 弱のヘパリン生食がフラッシュされる．単回では多い量ではないが，1 日複数回使用することを考えると決して無視できるものではない．

空気塞栓の危険性

　A ラインフラッシュ時には，逆行性の空気塞栓症を起こす場合がある．重要なのは，フラッシュを行う前にルート内にエアが混入していないか確認することである．フラッシュ弁を開放した時にエアが入ってしまうのは一瞬である．また，むやみに長く，頻回にフラッシュ弁を開放しないようにしたい．1 回に 2 秒も行えば十分である．

　はじめから塞栓症の原因となる気泡を形成しないように注意する．A ライン作成の際にはルート内に気泡が残らないよう空気抜きを怠らない．

血栓塞栓と薬剤の危険性

　CV ラインに伴う血栓症が最も多いのは大腿静脈穿刺時である．挿入時に形成された血栓や気泡が，フラッシュにより，上大静脈症候群や肺塞栓症をも引き起こす危険性がある．また，複数のルーメンチューブを用いた CV ラインの場合，フラッシュすることで他のルーメンから投与されている薬剤（カテコラミンや鎮静薬など）が一緒にフラッシュされ，バイタルを変動させる原因になることにも注意したい．CV ラインの血栓形成のリスクファクターとして，複数回穿刺，太いカテーテル，細い動脈，長期の留置，低血圧，血管収縮，カテコラミン投与などがあげられる．

文献 ● 1) Lowenstein E, et al. Prevention of cerebral embolization from flushing radial artery cannulas. N Engl J Med. 1971; 285: 1414-5.

〈石橋茉莉 / 早川　桂〉

I ライン・カテーテル・手技

頻度 ★★☆☆　緊急度 ★☆☆☆

3 血液透析導入予定患者のCV挿入は鎖骨下静脈を避ける

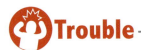**Trouble**

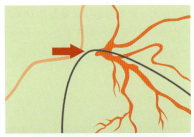

鎖骨下静脈穿刺後の静脈造影

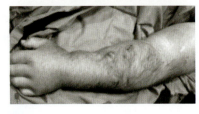

HD導入予定患者の鎖骨下静脈にCVラインを留置した．

↓

鎖骨下静脈狭窄のため上肢が著しく腫脹！

↓

これでは上肢にシャントを作成できない．

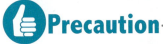**Precaution**

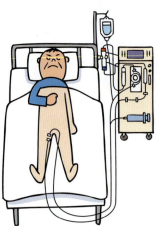

× 鎖骨下静脈
○ 大腿静脈
△ 内頸静脈

HD導入予定患者にCVカテーテルを留置しなければならない場合には大腿静脈を第一選択にする．

Explication

　本邦での慢性透析患者数は2011年末に約30万人を越え，その数は年々増加傾向にある（日本透析学会調べ）．本来は血液透析導入にあたって，余裕のあるうちから継続して受診し，恒久的アクセスとしてのシャント造設術を行ってから透析を導入するという流れが好ましい．しかし，現実的には緊急で透析が必要なほど切迫した状態になってから病院を受診するという患者も少なくない．その際は，一時的バスキュラーアクセスとしてカテーテルを留置する必要が出てくるが，その留置部位に関しては注意が必要である．

　鎖骨下静脈へのカテーテル挿入による合併症として，気胸，動脈穿刺，空気塞栓，感染が起こりうるが，鎖骨下静脈の狭窄および閉塞症の合併もしばしば報告されている（Vanherweghemら[1]は鎖骨下静脈に穿刺した既往をもつ患者に静脈造影検査を施行したところ，19%の患者に鎖骨下静脈の閉塞ないし狭窄所見を認めたと報告している）．カテーテル挿入による静脈狭窄の合併は決して少なくないため，血液透析導入の予定がある患者に対しては鎖骨下静脈へのカテーテル挿入は避けるべきである．

　鎖骨下静脈の狭窄がある上肢で内シャントを作成すると，静脈の血流量が急激に増大するため，当該肢は高度の浮腫を呈する．静脈狭窄があるとrecirculationのため透析効率が低下し，高度浮腫のためシャントへの穿刺が困難となることがあり，日常生活にも支障をきたす．静脈狭窄を解除するためにＰＴＡ（経皮的血管形成術）やステントを留置するといった処置を行うこともあるが，再狭窄を繰り返すことが多く，結局はシャントを閉鎖して，他肢に造り直すしかない状況に陥ることが多い．日本透析医学会でも『短期的バスキュラーアクセスを留置する際に，鎖骨下静脈からの留置は中心静脈狭窄あるいは閉塞，また血胸，静大静脈穿孔などの危険があるため避ける．』（日本透析医学会「慢性血液透析用のバスキュラーアクセスの作製および修復に関するガイドライン」）と明記されている．

　ＣＶ挿入に関しても，血液透析導入予定の患者に対しては挿入部位をよく検討したうえで行うべきである．

文献 1) Vanherweghem JL, et al. Subclavian vein thrombosis: a frequent complication of subclavian vein cannulation for hemodialysis. Clin Nephrol. 1986; 26(5): 235-8.

（牧田侑子）

I ライン・カテーテル・手技

頻度 ★★☆☆　　緊急度 ★★★☆

4 重症呼吸不全でのECMOの治療戦略
―既存概念からの脱却：ECMO残しで人工呼吸器離脱―

Trouble

重症呼吸不全での
respiratory ECMO

熱発！
カテーテル感染！
血液培養　陽性！
敗血症！

体内への異物留置は
短時間でという考え

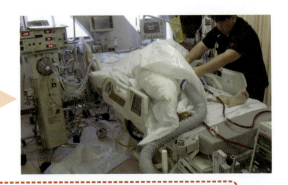

従来の概念：Respirator を残し，ECMO離脱を目指す
というのが我が国での伝統的な戦略

➡ 様々な肺保護戦略でも予後不良

Precaution

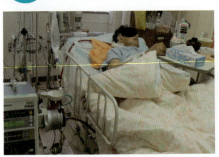
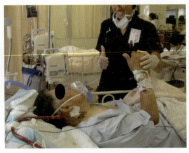

ECMO施行中における非鎮静下のawake patient（食事中および談笑中）

ECMOを残し，respiratorの
ウィーニング・離脱を目指す．　→　究極の肺保護戦略!?
Awake ECMO

Explication

　重症呼吸不全患者への呼吸管理の成績は本邦では，欧米に比べて非常に悪いことは否定できない事実である．特にECMO治療の成績に関しては症例数も限定されており，また実際に本邦でどの程度ECMO治療が実施されているかの実態把握も不十分である．日本呼吸療法学会では成績が悪い主因として人工肺の寿命の問題，カニューレが細いこと，スタッフの管理の力量などをあげている．その中でも我々が最も重要であると考えていることはECMOの治療期間とウィーニングの概念である．

　我々も含めて本邦ではECMOと人工呼吸器を施行している場合に，その離脱の順序として全く疑問すらもたずにECMOをまず離脱して従来の人工呼吸器のみの状態に戻して，さらにそこから人工呼吸器のウィーニングをはかるという順番で対応していた．しかし，そこに問題があった可能性があるかもしれない．ARDSを含めた重症呼吸不全への人工呼吸器管理にはその換気モードや薬剤，体位などを含めて様々な検討がなされて久しいが，残念ながら予後の改善にはなかなか結びついていない．ただ，言えることは基礎系の医師でも臨床に浸かった医師でも「人工呼吸器を使用しないこと，胸腔内陰圧・肺胞内陰圧の自発呼吸が最も肺には優しいのではないか」というパンドラの箱を開けるべきかの悩みをもっていることである．肺保護アプローチの人工呼吸管理にこだわるよりも，まずは人工呼吸器のウィーニングを進め，離脱を図り，気管切開下でECMOを残しての管理を継続する，という従来の本邦における概念とは逆の対応が欧米ではなされている[2]．当然，カテーテル感染や静脈血栓などの合併症も危惧されるが，従来の重症呼吸不全にVAPが加わることよりも対処しやすいかもしれない．

　現在，我々はこの「ECMO残しで人工呼吸器離脱」を基本戦略にして重症呼吸不全へのrespiratory ECMO治療を進行させている．人工肺に関しても本邦の経皮的心肺補助システムのシェアの多くを占めるテルモが，従来のポリプロピレン多孔質膜からポリメチルペンテン非対称膜への改良を進めている．しかし人工肺，ポンプ，回路に関しては欧米で標準的に使用されている長期管理に適した装置の導入が必要不可欠であり，これらのハードを含めたシステムの改良が急務である．

　現在，ECMOプロジェクトでは長期管理に適したポンプ，人工肺，回路を使用し，定期的に実際の装置を使用したシミュレーションを施行している．少なくとも「欧米化」仕様でなければ，ECMOの土俵にもあがれない．

文献
1) Fuehner T, et al. Extracorporeal membrane oxygenation in awake patients as bridge to lung transplantation. Am J Resp CCM. 2012; 185(7): 763-8.
2) Linden V, et al. High survival in adult patients with acute respiratory distress syndrome treated by extracorporeal membrane oxygenation, minimal sedation, and pressure supported ventilation. Intensive Care Med. 2000; 26: 1630-7.

〈清水敬樹〉

I ライン・カテーテル・手技

頻度 ★☆☆☆　　緊急度 ★★★★

5 CVカテーテル挿入中にガイドワイヤーが体内に迷入してしまった

Trouble

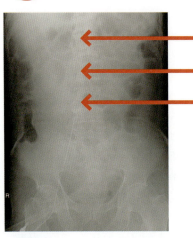

右大腿静脈にセルジンガー法でCVカテーテルの留置を施行中にガイドワイヤーから手を離した際にガイドワイヤーが全て血管内に吸い込まれてしまった

結果的にはカテーテルを切断したらギリギリ，ガイドワイヤーは体表にあり鉗子で挟んで全て体外に取り出せた……**極めて危険！**

Precaution

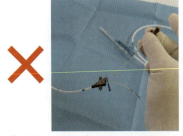

ガイドワイヤーをフリーにしない！

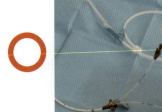

カテーテルの内腔から出てきたガイドワイヤーの遠位を必ず確保する

▶ **ガイドワイヤーを必要以上に深くしない．**
　➡ 不整脈を誘発する原因にもなる
　➡ 結局はガイドワイヤーを浅く引き戻してカテーテルを留置していることが多い

Explication

　ICU 内で CV カテーテルを留置する機会は非常に多い．現在はセルジンガー法でガイドワイヤーをガイドにしてダブルやトリプル，場合によってはクワッドルーメンのカテーテルを留置する．その際のガイドワイヤーを進める深さには注意する必要がある．ガイドワイヤーには通常は黒いラインで目盛りが 5cm 間隔でつけられていてそれを指標にする．理論上は留置するカテーテル自体の長さプラス手で保持する 5cm 程度の長さが確保できればよい．

　実際にレジデントの手技をみていると，この最低限の長さより深くガイドワイヤーを進めているケースが散見される．深く進めると心臓自体を刺激して不整脈を誘発する場合もあり，例えば偶発性低体温ではその問題にリンクして CV 挿入は禁忌となっている．また，ガイドワイヤーを深く進めてもカテーテルを留置する際にガイドワイヤーが深すぎて体表にある部分が短く，引き戻して浅くしていることが多い．

　いずれにしてもこのような合併症を防ぐポイントとしては絶対にガイドワイヤーから手を離さないことである．ガイドワイヤーの後方部分（いわゆるケツ）を必ず保持しながら進めて，カテーテル自体を通す際には必ず刺入部である根元部分のガイドワイヤーを保持する．保持する際にはギリギリではなくある程度の，具体的には 3cm 程度ののり代を確保する．

　ガイドワイヤーから手を離す瞬間があると，信じ難い話ではあるが実際にガイドワイヤーがスルスルと滑り落ちて血管内に吸い込まれて迷入してしまう場合がある．

　実際にこのような合併症が生じた場合には X 線を撮影して体表からの距離が近ければカットダウンを行い外科的にガイドワイヤーを回収したり，また深く迷入していればカテーテルを挿入してワイヤーで引っ掛けて回収する場合もある．

　その他にガイドワイヤーの迷入も生じ得る．非透視下での処置の際に本穿刺では問題なく血管内に挿入されたがガイドワイヤー挿入の際に穿刺針がズレたためにガイドワイヤー自体が血管壁を貫き，そのまま血管外に迷入する場合がある．さらにガイドワイヤーのループ形成の報告もある．ガイドワイヤーを進めているうちに抵抗を感じた場合には適切な位置に進んでいないことを意味する．抵抗を感じても盲目的な操作を続けるとガイドワイヤーが結び目を形成している場合がある．直ちに透視室へ移動して現状を把握して対処法を考える．そのまま引き抜くと結び目をより固くしてしまう場合が多く，むしろ進めた方が事態は好転することが多い．

文献　1） 髙崎真弓．イラストでみる麻酔・ICU テクニック．東京：南江堂；1997.
　　　　2） Wang H, et al. Subclavian central venous catheterization complicated by guidewire looping and entrapment. J Emerg Med. 1999; 17: 721-4.

（清水敬樹）

I ライン・カテーテル・手技

頻度 ★★☆☆　　緊急度 ★★★☆

6 胸腔ドレーンが胸腔外に入ってしまった

🗯 Trouble

外傷による血気胸に対し
胸腔ドレーンを挿入　→　エアリークは認めず
呼吸性変動は認める

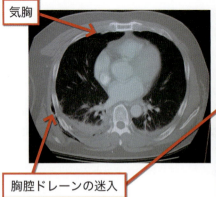

気胸

胸腔ドレーンの迷入

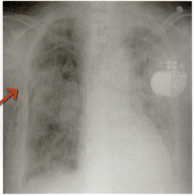

👍 Solution

指で肋骨の裏をさわり確認して挿入
その場合は
ある程度の大きさの皮膚切開

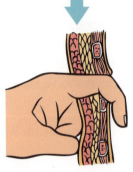

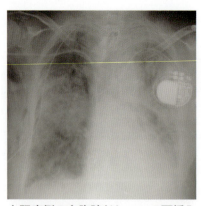

上記症例の右胸腔ドレーンの再挿入
胸腔内に適切に留置されている

Explication

　ICUにおいて胸腔ドレーンの挿入は非常に行う機会の多い手技の一つである．

　挿入の適応としては気胸，血胸，胸水，膿胸，乳び胸があるが緊張性気胸や大量血胸など生命に直結する病態の場合も多い．またそのような場合には画像の評価前に挿入することも多く，挿入時には細心の注意が必要である．

　第4・5肋間の前腋窩線と中腋窩線の間くらいに皮膚切開をおき肋骨上縁をペアン鉗子にて剝離，胸膜を破り脱気音や液体の流出により胸腔に達したことを確認する．その後，指を入れて肋骨の裏をさわり再度胸腔内であること，また癒着がないか確認し，ドレーンを挿入する．

　固定後に，胸部X線にてドレーンの位置を確認するが，正面像だけでは胸腔外に迷入していても判別しにくい場合も多い．CTで確認できれば確実ではあるが，多発外傷などで血行動態が不安定で移動が困難な場合は側面像が役立つ場合がある．挿入後に呼吸性変動がない場合やエアリークや液体の流出がない場合，挿入部位は間違いないか疑い，確認することが必要である．

　胸腔外迷入の他，胸腔ドレーン挿入時のトラブルとしては折れ曲がりや腹腔内への誤挿入もあげられる．折れ曲がりに関してはX線にて確認するが，挿入部が後腋窩線寄りになると体位により起こりやすいため注意する．また腹腔内出血などがある場合に横隔膜が挙上していることがあり，その場合腹腔内への誤挿入が起こりうる．可能であれば挿入前にX線，エコーで確認できるとよいが，緊急時には最低でも第4または第5肋間で挿入する．その他，予想された血胸量に比べてほとんど血液がドレナージされない場合には，頻度としては単純な位置のズレを考えるがピットフォールとして実際のドレーンは胸腔内に適切に留置されていても実は血胸でなく，胸膜外血腫であった場合もある．その場合は胸膜下の血腫が胸腔側に凸なことから胸膜外血腫，つまり胸腔内の血胸ではない場合があるので注意する．

 ドレーン挿入後 → エアリークがない／呼吸性変動がない／排液がない → 一つでもあれば胸腔外迷入を疑うXpまたはCT

（正面・側面Xpのみではわかりづらい場合がある．何かおかしいと思ったら胸部CTを撮影）

文献 ● 1）新井正康．胸腔穿刺・胸腔ドレナージ．In: 嶋津岳士，編．正しい救急処置．救急医学．2006; 30(10): 1199-205.

〈五木田昌士〉

I ライン・カテーテル・手技

頻度 ★★★☆　緊急度 ★☆☆☆

7 大腿動脈のシース抜去後の血腫形成

Trouble

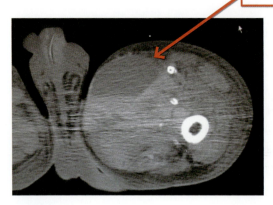

シース抜去後の血腫

この画像のように血腫ができてからでは遅い．
もうどこを止血すればいいのやら…
血腫がさらに増大したり，感染したら最悪である．

Precaution

3 finger 法：①皮膚刺入点，②動脈刺入点，③中枢側血管
この3カ所を指で直接圧迫止血

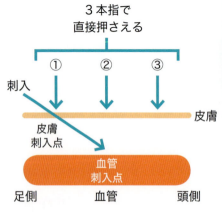

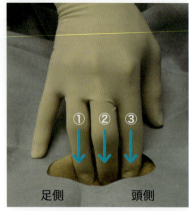

Explication

　何よりもまずは血腫をつくらないことが重要．圧迫止血の方法としては右大腿動脈穿刺の場合は患者の右側に立ちベッドの高さを調節する．「第二指皮膚穿刺部，第三指で動脈穿刺部と思われる近位側，さらにその近位側を第四指で押さえる」と書いてある教科書が散見されるが，実際は右手でも左手もよいと思われる．

　ポイントは 3 finger 法で，①皮膚刺入点，②動脈刺入点，③中枢側血管の 3 カ所を 3 本の指でしっかりと押さえることである．この際にガーゼは使用せず，直接清潔手袋で押さえる．ガーゼを使用すると拍動が感じづらく圧迫点を逃して血腫を形成してしまったり（それにすら気づかないこともある），同時に静脈も圧迫してしまうこともあるからである．静脈を圧迫してしまうと深部静脈血栓症を引き起こす可能性がある．

　押さえる時間としては最初の 5 分は拍動を微かに感じる程度に強く圧迫する．

　次の 5 分は圧迫部に血流が通い血小板が付着するようやや軽めに圧迫する．

　最後の 5 分はさらに軽くほぼ皮膚穿刺部を押さえているだけの強さで圧迫する．

　計 15 分圧迫し固定する．圧迫時間は 4 Fr で 15 分，7 Fr で 30 〜 40 分を目安とする（抗血小板・抗凝固薬投与の有無で増減する）．安静時間の目安としては（Fr － 1）時間．例えば 4Fr ならば 3 時間以上の安静とする．

　患者側の因子としては DIC などで血小板減少があったり，異常高血圧があると止血困難になりやすい．この場合は感染症などの合併がなく，時間が許すなら，抜去は翌日にまわし，血小板投与などの対策を行ってから抜去する．

　基本的にはシース抜去後の血腫形成は医原性のものであり，適切に圧迫止血を行うことで，予防することができる．

　救急外来で重症患者に対して緊急で採血をする場合，血算・生化学・凝固に加えて血液ガスも測定するため，大腿動脈より採血することが多い．この後，緊急でCT を撮影するため，その圧迫止血が不十分なこともあり，CT を見返してみると大腿動脈採血部位に血腫ができていることも少なくない．ましてや凝固障害により出血傾向をきたしている場合は容易に血腫ができる．また ICU で大腿動脈に挿入されたシースを抜去する際も注意が必要である．

　そのほか，シース留置時の手技で動脈と同時に静脈も貫いたり，穿刺した結果，抜去後に AV fistula を形成する場合もある．さらに動脈瘤の形成もあり得て，外科的手術が必要な場合もある．

〈眞上俊亮〉

I ライン・カテーテル・手技

頻度 ★★☆☆　緊急度 ★★★☆

8 アスピレーションキットカテーテルの屈曲

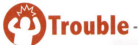

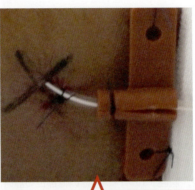

挿入したカテーテルは皮膚からの角度が深く屈曲しがちでドレナージ不良になりやすい

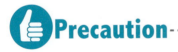

固定翼を使用する場合には

可能な限り挿入部から距離を置いてカテーテルの皮膚からの角度を小さくする．

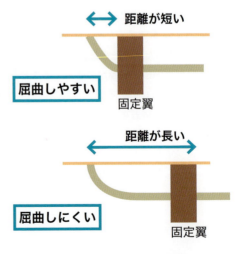

Explication

　アスピレーションキットカテーテルを挿入，留置した後に生じる問題の一つにカテーテルの屈曲があげられる．「8Fr で細いこと」が挿入の侵襲が低いメリットである一方で，容易に屈曲してしまい閉塞することで目的であるドレナージが完遂できなくなるデメリットも生じる．そもそも胸腔ドレナージ挿入の第一選択部位は第 5 肋間中腋窩線とされる．その理由としてはこの部位は解剖学的には前鋸筋のみから構成されており，非常に低侵襲でまた危険な血管などの構造物も存在しないからである．しかし，胸水や膿胸のドレナージの場合には CT や超音波などの検査を施行して最も効果的な挿入部位を決定する．その際の決定因子の一つに患者が臥位で就寝することを踏まえた上での腋窩における高位も考慮しなければならない．臥位での管理を考慮すると後腋窩線に留置すると 32Fr などの太い胸腔ドレーンですら屈曲してドレナージ不良になり得る場合がありアスピレーションキットカテーテルであれば尚更その確率は高くなる．固定方法を工夫することで対処する余地はあるが液体成分のドレナージ目的では原則として中腋窩線の高さでの挿入，留置が望ましい．

　アスピレーションキットは「心嚢穿刺用ドレーン」という名目の製品であるが実際には胸腔ドレナージ，腹腔ドレナージ，その他部位の膿瘍ドレナージなどにも使用されている．救急・集中治療領域でのもう一つの使用方法として膀胱バルーンが尿道損傷や高度の前立腺肥大などが原因で経尿道的に留置不可能であった場合の経皮的な緊急避難的な膀胱瘻造設がある．超音波で膀胱を同定して臍下に挿入，留置する．その際の固定方法も工夫が必要で付属の固定羽を利用すると逆に屈曲しやすくなってしまうためガーゼで土手を形成してそれを盛り上げるように，カテーテルが屈曲しないような固定という工夫を試行錯誤で行っている．

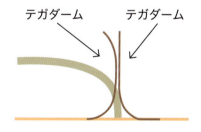 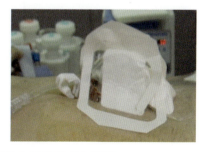

ガーゼで土手を作り盛り上げるように固定

（池澤伸明 / 清水敬樹）

I ライン・カテーテル・手技

9 中心静脈（CV）ラインの固定と閉塞

頻度 ★★★☆　緊急度 ★☆☆☆

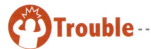

これではカテが折れ曲がって閉塞してしまう．

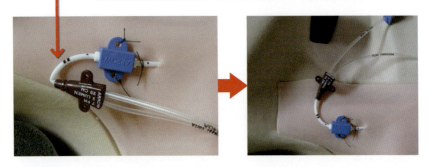

▶ このように患者に邪魔にならないよう，またカテが折れないように固定の方向もしっかりと考えなければならない．

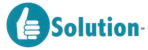

本幹でまず2カ所固定する．

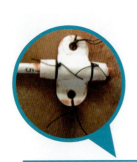
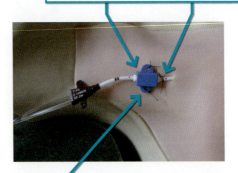

固定用ハネ2カ所で縫合し，計4カ所の固定を推奨する．

Explication

CVの固定

　基本的に当センターではCVカテーテル固定は4カ所で行うように統一している．CVは付属の固定用ハネの左右2カ所を縫合する方法もあるが，これだと固定力が弱く，ハネと皮膚は固定されてもCV本体と皮膚は固定されず移動や体交の際にCVが抜けてしまう事故が起きてしまう．

　しかし実はこの本幹の固定には注意が必要で，緩すぎると固定の意味をなさなくなるし，きつ過ぎるとCVの内腔を閉塞してしまうのである．アローCVカテーテル付属の固定用ハネは先につけてしまうとガイドワイヤーが通過しなくなってしまう．これぐらいの弱い力でもCVの内腔は閉塞しうるのである．したがって，事故抜去を防ぐ目的で，ハネ2カ所以外に本幹も2カ所固定するように推奨するが，ここはあくまで血管を縫うように弱すぎず強すぎず絶妙な力加減で縫合することが大事である．

　CV事故抜去を防ぐためのもう一つのポイントはすでにCVが挿入されてきたときに，それがどこから入ってきたものなのかを確認すること．自分で入れたもの以外は基本的に信用してはならない．多いのは術前に外科医や術中に麻酔科医が入れたものであるが，固定力が不十分だと，体位交換の後に「CVが抜けてしまいました」なんて報告を受けるハメになってしまう．あとは救急外来で救急医が入れたものは，超緊急のため，ステープラで固定されていることもある．これも固定力が弱いことがあるので要注意である．

CVの閉塞

　CVラインの閉塞の原因の一つに，折れ曲がりやへこみによる機械的閉塞がある．それ以外にライン閉塞の最も一般的な合併症は血栓症である．カテーテルの交換を回避するためには，閉塞の解除を試みる人もいるだろう．しかしガイドワイヤーを使用すると血栓を剥がしてしまい，塞栓症になり得るため危険である．したがって，欧米では教科書的にアルテプラーゼの使用が推奨されており，これで90%の開存性の回復に有効であったと記載されている．この際の使用量は少量のため，全身性に血栓溶解を起こす程の量ではないとのこと．

　しかしアルテプラーゼは日常的に用いられる薬ではなく，現実的には血栓により閉塞したラインは使用せずに，できるだけ早期にCVを入れ替えることが多いと考える．

文献
1) Jacobs BR. Central venous catheter occlusion and thrombosis. Crit Care Clin. 2003; 19: 489-514.
2) Marino PL. The ICU Book 3rd edition 2008. メディカル・サイエンス・インターナショナル．

〈早川　桂〉

I ライン・カテーテル・手技

頻度 ★★★★　緊急度 ★★★★

10 胸腔ドレーンのリークが止まったら

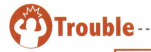Trouble

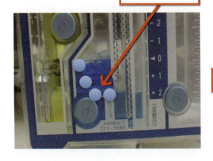
エアリーク

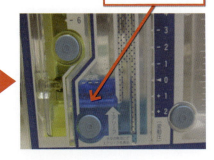
エアリーク消失

リークが止まり，気胸改善と判断 胸部X線を施行せずに経過観察

➡ 数時間後に緊張性気胸！

Attention

リークが止まった
⇓
【その時点での評価】

肺が膨らみ気胸改善
or
ドレーンの位置が悪く効かなくなった

胸部X線を施行

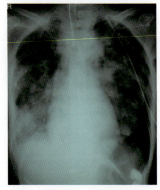

体交＋気胸腔へのドレーンを1本追加という方針へ

Explication

　胸腔ドレーンのリークが止まったら病態改善もしくはドレーンが効かなくなったという両者を考えなければならない．そのためには次に呼吸性変動の有無を確認する．基本的に呼吸性変動を認めた場合にはドレーンの位置としては適切と考える．呼吸性変動を認めない場合にはドレーンが不適切な位置に移動したりドレーンが閉塞したなどの理由でドレーンとして機能しなくなった可能性が高い．これらを見極めた上で胸部X線，胸部CTで気胸改善の有無を確認する．ドレーンが適切な場所に留置されているにもかかわらずリークがない，と判断した場合には吸引を止めて水封に変更して6〜8時間後に胸部X線で確認後に抜去する．胸部X線の所見がどうであれリークが消失して呼吸性変動も消失したドレーンをそのまま留置し続ける意味はなく，抜去する．胸部X線の所見でドレナージすべき気胸が残存している場合には抜去後に再挿入を考慮せねばならない．リークが消失して呼吸性変動が残存している場合には原則的にはドレーンは有効であると判断し，その状況下でリークがないのであれば病態改善という思考回路になる．しかし，場合によっては呼吸性変動があってもドレーンが有効でない可能性もゼロとは言えず画像評価は必ず施行すべきと考える．また，呼吸性変動を認めることはドレーンが胸腔内に留置されている可能性がきわめて高いことを示唆するが，重症胸部外傷では胸腔外・皮下へのドレーン留置でも同様な呼吸性変動を認める場合があるので注意する．

リーク	呼吸性変動		胸部X線　気胸腔＋	胸部X線　気胸腔－
−	＋	➡	ドレーン留置継続＋体位交換 or 抜去＋再挿入	Water seal
＋	−	➡	ドレーン留置継続	ドレーン留置継続
−	−	➡	抜去＋再挿入	Water seal
＋	＋	➡	ドレーン留置継続	ドレーン留置継続

文献 1) Adrales G, et al. A thoracostomy tube guidelines improves management efficiency in trauma patients. J Trauma. 2002; 52: 210-6.

〈清水敬樹〉

I ライン・カテーテル・手技

11 VA-ECMOカニュレーション時の「抵抗」……

頻度 ★★☆☆　緊急度 ★★★★

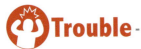Trouble

①ダイレーター　細
②ダイレーター　太
③ダイレーター　極太
　（カテーテル用）

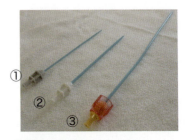

①②の挿入は問題なく，③は**抵抗があったが**押し込めた．
最後に③をカテーテルに挿入しながら留置を試みたが，
③を抜いてもカテーテルからの血液の逆流を認めなかった!!!

血管の蛇行部分の壁を貫き血管外へ

👍 Precaution

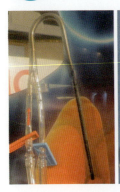 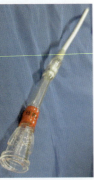

非透視下のカニュレーション

> 抵抗があった際の感触
> そのまま挿入して
> 良い？　or　悪い？

この**「抵抗の感触」**は教えられるものでなく
経験を積むしかない

Explication

　医療行為の中で，特に外科的処置を若手医師に指導することは難しい．理論的に説明できる内容は伝えることは可能だが，「抵抗の感触」などきわめて感覚的なものは実際に本人が自身で経験を重ねていくしかない．

　VA-ECMOのカニュレーションはまず，超緊急時という切迫した状況で行われる処置であることも状況を難しくさせている．我々の施設では，重症度，緊急度，透視室までの距離などを総合的に鑑みて基本的には非透視下で挿入している．通常，ダイレーターの細，太に関しては問題なく挿入可能であるが，最後の極太のダイレーター（＋カテーテル）が問題になる．皮膚の刺入部を尖刃で十分に皮膚切開をしても押し込んだ際に途中で「何ともいいようがない抵抗：経験豊富な筆者からすると《とにかくこれ以上押し込んではいけないタイプ》の抵抗を感じる場合がある」．この感触は第三者には伝えようがない．当然ながらこの「やばさ」は自身が何度か血管外留置などの合併症を作った経験から確信できるものである．あの時のやばい感覚，極太のダイレーターを回転させたり，小刻みに進めたり工夫をしてもガイドワイヤーに跳ね返されるような感覚，この抵抗を感じた場合には同部位でのカニュレーションは断念して他部位に変更する．事前に腹部・骨盤部のCT撮影が行われている場合には大腿動脈，外腸骨動脈，総腸骨動脈，などの蛇行および石灰化の有無を把握しておくことで用心深いカニュレーションが実施でき，状況によってはその抵抗感の説明がつき納得できる場合もある．同様の感触はCV挿入初心者にダイレーター挿入時の「ささやかな」抵抗を感じた場合に押して良い場合と押すべきでない場合があり，その時の状況にも似ている．おそらくレジデント諸君はこのCV挿入時のダイレーターを「押しても良い」場合に関しては習得しつつあるに違いない．それをいかにして若手に言葉で伝えられるか．やっぱり集中治療は奥が深い．

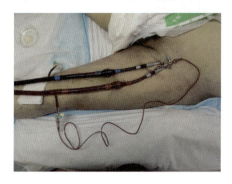

文献 ● 1）早川　桂，他．心肺補助装置の装着と管理．日本臨牀．2011; 69: 4: 699-703.

〈清水敬樹〉

I ライン・カテーテル・手技

頻度 ★★★★　緊急度 ★☆☆☆

12 気管内吸引時に吸引チューブを回転させても意味がない

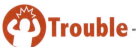 Trouble

先端は動かない

手首をまわしても

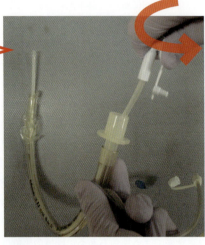

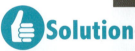 Solution

先端がくるくるまわる

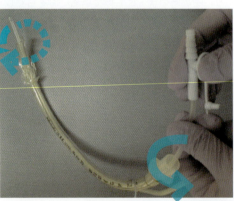

母指と示指でねじる

→ ただし，このねじりや上下の運動でも効果的に吸引ができるというエビデンスはない!!

Explication

　気管内吸引には開放式吸引と閉鎖式吸引の2種類があり，前者は気管チューブの接続部に直接吸引カテーテルを挿入する方法，後者は人工呼吸器の回路内に閉鎖式気管吸引カテーテルセットを組み込むことで吸引を行う．開放式と閉鎖式では吸引量には差がないとされているものの，気管分泌物などの医療者への曝露，感染，吸引による合併症（低酸素血症，肺胞虚脱）の観点から閉鎖式のほうが有用であるとされている．特に高PEEP設定となっている場合，開放式で吸引した際に気道内圧が不安定になることがある．

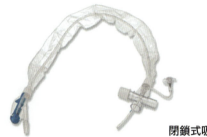

閉鎖式吸引セット

　通常吸引圧の設定として，成人では150mmHg（20kPa），小児では100〜120mmHg（13〜15kPa）とされており，高すぎる引陰圧では気道粘膜の損傷や肺虚脱を引き起こすため注意が必要である．気管内吸引チューブとしては，気管チューブ内径の1/2以下のものを選択する．先端に孔が開いている単孔式と，チューブの側面に複数個の孔が開いている側孔式がある．後者は先端を回転させて分泌物と側面の孔を接触させる必要があるが，手首を大きくまわしても，先端は回転せず，吸引の効果は上がらない．内視鏡検査と同じように，吸引カテーテル自体を母指と示指でねじって吸引する．ただし，「ねじっても吸引効率は上がらない」というエビデンスもある．吸引においても奥深さを感じる．

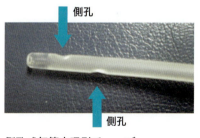

側孔式気管内吸引チューブ

文献　1）辻村康彦．ケーススタディから学ぶ気管吸引の実際．理学療法．2001;28(2):357-65.
　　　2）鍬崎利貴，他．気管吸引の実際．理学療法．2011;28(2):347-52.
　　　3）森永俊彦，他．気管吸引のガイドライン（成人で人工気道を有する患者のための）．人工呼吸．2008;25(1):48-59.

（横山愛子）

I ライン・カテーテル・手技

頻度 ★★☆☆　　緊急度 ★★★★

13 胃管を気管内に留置してしまった

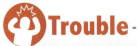

Trouble

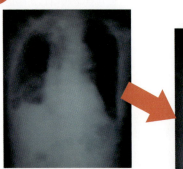

右下葉に誤留置

- ▶ 挿管チューブや気切チューブのカフを通り越えて肺へ入り得る
- ▶ 留置部確認の際のエアー注入における聴診が心窩部でも可能であった

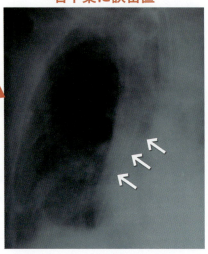

Precaution

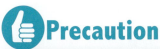

胸部X線　適切な胃管の位置

必ずX線で確認する！

①胸部X線で胃管の位置が適切であることを医師が確認する．

②その後にはじめて薬剤・経管栄養の投与や胃洗浄を開始可能とする．

③看護師は自らも確認して必ず担当医に施行開始の許可をとってから対応する．

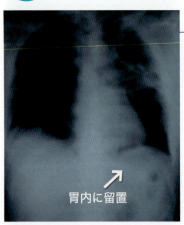

胃内に留置

Explication

胃管挿入時の位置確認方法

①胃液および胃内容物の吸引をし，性状を肉眼的にも確認する．
②シリンジでの加圧による胃泡音の聴取をする．
　心窩部（ゴボゴボ音），喉頭部，上下両肺野の聴診も行い，心窩部の聴診音が最大であることを確認する．
　必須：心窩部，左右の下肺野，左右の上肺野，喉頭部の 6 点聴取

心窩部	下肺野	喉頭部
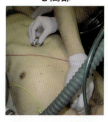	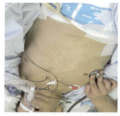	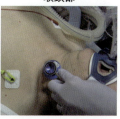

③深さが約 55± 数 cm であることを確認して固定する．
④胸部 X 線による位置確認をする　➡ **必須 !!　医師が確認**
　（救急外来での胃洗浄の場合にも必ず X 線撮影をする：習慣である）
⑤特に昏睡患者や神経筋疾患患者や終末期医療患者などは反射の低下により誤って声門を越えて気管内に胃管が挿入されても反射が弱く，気づきにくいので注意が必要である．
⑥医師の許可を得て経管栄養を実際に開始した場合には呼吸状態，酸素飽和度，顔面の色調，バッキングの有無などを観察する．

- 胃内容物は通常は黄色で pH は 6 未満
- pH が高い場合には肺内か腸管内に留置の可能性がある

>> 挿入困難な場合
口腔内でループを形成している場合や，その他に胃管が最もぶつかりやすい場所は梨状陥凹と披裂軟骨で，必要なら胃カメラを使用して留置する

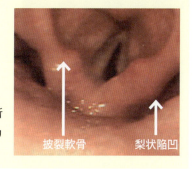

文献　1) Ellett ML. What is the prevalence of feeding tube placement errors and what are the associated risk factors? Online J Knowl Synth Nurs Vol 4, Document Number 5, 1997.

〔清水敬樹〕

Ⅰ ライン・カテーテル・手技

頻度 ★★☆☆　緊急度 ★☆☆☆

14 直達牽引時には牽引すべき方向と神経損傷に注意する

🙋 Trouble

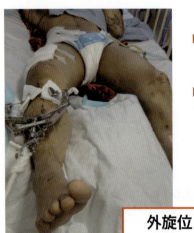

外旋位

▶ 下肢は**外旋位**になりやすい

▶ 外旋位によって**腓骨頭が圧迫**され**腓骨神経麻痺**が出現する

👍 Precaution

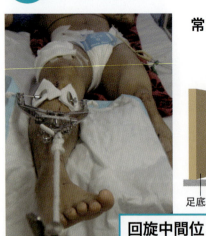

回旋中間位

常に**回旋中間位**を保つように

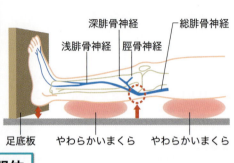

深腓骨神経　総腓骨神経
浅腓骨神経　脛骨神経
足底板　やわらかいまくら　やわらかいまくら

Explication

　外傷診療において頭部・胸腹部損傷などに加えて四肢外傷はよく経験する．四肢の骨折に対しては初療時には整復，外固定，直達・介達牽引などは必須手技と言える．その中でも大腿骨骨折に対する直達牽引は代表的な手技である．その他，垂直外力による骨盤骨折時や寛骨臼骨折時にも大腿骨の直達牽引を施行する場合がある．その際にも鋼線留置後に牽引する際にその牽引方向が適切でない場合が散見される．牽引方向も必ず術者自身で誘導，確認しなければならない．牽引後も継時的にX線撮影を行い，正しく整復されているかを確認する．不適切な牽引方向のため整復されないだけでなく，疼痛の増悪や出血量の助長など逆効果になる場合がある．特に意識が維持されている場合には患者の訴えが最も参考になる．当施設特有の現象かもしれないが，整形外科医ではない救命・集中治療のレジデント諸君の特徴として鋼線を挿入して固定するところまでは非常に熱心であるが，その後ICUやHCUに入室した際の牽引に関しては看護師任せで自分自身で調整しようとしていないケースがあることが非常に気になる．「鋼線」は頑張るが「牽引」は頑張らない．「鋼線牽引」を適切に行い整復することが目的であり，その責任を全うできない者は手技を行う資格はないと考える．これは我々指導医の責任，問題でもあり襟を正さねばならない．正確に鋼線を挿入し，正しく固定し，適切な方向，重量で整復位を保ち手術までの「橋渡し治療である」ことを強く意識してほしい．

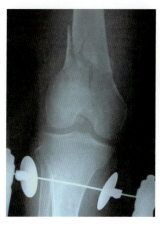
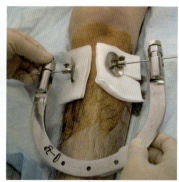

上の写真のように
ここまでは非常に熱心なのだが…

文献 ● 1）金澤和貴，他．骨折に対する牽引法．外傷の初期治療の要点と盲点．整形外科 Knack & Pitfalls. 東京：文光堂；2007. p.188-94.

（清水敬樹）

I ライン・カテーテル・手技

頻度 ★★★☆　緊急度 ★★☆☆

15 スパゲティ症候群

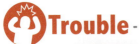

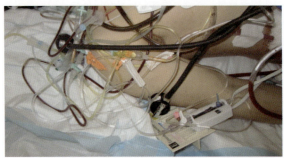

▶ このようにラインが絡んでいると，事故抜去の危険だけでなく，昇圧剤の静注など必要な時にすぐにラインが使えないこともある．

ex. CT撮影中に突然BP50台へ．昇圧剤はもっているものの，あれ？ 三方活栓はどこどこ？

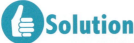

①つねに事故抜去の危険性を考え，ラインを整理しておく
（やはり集中治療医としては上記のようなラインのからみを見たら整理せざるを得ないぐらいの細やかさは必須である）
②近年新しい輸液システムも開発・販売されはじめている，これらはラインの弛みや絡まりなどのトラブルを減らすことができる．
（ex. TERUMOエクスフリー®輸液システム）

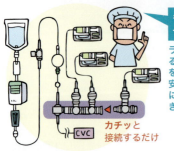
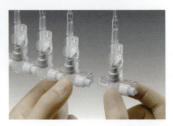

Explication

　一般的な用語で「スパゲティ症候群」と言えば，体に多数のラインやモニターがつながっており，特に延命を中心とした現代医療に対する批判的な態度をもつ言葉である．これは医療用語というわけではなく，どちらかと言えばマスコミが作った用語である．

　ここでの「スパゲティ症候群」とは高度医療への批判や end-of-life の議論を目的としているわけではなく，多数のライン類を整理しないと救急外来やICUで思わぬトラブルを起こすという意味である．

点滴ライン	末梢静脈ライン，中心静脈ライン，硬膜外カテーテル
生命補助ライン	**気管挿管チューブ**，**気切チューブ**，胃管，ドレナージチューブ（頭部・胸部・腹部），**ECMO**，**IABP**，透析ブラッドアクセス，導尿カテーテル，動注カテーテル，**体外式ペースメーカー**
モニタリングライン	心電図モニター，動脈ライン，NIBPライン，SpO_2モニター，体温計ライン，$EtCO_2$ライン，ICPモニターライン

　ICUでの患者は上記のようなライン類が多かれ少なかれ留置されていることが多い．これらはすべて生命を維持し，また治療に必要であるために行われている．しかしこれを左上 trouble 写真のようにからませたままでおくと思わぬ抜去の危険性がある．

　ドレナージチューブや動注カテーテル，ICPモニターラインなどは一度抜けてしまうと，再度同じ部位に入れるのは大変であり，また患者の侵襲を伴う．特に最悪なのは上記のライン類の太字で書かれているものであり，これは事故抜去によって死亡のリスクがあるものである．気管挿管チューブや，体外循環カニューレなどは決して事故抜去されてはならないものである．「私だけは大丈夫，事故抜去などされない」などと思っていてはならない．To Err is Human である．つねに事故抜去のリスクを考え，ライン類は絡ませたままにしておいてはならない．

　ICUでいうスパゲティ症候群とは上記のように生命維持に必要なライン類が絡まっている状態であり，事故抜去の危険性があるため，避けなければならない．

文献 1）エクスフリー®輸液システムの紹介ページ：http://www.terumo.co.jp/medical/index.html

〈早川　桂〉

I ライン・カテーテル・手技

頻度 ★★☆☆　緊急度 ★★★★

16 アスピレーションキット挿入で逆に気胸

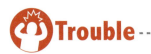Trouble

胸水貯留に対して，アスピレーションを挿入したらエアが吸引された．X線では気胸が…

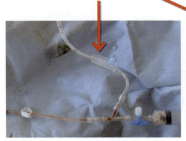

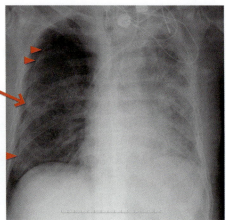

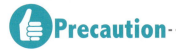Precaution

胸水はある程度たまっているが，この方向で穿刺しても肺を刺してしまう．穿刺困難．

エコーフリースペースが少ない

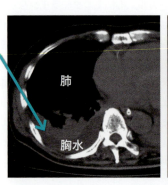

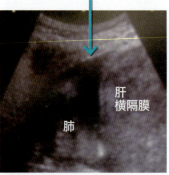

➡ 胸水量が少ない場合はアスピレーションではなくトロッカーを留置する．

Explication

　アスピレーションキットはもともと心タンポナーデの際などに心嚢穿刺を行うことを目的として作成されたキットである．そのため，ドレナージ用のチューブはピッグテイルカテーテルで比較的柔らかく，また緊急時にもスムーズに挿入できるように簡易的なものとなっている．その使い勝手の良さから，心嚢穿刺以外にも胸腔や腹腔のドレナージに用いる機会が増えてきている．

　チューブの内腔は狭いため，膿や血液などは中で固まって閉塞してしまうため，トロッカーチューブ（例えば 24〜32Fr）が必要であるが，少量の気胸や漿液性胸水などを引くときには，患者への侵襲も少なく，非常に有用である．

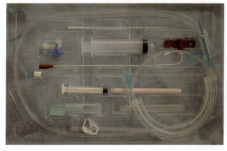

アスピレーションキット

　しかしこのキットはガイドワイヤーを用いて挿入するため，胸水の量が少ない場合や，位置を誤ると，肺実質を穿刺してしまい新たに気胸をつくってしまう危険性がある．また胸水は重力により，背側足側に貯留しやすいため，この気胸のリスクを避けようと，つい足側に穿刺する傾向にあるが，足側に行き過ぎると腹腔内臓器損傷や心臓損傷の危険性が増す．すなわちアスピレーションキットは簡易的に挿入できるため，有用ではあるが，深く刺しすぎると気胸，下に刺しすぎると腹腔臓器損傷と穿刺のさじ加減の難しいキットである．

　解決策としては，やはり穿刺前にエコーをしっかりとあてて位置を決定することと，胸水量が少ないなど安全に穿刺できないと思ったらすぐに諦めてトロッカー挿入などに変更する必要があることを覚えておきたい．

---

①アスピレーション挿入は気胸だけでなく，腹腔臓器損傷や大動脈損傷の合併症もある．侵襲は少なく，便利ではあるが，合併症リスクはトロッカーより高いと認識する．

②アスピレーションは接続はずれや折れ曲がりなどもあり，細やかな管理が必要なため，基本的には ICU など慣れている病棟で使用する．

（早川　桂）

I ライン・カテーテル・手技

頻度 ★☆☆☆　緊急度 ★★☆☆

17 尿道バルーンカテーテルが挿入できない

Trouble

尿道バルーン挿入困難の原因は「前立腺肥大症」が多い．40歳代よりはじまり，80歳では80%にあるとされる．

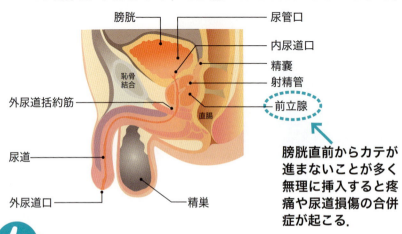

膀胱直前からカテが進まないことが多く無理に挿入すると疼痛や尿道損傷の合併症が起こる．

Solution

「逆行性尿道造影」をTry！ とてもeasyに挿入可能！

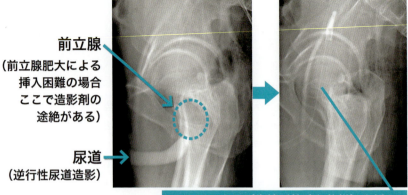

前立腺
（前立腺肥大による挿入困難の場合ここで造影剤の途絶がある）

尿道
（逆行性尿道造影）

チーマンカテ（先端が特殊な仕様）を挿入

Explication

　女性で尿道バルーンカテーテルが入らない場合は少ないが，高齢男性では，前立腺肥大などでカテーテルが入らない場合がある．その際は，決して無理にカテーテルを押し込まない．尿道粘膜は外部刺激に対して比較的弱く，かついったん損傷すると血流が豊富なことから出血しやすく，また場合によっては仮性尿道形成という合併症をきたす危険性がある．

入れるポイントとしては，
① 外陰部を中指と環指で陰茎を保持し，直上よりも腹壁側へ倒した方向に引き上げるように保持する．陰茎を直上に持ち上げることで，解剖学的に振子部尿道と球部尿道移行部が直線上になるためである．
② 膜様部尿道（外括約筋）で軽い痙縮による抵抗を一度感じる．患者にゆっくりと数回深呼吸させ，リラックスさせると痙縮が弱まり，すっとカテーテルが膀胱内まで到達する．
③ それでも入らない場合は，表面麻酔剤（キシロカインゼリーなど）20mL を注射器に入れ，外尿道口より尿道内に注入し，尿道口を塞ぎ 5 分間待つ．その後，再度フォーリー（バルーン）カテーテルの挿入を試みる．
④ ダメならチーマンバルーンカテーテルまたは尿道ブジーを使用する．
⑤ それでもダメなら逆行性尿道造影を行い，尿道の形状や狭窄の有無，位置，程度を把握し，透視下で挿入する．

　基本的には無理をせずに逆行性尿道造影を行うとよい．尿道の形状がわかるため，思うよりもとても簡単に尿道カテーテルを留置することが可能である．透視室まで行くのが面倒だと思われるかもしれないが，安全性と簡易性は最高である．「急がば回れ」とはまさにこのことと実感できるだろう．

留置カテーテルの適応

- 正確な尿量のモニタリングが必要な時や蓄尿検査のため
- 尿閉，絶対的なベッド上安静が必要な時

　尿道カテーテルは尿道損傷や尿路感染症などの合併症もあるため，不要な留置は避けたい．適応はモニタリング必要時と尿閉の 2 つのみである．入院管理上楽チンだからなどという理由で不要な長期の尿道カテーテル留置を行ってはいけない．必要性を日々評価すること．

〈水野慶子／早川　桂〉

I ライン・カテーテル・手技

頻度 ★★☆☆　　緊急度 ★★★☆

18 ECMOプライミングラインからの急速輸液を施行する場合はairに注意

Trouble

輸液バッグ内に残ったairが陰圧で引き込まれ回路内に混入する

→ 動脈系へ送血された場合に空気塞栓の原因になる

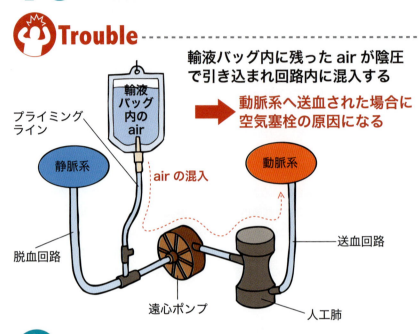

Precaution

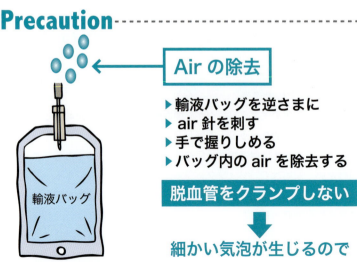

Airの除去
- ▶ 輸液バッグを逆さまに
- ▶ air針を刺す
- ▶ 手で握りしめる
- ▶ バッグ内のairを除去する

脱血管をクランプしない
↓
細かい気泡が生じるので

Explication

　経皮的心肺補助装置（PCPS: percutaneous cardiopulmonary support）（またはECMO）は，心肺停止時や心原性ショック時の緊急心肺蘇生のほか，重症心疾患，重症呼吸器疾患などの様々な循環呼吸不全に対する循環補助，呼吸補助として用いられる．通常，大腿静脈より脱血管を挿入し右房より静脈血を脱血，遠心ポンプ，人工肺を経て大腿動脈より挿入した送血管へ返血するVA法が主流である．約2〜3L/minにも及ぶ血液を体外で還流し患者がそれに依存している状態であるため，システムトラブルや人為的ミスが直接血行動態の破綻に影響するおそれがある．

　特に回路内への気泡の送り込みは容易に起こり得るトラブルの1つである．ECMOは遠心ポンプと膜型人工肺を用いた閉鎖回路（患者⇒回路⇒患者，という流れが輪になって開放部分がない構造）であるため気泡の送り込みにより回路内に気泡が混入すると，そのまま動脈系に送血され空気塞栓などの重大な合併症を招く可能性がある．

　ECMO使用時には補助循環を維持するために輸液や輸血で循環血液量を是正する必要がある．さらに大量出血などで体液を喪失した場合には脱血不良となり回路が回らなくなるため大量の容量負荷を必要とする．ECMOシステムは本来閉鎖回路であるため患者に接続された時点で脱血管側の回路内は常に陰圧となる．回路内への気泡混入防止のために脱血管に接続されているプライミング回路からの輸液，輸血は原則として行わないとされているが，緊急時の循環血液量の維持のため遠心ポンプの陰圧を利用してこの回路から急速に輸液，輸血を行うことが可能である．この際，陰圧による回路への気泡の引き込みには細心の注意が必要である．脱血管より気泡が混入した場合，人工肺で一部トラップされ除去されるが人工肺を素通りした気泡は送血側に送られてしまう可能性がある．通常，プライミングラインのクレンメと三方活栓は閉じておき輸液ラインとして利用する場合は接続する前に輸液バッグ内の空気を除去しておくと安全である．

---

①三方活栓の向きに注意．不要に開放したりしないようテープをはっておいてもよい．
②輸液バッグ内の空気は除去しておく．

文献 ● 1) 松田　暉．経皮的心肺補助PCPSの基礎から臨床まで．東京：秀潤社；1998.
　　　 2) 循環器診療における検査・治療機器の使用，保守管理に関するガイドライン．JCS2009.

〈狩野実希〉

I ライン・カテーテル・手技

頻度 ★★☆☆　　緊急度 ★★★☆

19 大腿静脈のカニュレーション時には逆血が多くても静脈血の場合がある

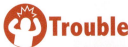Trouble

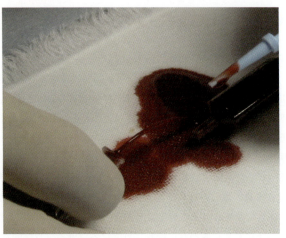

逆血が多くても，赤くても動脈とは限らない

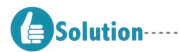Solution

① 逆血が多くても赤くても静脈の可能性を考慮

② 血液ガス検査で PaO_2 を測定
　➡ 決め手を欠く場合も多い

③ 超音波で圧排の有無やカラードップラーで確認

④ 圧トランスデューサーを接続して波形を確認

Explication

　大静脈系の圧力として，中心静脈圧の正常値は 4 〜 8mmHg である．それに比べ大腿動脈の収縮気圧は 90 〜 140mmHg である．これだけ圧較差があるものを間違えるだろうか？　例えば心不全のように静脈圧が高く，動脈圧が低く，酸素化が不良の場合には静脈血と動脈血の区別がつかないことがある．また，解剖学的にも大静脈系は弁がないため，CVP 高値の場合に IVC も圧力が高くなる．そのため，静脈穿刺の際に勢いよく血液が噴出することもしばしば経験する．そのような時に自信を持って正確なカニュレーションをするためにはどうすべきであろうか？

① 血液の色による判断
「赤い」血液であれば動脈血であり，静脈血はそれよりも「黒い」ことが一般的である．ただし，酸素化が不十分な動脈血は「黒く」なる．また，穿刺を生理食塩水等の液体の入ったシリンジで行った時には血液が液体と混じりあって濃度が薄くなり静脈血でも「赤く」見えることがある．

② 血管の拍動の有無や圧トランスデューサーの使用
　動脈には拡張期と収縮期の圧差がある．拍動でわからない場合には手間はかかるが圧トランスデューサーを接続して圧波形をみることも有用である．

③ 血液ガス検査
　心肺停止時に VA-ECMO のカニュレーションを行う場合には酸素化も悪く，血管の拍動も認めないため静脈か動脈かの区別がつかないことがある．また，心臓マッサージ下での穿刺では静脈でも動脈でも心臓マッサージの圧迫に同期して血液が噴出してくる．その場合には血液ガスの酸素化を比較することで鑑別が可能になる．

④ 超音波での確認

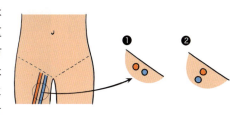

　プローブによる圧迫で大腿静脈は容易に圧排される．動脈と静脈の区別はカラードップラーでの血流の方向により確認できる．また，多くは❶のように並走するが，❷のように縦に並ぶ場合もあり，穿刺に難渋する原因として知られる．

⑤ X 線での走行の確認
　最終的な確認事項．透視下での穿刺が理想的だが，それは緊急時は難しい．下大静脈までガイドワイヤーを入れないと動脈との走行の区別がつかない．可能であればガイドワイヤーを入れる前に動脈血なのか静脈血なのか判断したい．

〈矢野博子〉

I ライン・カテーテル・手技

頻度 ★★★☆　緊急度 ★☆☆☆

20 鎖骨下静脈穿刺時の気胸

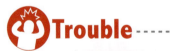

	利点	欠点
内頸静脈	・右内頸静脈は直線的に右房につながる	・頸動脈誤穿刺
鎖骨下静脈	・血管が太い ・患者の不快感が少ない ・大出血はまれ	・手技に若干の熟練を要する
大腿静脈	・血管が太く，固定が容易 ・気胸のリスクがない	・大腿動脈穿刺 ・大腿静脈血栓症のリスクが高い

内頸，鎖骨下，大腿3カ所のうちどこにCV穿刺を行うのが最も合併症が少ないだろうか？
鎖骨下穿刺はやはり気胸のリスクが高い？

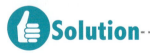

「鎖骨下CVは必ずしも気胸リスクが高いとは限らない」という意見．

ただし，
右気胸のためすでに右トロッカーが挿入されている場合は右にCV穿刺を行えば最悪両側気胸となることだけは避けることができる．このような配慮は必要か．

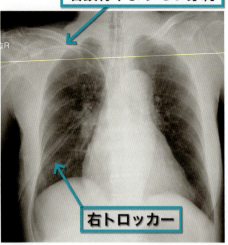

右鎖骨下よりCV穿刺

右トロッカー

Explication

中心静脈（CV）カテーテルの穿刺部位としては通常，「内頸静脈」「鎖骨下静脈」「大腿静脈」の 3 つから選択する．CV カテ挿入に伴う代表的な合併症には，気胸，動脈誤穿刺，感染，血栓症がある．血腫に伴う気道閉塞やガイドワイヤー迷入，空気塞栓，乳び胸などマイナーな合併症も含めると 50 以上もあるといわれている．

一般的に内頸静脈穿刺は距離から考えて，鎖骨下静脈よりも気胸を起こすリスクが低いとされ普及した流れがある．しかし，近年内頸静脈と鎖骨下静脈で気胸リスクに差はないとの報告がなされるようになってきた．

	内頸静脈	鎖骨下静脈	大腿静脈
動脈誤穿刺	3%	1〜5%	9%
気胸	1%	1〜3%	―
感染	0〜8%	1〜4%	2〜5%
血栓症	0%	1%	6%

また一方で，内頸静脈の気胸リスク <0.1〜0.2%，鎖骨下静脈 1.5〜3.1% とやはり鎖骨下静脈のほうが高いとの報告もある．いまのところ，鎖骨下静脈は気胸のリスクが高くなるかに関しての明確な答えはないというのが現状のようだ．可能性としては少ないものの，内頸・鎖骨下静脈穿刺において気胸リスクがゼロになることはない．したがって，例えば左気胸患者に対しては左内頸・鎖骨下を選択し，右が障害されることを防いで，両側気胸とならないようにするなどの工夫が必要である．

50 例以上の CV 挿入経験者が施行する場合の合併症発生率は，50 例以下の経験者の半分であるという報告もあり，筆者は熟練した術者が施行する場合には鎖骨下静脈でも気胸のリスクは上がらないと考えている．いずれにしても，CV 穿刺に伴う合併症を可能な限り減らすための工夫・努力は続けなければいけない．

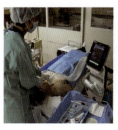

エコーガイド法で CV 穿刺を行えば安全に刺入することができる．積極的に使用する．

文献
1) Joynt GM, et al. Deep venous thrombosis caused by femoral venous catheters in critically ill adult patients. Chest. 2000; 117: 178-83.
2) Deshpande K, et al. The incidence of infectious complications of central venous catheters at the subclavian, internal jugular, and femoral sites in an intensive care unit population. Crit Care Med. 2005; 33: 13-20.
3) McGee DC, et al. Preventing complications of central venous catheterization. N Engl J Med. 2003; 348: 1123-33.

〈尾中寛恵／早川　桂〉

I ライン・カテーテル・手技

21 点滴ラインが足りない！

頻度 ★★★☆　緊急度 ★☆☆☆

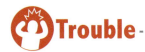

CV ライン
茶：TPN
白：CVP モニター
　　カテコラミン
　　鎮静剤
青：エラスポールなど
　　（単独でいく薬）

右末梢 18G
維持液
抗生剤
胃薬

左末梢 18G
輸血ライン

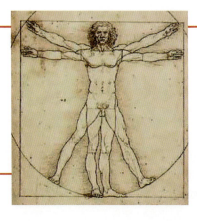

 ライン自体が物理的に足りない！
腕4本足4本あっても無理!?

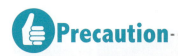

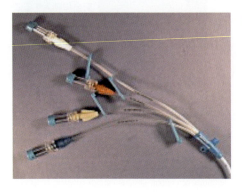

▶ CV 挿入自体は同じ労力なので，体外循環使用時などラインが確保しにくいと予めわかっている場合は CV はクワッドで留置する．

▶ 静脈ラインは確保しすぎて後悔なし．

Explication

　ICU では体中に点滴やモニターのための多数のカテーテルがつながっており，同時に非常に多くの薬品が行く必要が出てくる．これはそれぞれの動静脈をどのような目的で使用していくのかという一種の戦略である．

　そんななか内頸も鎖骨下も大腿も先客がいて使用できない．温タオルや2％ニトログリセリン軟膏も試したが末梢静脈ラインも四肢がむくんでいてもう採れない．こんな状況でも，抗生剤や輸血などどうしても点滴ラインが必要になる状況に立たされた経験は ICU に関わる誰しもがあるだろう．

　そんな皆さんに ICU でのチョッとした裏技をご紹介させていただく．

外頸静脈	外頸静脈が充血していない場合，間違えても患者の頸に駆血帯を用いてはならない．Trendelenburg 位をとったり，軽度の PEEP をかけてみる．患者の頭を反対側に向けヨードで消毒．静脈が逃げやすいので，しっかりと皮膚のテンションをかけたままで 14-18G 針を留置する（頸損患者には禁忌）．
骨髄針	頸骨や腸骨（教科書的には胸骨も）に骨髄穿刺専用の針を用いる．ただしこれは超緊急避難的に行われるもので，しかも 24 時間以上留置することは禁忌である．繰り返すが，緊急避難的であり，日常的ではない．
CHDF の側管	CHDF を使用している患者の場合は，CHDF の返血側ラインの側管を点滴ラインとして使用することができる（脱血側を使用してはならない．抗生剤などはダイアライザーで濾過されてしまうかもしれない）．基本的にはどんな薬剤でも行くことができるが，圧に負けて逆流してしまうため，点滴ポンプ or シリンジポンプが必要である．
ECMO の側管	ECMO を使用している患者の場合は，ECMO 脱血側の側管を点滴ラインとして使用することができる．ただしここは吸引圧がとても強いため，100mL など数秒で落ちてしまう．したがって，外液などを急速に輸液したい場合のみ使用する．また操作に伴うリスクが高いので，基本的には ECMO 回路を熟知している上級医のみが操作を行うようにする．
最終手段	今一度立ち止まって考えてみる．不要な薬が行っていないか．またその薬は今すぐ行く必要があるか？　例えば ARDS に対するシベレスタッドや DIC などに対する FOY などはエビデンスレベルが低く，必ずしも必要なわけではない．もし不要な薬がある場合は惰性で行くのでなく，本当に必要な薬に置き換えられないかを検討する．

①例えば熱傷などでは時間とともに必ずラインが足りなくなる．病態を見越してライン戦略をたてる必要がある．
②静脈ラインは確保しすぎて後悔はない．むしろ確保が少ないと後悔する．

〈早川　桂〉

I ライン・カテーテル・手技

頻度 ★★☆☆　緊急度 ★★☆☆

22 血液培養が採れない！

Trouble

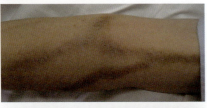

化学療法後で表在静脈がつぶれてしまっている．

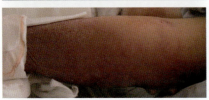

多量の点滴とサードスペースへの流出により腕が浮腫状になってしまっている．

➡ このような腕ではプロでも採血は難しい．しかし血培は採りたい．

Solution

① 上肢静脈で採血．20cc×2 回
② 下肢末梢静脈，大腿動脈・静脈
③ 清潔操作でエコー下穿刺
（④ BSI 疑うならカテーテル採血も考慮）

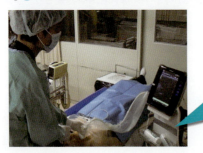

清潔操作エコー下穿刺で血液培養採取．あなたが菌血症を本気で疑うのなら決して大げさな手技ではない．

Explication

　血液培養は菌血症を疑った患者に対して基本的に全例行われる．原則，抗生剤の投与前に上肢の静脈から2set（1setあたり20ccの採血）採るのを基本とする（検出率1set：73.2％，2set：93.9％，3set：96.9％，4set：＞99％）．しかし，ICUで患者の全身状態も悪く脱水状態や浮腫，肥満がある場合，簡単に採血が採れないこともある．このような場合に「血液培養が採れないから，抗生剤の投与が遅れる」などということはまったくのナンセンスであり，別項でも述べた通り，効果的な抗生剤の投与が1時間遅れるたびに死亡率が7.6％も上昇する．また，細菌性髄膜炎を疑った場合は来院から30分〜1時間以内に抗生剤投与を開始するのが目標であるが，その際に血液培養は診断の50％に寄与するといわれており，やはり採血は前もってしておきたい．腰椎穿刺は抗生物質投与後でも2時間以内程度なら所見が変わらないが，血液培養はさすがに抗生物質の影響が出る．

　そうはいっても採れないものは採れない．

　上肢静脈で20cc×2回の採血が不可能であれば，下肢末梢静脈や大腿動脈・静脈からの採血を試みる．それでも不可能であり，やはり菌血症を疑い抗生剤投与前の血液培養採血は必須だと考えるのであれば，清潔操作で内頸静脈または大腿静脈よりエコー下穿刺を試みるとよい．現実的には，これで採血ができないことはほとんどなく，時間としても長くても30分はかからない．

　なお5cc程度の少量採血しかできない場合は好気性ボトルに優先的にいれ，嫌気性ボトルは諦める．好気性のほうが検出率が高いためである．

　基本的にカテーテルからの採血はコンタミの可能性が上がるため行わない．ただし解釈の問題であるが，カテーテル培養が陰性だった場合は，BSI（blood stream infection：血流感染）を否定する上で役に立つかもしれない．逆に陽性だった場合は，コンタミネーションと区別がつかないため，検査としては意味のないものとする．

　またカテーテル検査を疑った場合は2setのうち1setをカテーテルから採血することもある．この場合，皮膚穿刺により採血したものと同じ病原体が検出されれば起炎菌とみなすことができる．またカテーテルから採血した検体の培養結果が，皮膚穿刺から採血したものよりも2時間以上早く陽性と検出されれば，カテーテルが感染源となっている可能性が上がり，BSIの診断上も有用といわれている．もちろんこの場合はカテーテルはすぐに抜去する．

文献
1) Lee A, et al. Detection of bloodstream infections in adults: how many blood cultures are needed? J Clin Microbiol. 2007; 45: 3546-8.
2) Issam Raad MD, et al. Differential time to positivity: A useful method for diagnosing catheter-related bloodstream infections. Ann Intern Med. 2004; 140: 18-25.

（小宮佑介）

I ライン・カテーテル・手技

頻度 ★★☆☆　緊急度 ★☆☆☆

23 瞳孔が見えません！

🆘 Trouble

頭部外傷
＋
顔面外傷

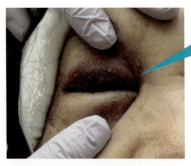

眼が開かない…

頭部外傷の脳ヘルニア徴候を早期に察知するために，こまめに瞳孔所見の観察を行いたい．しかし，前頭部頭蓋底骨折によるブラックアイサインも認める．眼瞼はむくんでいて用手的には開けない….

👍 Solution

そんなときはこれを使う！

開眼器
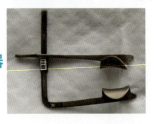 →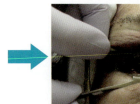

眼科用筋鈎
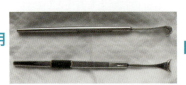 →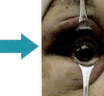

Explication

　重症頭部外傷の場合，脳ヘルニア徴候を早く把握するためにも意識レベルの評価は必須である．しかし，もともと JCS で 3 桁など意識レベルが悪い場合はそれのみで悪化を評価するのは困難であり，瞳孔所見をはじめとした神経学的診察が次に重要になってくる．

　頭部外傷に顔面外傷（特に頭蓋底骨折など）を同時に受傷することも多く，上眼瞼のむくみにより用手的に瞳孔を観察することが不可能なこともよく経験する．その際に瞳孔の観察を諦めるのではなく，開眼器もしくは極小の筋鈎を用いて，眼瞼をめくり上げることで瞳孔所見を観察することができる．ICP モニターや頭部 CT などにたよりがちであるが，ICU でも身体所見が重要であることは間違いない．

- 観察の際は角膜を傷つけないように注意する．
- 開眼器は右眼用と左眼用の 2 種類あるので間違いないようにする．当センターでは救急外来初療室に常備してあるが，置いていない施設でも，眼科の外来には必ずある．借りてこよう．
- 眼科用筋鈎は 1 本でも観察可能だが，2 本あると心強い．容易に使用できるので，このように眼瞼がむくんでいる場合は，ベッドサイドに置いておく．
- 外傷性に末梢性の瞳孔不全を起こすこともある．中枢性と鑑別するためにも，対光反射は直接だけでなく，間接も確認する．

　眼瞼がむくんでいて瞳孔の観察ができないと諦めるのではなく，開眼器や眼科用筋鈎を用いて，観察を試みることは重要である．

昏睡患者における頭蓋内の器質的病変

所見	感度(%)	特異度(%)	陽性 LR	陰性 LR
1mm 以上の瞳孔不同	39	96	9.0	0.6
片側または両側の対光反射消失	83	77	3.6	0.2

※ LR：尤度比
　➡ 瞳孔不同の所見が得られた場合は特異度が高く，特に診断に有用である．

文献 1）Tokuda Y, et al. Pupillary evaluation for differential diagnosis of coma. Postgrad Med. 2003; 79: 49-51.

（眞上俊亮 / 早川　桂）

Ⅰ ライン・カテーテル・手技

頻度 ★★★☆　緊急度 ★★☆☆

24 輸血の際の配合禁忌に注意

🆘 Trouble

外傷による出血性ショックで大量輸液が必要
Hb も低下してきたため，RCC 輸血も必要

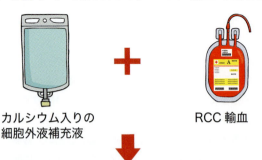

カルシウム入りの　　　　RCC 輸血
細胞外液補充液

一緒のラインからいっていいの？

👍 Solution

凝固，溶血，タンパク変性等起こすため，
輸血は単独ラインで行うことが原則．

やむを得ず点滴ライン側管から輸血する場合は
① 輸血開始前後に，生食でラインをリンスする．
② 点滴合流部（三方活栓部）から留置針までのラインを短くする．

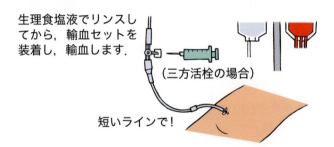

生理食塩液でリンスしてから，輸血セットを装着し，輸血します．
（三方活栓の場合）
短いラインで！

Explication

　輸血用血液製剤と薬剤の配合は基本的にすべて禁忌である．薬剤によっては血液製剤が凝固，溶血したり，またタンパク変性を起こすことがあるからである．外見上は変化が見られなくても，品質が低下したり，期待した輸血効果が得られない，副作用の原因になることが指摘されている．

　しかし，出血性ショックなどでは細胞外液補充液に加えて，各種薬剤を使用し，その上でRCC・FFP，ましてやPCなどを輸血しないと間に合わないこともある．ラインを十分に確保していたとしても，それが足りなくなるという困った状況を時々経験することがあり，やむを得ず側管からの輸血を行うこともある．

　その際は左記の通り，
　　①輸血開始前後に，生食でラインをリンスする
　　②点滴合流部（三方活栓部）から留置針までのラインを短くする
という管理が必要である．またこれまでに血液製剤への混注により影響がある薬剤が報告されているので，最低限のものは覚えておく．

分類	薬剤名	影響
カルシウム含有薬剤	カルチコール，ラクテック，ハルトマン，リンゲル，ハイカリック	カルシウムが凝固系に作用し，血液が凝集する．
ブドウ糖含有薬剤	ブドウ糖液，ハイカリック	赤血球の凝集を高めて異常になる．溶血．
ビタミン剤	ビタメジン，ケイツー	黒色に変色する．
抗生物質	ミノマイシン，トブラシン	凝固する．
血漿代用材	デキストラン	赤血球集合を促進．
グロブリン製剤	静注グロブリン，グロベニン	凝集素により赤血球集合を促進．

　ここに記載されていない薬剤に関してもデータがないだけで，混注が必ずしも可能というわけではない．また血液製剤に関しては希釈する必要はないことも知っておく．RCCのHctは約60％である．何らかの事情で希釈する場合は，生理食塩水のみが使用可能である．

文献 ● 1）日本赤十字社　輸血情報　9609-29（1996年9月）
　　　　　http://www.jrc.or.jp/mr/transfusion/index.html

（早川　桂）

Ⅱ 薬剤

頻度 ★★☆☆　緊急度 ★☆☆☆

25 ワーファリン投与前にはヘパリンを入れる

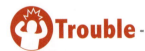

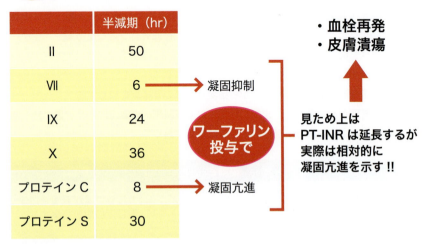

	半減期（hr）
Ⅱ	50
Ⅶ	6
Ⅸ	24
Ⅹ	36
プロテインC	8
プロテインS	30

Ⅶ → 凝固抑制
プロテインC → 凝固亢進

ワーファリン投与で

・血栓再発
・皮膚潰瘍

見ため上は
PT-INRは延長するが
実際は相対的に
凝固亢進を示す!!

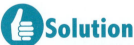

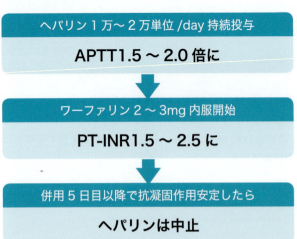

ヘパリン1万〜2万単位/day 持続投与
APTT1.5〜2.0倍に

↓

ワーファリン2〜3mg 内服開始
PT-INR1.5〜2.5に

↓

併用5日目以降で抗凝固作用安定したら
ヘパリンは中止

Explication

　ICU 患者でワーファリンの投与を開始する目的のほとんどは深部静脈血栓症（DVT）の予防であるだろう．特に DVT は放置すると肺血栓塞栓症（PE）を引き起こし，それは致死的で危険な病態である．一方で ICU では外傷や凝固亢進状態などの全身状態に加え，患者はベッド上に臥床していることがほとんどで，静脈血栓症のリスクを多数かかえている．この静脈血栓症の管理の中心は抗凝固療法であり，ワーファリンである．

　ワーファリンはビタミン K 依存性凝固因子である第 II・VII・IX・X 因子を阻害して抗凝固作用を示す．同時に凝固制御に働くプロテイン C，プロテイン S もビタミン K 依存性であり，ワーファリンで合成阻害されて，凝固亢進作用を示す．

　平たく言いかえると，ワーファリンは血を固まらせる II・VII・IX・X 因子を阻害し，血をサラサラにする．しかし同時に血をサラサラにさせるプロテイン C・S もワーファリンで阻害されてしまい，血が固まる．

　半減期が 6 時間と短い第VII因子の活性阻害により，PT-INR はすぐに延長するが，実はプロテイン C の半減期も 8 時間であり，相対的にワーファリン投与直後数日は相対的に凝固亢進状態となっている．したがってワーファリンの単独投与ではこの相対的凝固亢進により，血栓症や皮膚壊死の危険性が報告されている．ここでも平たく言うとワーファリン投与開始 4 日以内の PT-INR の延長は見かけ倒しの可能性があるということだ．

　したがって抗凝固が必要な場合は APTT が 1.5 〜 2.0 倍程度になるように，まずヘパリンの持続投与を開始する．そしてワーファリンを併用した状態で 5 日間待つ．ここで PT-INR がたとえ治療域になっていたとしても，上記の理由でヘパリンを早期に中止してはならない．併用 5 日目以降で抗凝固作用が安定したらヘパリンは中止するという投与計画をたてる．

　なお近年，新規抗凝固薬であるダビガトラン（プラザキサ®）が発売された．これは直接的にトロンビンを阻害する作用があり，定期的な凝固検査が不要となっている．しかし，ICU での有用性や使用法に関してはまだ検討されておらず，今のところ ICU での位置づけは不明である．

文献 ● 1) Geets HM, et al. Prevention of venous thromboembolism: ACCP evidence-based clinical practice gidelines (8th edition). Chest. 2008; 133: 381S-453S.

（早川　桂）

26 拮抗薬のフルマゼニル，でも安易に使用すると逆に痙攣を誘発することも

頻度 ★★☆☆　　緊急度 ★★★☆

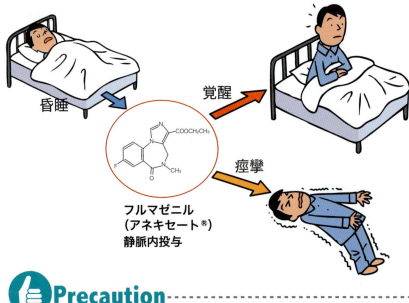

Precaution

痙攣の既往がある場合のフルマゼニル投与は禁忌

ベンゾジアゼピン系の中毒による意識障害へのフルマゼニル（アネキセート®）投与
①ベンゾ系のみの服用が明白ということが前提で覚醒させたい場合
②トライエージ®も全て陰性で原因不明の意識障害での診断的治療
③三環系抗うつ薬も服用している場合には痙攣誘発の危険もある
④フルマゼニル自体にもベンゾ系と同様の鎮静効果も指摘されている
⑤作用時間が50分程度であり，その後再度入眠してしまう場合もある

Explication

　ベンゾジアゼピン系薬物の過量摂取の場合には他の薬剤，特に三環系抗うつ薬などの過量摂取を否定できれば，拮抗薬であるフルマゼニルの投与を躊躇する理由はない．ただし，フルマゼニル自体にも鎮静作用があることや，痙攣の既往がある場合にはフルマゼニルが痙攣を誘発しやすいこと，作用時間が 50 分程度であり，その拮抗作用が消失すると再度深く入眠してしまう危険があることを認識しておく必要がある．欧米のテキストには急性薬物中毒疑いの患者には，診断的治療のためにまずフルマゼニルの投与を推奨するものさえある．ただ，これは欧米の精神科領域の処方の際に本邦のようなベンゾジアゼピン系と三環系抗うつ薬を併用する習慣がないという背景があることも知っておかねばならない．

　本邦では意識レベルがクリアな患者でも薬物摂取や精神的背景をもつ患者は救命救急センターに搬送される傾向にある．地域によって医療事情やシステムは異なるものの一般論として薬物中毒＝三次救命対応との免罪符が未だに存在する．そのため救命救急センターには薬物中毒患者が飽和しがちである．その対策として，一晩のみ経過観察するオーバーナイトベッドの導入や積極的なフルマゼニル投与でベッドコントロールのやり繰りを行っている施設も多いのではないか．安易な拮抗薬投与は慎むべきであるが，その薬剤の特性，作用，問題点などを把握した上で家族などに説明を行い，現実的な対応としての積極的投与は容認されると考える．その際に関係者に必ず患者の痙攣の既往の有無を確認することを怠ってはならない．

　また，ICU における鎮静時の覚醒遅延などの場合にも頭蓋内を含めた他の器質的原因がなく，尿中薬物検査でベンゾジアゼピンのみが陽性の場合には投与の適応になると思われる．その際には投与直後に著明な改善を示すという特徴がある．その一方で覚醒遅延の原因がベンゾジアゼピンということが明確になったことから，そのまま時間が経過するのを待つという考え方もある．

---

①ベンゾ＋三環系の場合にフルマゼニルを使用すると，ベンゾのみ拮抗されて，三環系の副作用の痙攣が前面に出る．
②フルマゼニルは作用時間が短い．誰もみていないところで呼吸停止になる．

文献 ●1）清水敬樹，他．代謝異常・薬物中毒・体温異常など．意識障害．レジデント．2010; 3: 82-91.

（清水敬樹）

II 薬剤

頻度 ★★☆☆　　緊急度 ★★★☆

27 鎮静鎮痛後の血圧低下にはフェニレフリンを考慮

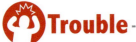Trouble

例 ▶ 交通事故による多発外傷
　　　出血性ショック 86/48mmHg
　　　レベル 30R/JCS

⬇

気管挿管が必要と判断

⬇

挿管に鎮静が必要な状態であり，
ミダゾラムおよびサクシニルコリンを投与

⬇

直後，血圧がさらに 62/32mmHg に低下

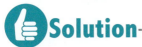Solution

β↑　陽性変時作用・陽性変力作用
　　（心拍数増加）・（心収縮力増加）

α↑　末梢血管収縮による血圧上昇
　　➡ 水道のホースを手でしぼると
　　　水圧が強くなるイメージ

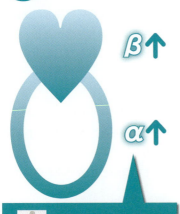

フェニレフリン
（ネオシネジン®）
ほぼ純粋なα作用薬

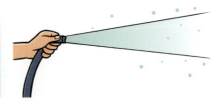

Explication

α作用 ◄─────────────────────────────► β作用

フェニレフリン　ノルアドレナリン　ドパミン　ドブタミン　イソプロテレノール

　カテコラミンのα作用は血管平滑筋を収縮させ，末梢抵抗が上がり，血圧を上昇させる．β作用は陽性変力作用（心収縮力↑）と陽性変時作用（心拍数↑）がある．普段，頻用するドパミンは少量～中等量でβ作用，高用量でα作用が優位になるといわれてる．またノルアドレナリンはα・β両作用があるが，β作用よりα作用がより強いとされている．フェニレフリン（ネオシネジン®）は純粋なα作用薬であり，β作用はほとんどない．したがって，末梢血管の収縮をきたし，収縮期・拡張期の血圧上昇を生じる．エフェドリンとは異なり，心拍数を増加させることはない．時に反射性徐脈を生じることもある．

　このフェニレフリンは鎮静薬などの一時的な末梢血管拡張による血圧低下に有効である．例えば外傷性患者で出血性ショックにより，hypovolemia になっているときは交感神経作用で頻脈かつ末梢血管は収縮して，血圧を維持しようとしてる．そこに気管挿管などでやむをえず鎮静薬を使うと，一時的に末梢血管が拡張し，血圧が低下する．ここで絶妙なさじ加減でα作用薬のフェニレフリンを使用するとよい．

　一般的にフェニレフリンは通常投与量で脳血管抵抗・脳血流量・頭蓋内圧に影響を及ぼさず，また妊娠中でも胎児への悪影響が少ないとされている．

　まとめると，フェニレフリンは作用時間が短く，調節性に優れており，エフェドリンなどのように心拍数を増加させたくない場合，たとえば鎮静薬使用直後の血圧低下には最適のカテコラミンといえる．

- **ex.** ネオシネジン 1A ＋生食 9mL　1～3mL iv
- **ex.** 参考までに，当科でのノルアドレナリンの組成
    すべての患者を体重 50kg 程度として考えて，
    薄め：ノルアドレナリン　6A ＋生食 94mL　➡ 1mL/hr で 0.02 γ
    中間：ノルアドレナリン 12A ＋生食 88mL　➡ 1mL/hr で 0.04 γ
    濃い：ノルアドレナリン 24A ＋生食 56mL　➡ 1mL/hr で 0.1 γ
    　　　　　　　　　　　　　　　（最大量は 2.0 γ 程度）
    たとえば薄めを 3mL/hr ならば 0.06 γ，濃いめを 10mL/hr ならば 1.0 γ

文献 ● 1) ソータ・オーググイ，編．麻酔薬ハンドブック　周術期に必要な麻酔関連薬剤137. 東京：医学書院エムワイダブリュー：1996.

〈尾中寛恵〉

Ⅱ 薬剤

28 急速静注禁忌薬を知る

頻度 ★★☆☆　　緊急度 ★★☆☆

🆘 Trouble

痙攣重積状態 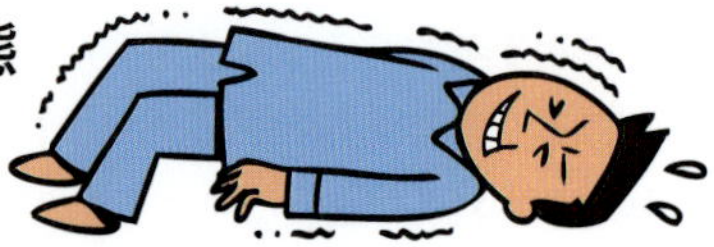
↓
フェニトイン 500mg ＋ 生食 50mL　1 ショット
↓
血圧 60/42mmHg ショック!!
↓
酸素消費量の著明な増加 ＋ 血圧低下
↓
脳梗塞，心筋障害，肝障害

👍 Precaution

| フェニトイン 15mg/kg を 15 分間（1mg/kg/分）以上かけて投与 | → | 例えば
50kg の患者
750mg ＋生食 100mL
30 分以上かけて投与 |

急速投与の危険度
▼

①患者の全身状態
②循環血液量
③心機能
④アナフィラキシー

＋

心収縮力抑制
心拍数抑制
末梢血管拡張作用

Explication

　薬剤の静脈投与はその他の投与法に比べ速やかに全身に循環するために，効果の発現が早く半減期も短くなるという長所がある．重症患者の多いICUで，第一選択になる投与法である．しかし，静注といっても使用する薬剤によって最適な投与速度は異なり，数分かけて「ゆっくりiv」しないといけないものや，「1ショット」で投与しないといけないものなど様々なものがある．本来時間をかけて投与しなければならない薬剤を急速投与すると，血中濃度が急激に上昇し多様な副作用が出現する．逆に，時間をかけて投与すると期待される効果が現れない場合がある．それぞれの薬の特徴を理解しておく必要がある．

	投与法	排泄経路	半減期	副作用
フェニトイン	1mg/kg/min以下で投与	主に腎排泄	約20時間	心停止，一過性血圧低下，呼吸抑制
プロタミン	10分以上かけて静注	主に腎排泄	約2分	呼吸困難，血圧低下，徐脈など
塩化カリウム	20mEq/hrを超えないように	腎排泄	資料なし	心停止，致死的不整脈
ピルジカイニド	10分間で徐々に静注	主に腎排泄	約5時間	致死的不整脈（Vf, torsades de pointes）
ニフェカラント	5分かけて静注	主に胆汁排泄	約15日	致死的不整脈（Vf, torsades de pointes）
プロポフォール	3mg/kg/minで導入	肝代謝，腎排泄	初期では2.6分	血圧低下，呼吸停止
クロルプロマジン	筋注，静注の場合はできるだけ緩徐に投与	肝，腎両排泄	約20時間	αblockによるショック，致死性不整脈
ATⅢ製剤	緩徐に静注	資料なし	資料なし	ショック
ATP	抗不整脈作用を期待するときはできるだけ速く静注	資料なし	10秒	頭痛，悪心
クリンダマイシン	30分以上かけて投与，濃度依存性	主に肝排泄	1時間点滴：30分	心停止をきたすおそれ
バンコマイシン	60分以上かけて投与	主に腎排泄	約5時間	Red neck症候群
抗菌薬	濃度依存か時間依存かを確認する	同系統でも排泄経路が違うことがある	同系統でも大幅に違うことがある	過敏症など

文献 ● 1) 我妻恭行, 他 編. 三宅祥三, 他 監修. 危険薬の誤投与防止対策 NDP Best Practice. www.ndp japan.org 2008/5/20

（西島　明）

29 サクシニルコリンは高カリウム患者，熱傷患者に使用しない

頻度 ★★★☆　緊急度 ★★★☆

Trouble

重症熱傷患者に対し挿管するために
サクシニルコリンを iv したら Vf を起こした．

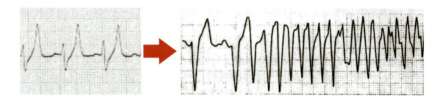

Solution

サクシニルコリン誘発性高カリウム血症によるものと考えられた．
除細動には成功したが，wide QRS で心筋が不安定な状態であった．過換気，Ca・メイロン投与，GI 療法などでカリウムを下げたところ，wide QRS が徐々に narrow となり事なきを得た．
サクシニルコリンの禁忌の場合はロクロニウム，ベクロニウムなどの非脱分極性筋弛緩薬を使用すべきである．

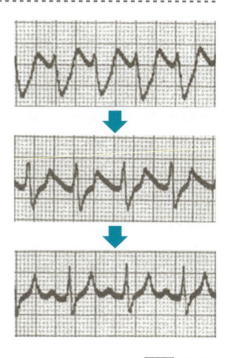

サクシニルコリンは「高 K 血症」に禁忌

Explication

サクシニルコリン（スキサメトニウム®）は作用発現が速く（1分以内に挿管可能となる），短時間作用型（5分前後で自発呼吸が戻る）という特徴から，救急の現場で好んで使用されるが，禁忌・副作用が多いため注意が必要である．

サクシニルコリンは脱分極性筋弛緩薬であり，筋細胞の脱分極でカリウムが放出される．正常成人ではカリウムの上昇は0.5mEq/L以内であるため問題となることは少ないが，重症熱傷，広範性挫滅性外傷，尿毒症，四肢麻痺，ジギタリス投与中の患者はカリウムの大量放出により不整脈→心停止に至ることもあるため禁忌となっている．他に腎不全，脊髄損傷，破傷風患者なども高カリウム血症をきたす可能性があり注意が必要である．他の副作用としては胃内圧・頭蓋内圧・眼内圧上昇（緑内障患者禁忌），悪性高熱症，横紋筋融解などがある．小児では悪性高熱のリスクがより高い．

サクシニルコリンが禁忌である場合，非脱分極性筋弛緩薬を使用する．作用発現の速いロクロニウムが使いやすいが，作用時間が長いため挿管困難のときに自発呼吸を戻すことができないのが短所であった．2010年に拮抗薬スガマデクスが発売され，筋弛緩状態からの迅速なリバースが可能となってからはロクロニウムの扱いやすさは格段に増した．

---

① 挿管の前にサクシニルコリン禁忌の病態・既往がないか確認する．
② 高カリウム血症がないことを確認する（採血・心電図）．
③ もちろん緊急時は既往やアレルギーの聴取よりもA・Bの確保が優先されることは忘れない．
④ ロクロニウム，スガマデクスの使い方にも慣れておく．

【参考】 サクシニルコリン（スキサメトニウム®，サクシン®）
　　　　ロクロニウム（エスラックス®）
　　　　ベクロニウム（マスキュラックス®）

文献
1) Martyn JA, et al. Succinylcholine-induced hyperkalemia in acquired pathologic states: etiologic factors and molecular mechanisms. Anesthesiology. 2006; 104: 158-69.（サクシニルコリン誘発性高カリウム血症に関する生理学的考察）
2) Pühringer FK, et al. Reversal of profound, high-dose rocuronium-induced neuromuscular blockade by sugammadex at two different time points: an international, multicenter, randomized, dose-finding, safety assessor-blinded, phase II trial. Anesthesiology. 2008; 109: 188-97.（スガマデクスの至適用量について検討）

〈阿部博昭〉

Ⅱ 薬剤

頻度 ★★★☆　緊急度 ★★☆☆

30 インスリンは皮下注ではなく静注で

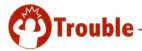

浮腫の患者の皮下

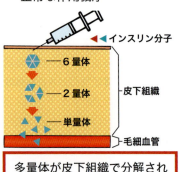

速攻型インスリン
正常な作用機序

6量体／2量体／単量体／皮下組織／毛細血管／インスリン分子

多量体が皮下組織で分解され単量体になり毛細血管内へ

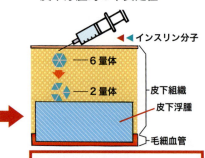

速攻型インスリン
皮下浮腫時の不安定性

6量体／2量体／皮下組織／皮下浮腫／毛細血管／インスリン分子

毛細血管に正確に定期的に到達する保障はない

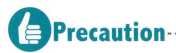

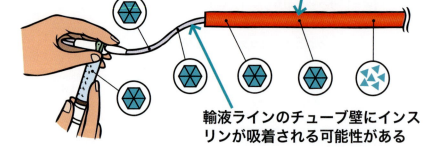

直接血管内に入るので確実である

輸液ラインのチューブ壁にインスリンが吸着される可能性がある

重症患者へのインスリン投与は静脈内投与で

Explication

　ICUではSIRS，急性膵炎，広範囲熱傷，多発外傷などの血管透過性が亢進した患者が多い．血管透過性亢進に対して有効な循環動態を保つために大量輸液が必要になるが，細胞外液を投与しても血管内には多く見積もっても1/3しか残らない．上記の血管透過性亢進に加え輸液の大量投与に伴い全身に浮腫性変化が起きる．肺でのARDSは有名であるが，同様なことは当然体表でも起きることとなる．間質浮腫が強い状態では皮下注射は薬効が不安定となる．また，ショックや代謝性アシドーシスが重篤な場合には毛細血管も収縮していることが多く，インスリンを皮下注した際には吸収不良が生じる．さらに静脈内投与ではインスリンの半減期が10分以内であることから低血糖が生じた場合にも対応しやすいメリットもある．そのために基本的にはICUでは皮下注射でなく確実な薬効を期待できる静脈内投与を行うべきである．それに加えて上述のICUやCCU管理が必要な重症患者の場合には厳密な血糖管理が要求される．経口糖尿病薬を内服していれば中止し，インスリン持続静注を開始することが推奨されている．その際のインスリンの持続静注に中間型や遅効型インスリンは使用せずに速効型インスリンを使用する．患者の病態が改善してRefillingの時期を過ぎ，食事を開始できるようになった状態では皮下注を開始してよい．あるいはDKAの場合などはAGが正常化して尿中およびケトン体が陰性化したら皮下注に切り替える方法もある．

　また，SSCG2012では「毛細血管血を用いたベッドサイド簡易血糖測定は，動脈血や血漿の糖を正確には反映しないことがあり，解釈に注意が必要である（Ungraded）」との記載がある．特に浮腫，虚血，血圧低下時には皮膚を穿刺しての毛細血管による血糖測定も不確実であるので注意する．現実的にインスリンを静注する場合には輸液ラインなどのチューブ内にインスリンが吸着する場合があり，必要量にのり代をつけて投与量を設定する考え方もあるがcontroversialである．吸着防止にアルブミン製剤を併用する方法もあるが，1.2単位/時間以上の速度では吸着は考慮しなくてよく，また，吸着は最初に瞬間的に生じるのでそれ以降は考慮する必要はない，などの様々な意見がある．重要なことは実際の血糖値と投与速度をみながら適切なフィードバックをかけることであり標準的な血糖プロトコールを採用しながらも各患者毎に投与量を微調節しなければならない．具体的にはRegular insulin 0.5mLに生理食塩水49.5mLを加えることで1単位/mLのインスリン溶液を作成するのが便利で頻用されている．

文献 1) Kitabchi AE, et al. Is a priming dose of insulin necessary in a low-dose insulin protocol for the treatment of diabetic ketoacidosis? Diabetes Care. 2008; 31(11): 2081-5.
　　インスリン静注の際にワンショットの必要性の有無を検討．

〈西島　明〉

II 薬剤

頻度 ★★★☆　緊急度 ★☆☆☆

31 軟膏とクリームの違いは？

🆘 Trouble

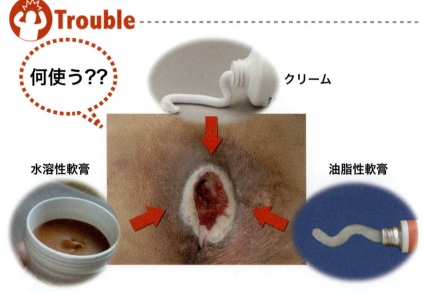

何使う？？　クリーム　水溶性軟膏　油脂性軟膏

👍 Solution

軟膏とクリームは剤型が異なるため
経皮吸収性が異なるので
病態に合った剤型の軟膏を選ぶ！

		紅斑	丘疹	苔癬化	水疱	びらん	潰瘍
軟膏	油脂性基剤	○	○	○	○	○	
	水溶性基剤				◎	○	○
クリーム（乳剤性基剤）		◎	◎	◎	×	×	△

Explication

皮膚の状態に合わせた外用剤の選択

　軟膏剤とクリーム剤は「剤型」が異なると，同一の主薬を同じ濃度で含有していても経皮吸収性が異なるため，局所における臨床効果は必ずしも同じとはいえない．

　クリームやローション基剤など皮膚透過性の高い基剤は「水疱」，「びらん」，「潰瘍」のような皮膚欠損がある場合，経皮吸収性が高まる場合がある（水疱は破れると水疱底はびらんとなる）．

　「水疱」，「びらん」，「潰瘍」などの分泌物が多い湿潤面では，吸水性の高い基剤である水溶性軟膏が適している．「水疱」，「びらん」では一般的にはクリームは禁忌である（潰瘍は浸出液や感染の程度に合わせてゲーベン®クリームなどが適応となる場合がある）．乳剤性基剤は基剤をクリーム状にするために，軟膏よりも乳化剤などの添加物が多く含まれているため刺激性は一般的に軟膏よりも高い．皮膚の状態によって基剤を選択する上で，油脂性軟膏は刺激性が低く，湿潤面でも乾燥面でも用いることができるため，使用しやすい基剤である．

　潰瘍などでは感染コントロールとともに皮膚の湿潤環境コントロールが重要であり，その際に適した剤型の外用薬を選べることが重要である．

病棟でよく使われる外用薬と剤型

ヒルドイド®ソフト軟膏0.3% （ビーソフテン油性クリーム0.3%）	血行促進・皮膚保湿薬	乳剤性基剤（ク，ロ）
ウレパール®クリーム10%	角化症治療薬	乳剤性基剤
白色ワセリン	皮膚保湿薬	油脂性基剤
ゲンタシン®軟膏	化膿性疾患用剤	油脂性基剤（ク）
リンデロンVG®軟膏	副腎皮質ホルモン薬	油脂性基剤（ク，ロ）
イソジン®ゲル	外用消毒剤	水溶性基剤
ゲーベン®クリーム	潰瘍治療薬	乳剤性基剤
ユーパスタ®	潰瘍治療薬	水溶性基剤
ラミシール®クリーム	白癬治療薬	乳剤性基剤（ロ）

（　）内のロ，クはそれぞれローション・クリームの剤型もあることを意味します．

文献 1）皮膚外用薬について　剤型，基剤，添加物の役割と特徴．塗り薬の蘊蓄．Vol.1-4.
　　　 2）外用薬混合と配合禁忌．Dermatology practice.

（若林奈緒）

Ⅱ 薬剤

頻度 ★★★☆　緊急度 ★★☆☆

32 小児にはプロポフォールを持続投与しない

🆘 Trouble

挿管済み小児患者（10歳）のICU入室に伴い持続鎮静薬としてプロポフォールを指示した

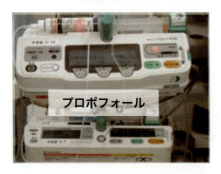

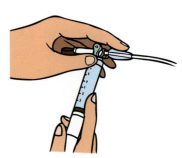

翌朝，原因不明の重度の代謝性アシドーシス

👍 Precaution

Propofol infusion syndrome

❌ 小児へのプロポフォール　**禁忌**（添付文書で）

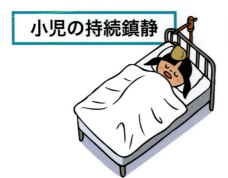

小児の持続鎮静

▶ 代謝性アシドーシス
▶ 欧米で死亡例が散見
　〇 ミダゾラム
　〇 デクスメデトミジン
　〇 ベンゾジアゼピン
短時間の使用は容認

Explication

　1992年，高用量プロポフォールを長期間使用した小児死亡例が報告されたことは有名である．その後も同様の報告が散見された．それらの特徴としては治療抵抗性の突然の徐脈，高脂血症，脂肪肝，肝肥大，重度の代謝性アシドーシス，横紋筋融解症，ミオグロビン尿症などがあげられる．これらは propofol infusion syndrome とよばれるようになった．投与量 4mg/kg/hr 以上，投与期間 48hr 以上で発生頻度が高まるとの報告がある．原因は不明であるが，近年成人でも似たような症例報告がなされている．

　特に乳酸アシドーシスや高脂血症は初発症状として知られ，その徴候を認めた場合には直ちに中止しなければならない．小児に関しては麻酔管理中の使用は容認されているが乳酸アシドーシスの出現時には要注意である．また Propofol infusion syndrome の原因の一つに遺伝子異常の関与の可能性も示唆されている．

人工呼吸中の鎮静のためのガイドライン

　小児への投与は安全性が確立しておらず，禁忌である．レベルⅢ（推奨度 A）とされている．レベルⅢは 症例集積研究や単なる専門家の意見であるが，推奨度 A とは強く推奨する，とされる．

ディプリバン® 添付文書

　集中治療における人工呼吸中の鎮静においては，小児などには投与しないこと．[因果関係は不明であるが，外国において集中治療中の鎮静に使用し，小児等で死亡例が報告されている.] と記載されている．

　実際には手術室の全身麻酔においては使用例も多いようだが，ICU 入室後の鎮静として 24 時間以上の使用は避けるべきである．

　正確には小児の鎮静に関しては不明瞭な部分も多い．米国での多施設共同研究では小児人工呼吸中の鎮静が不十分であるとも報告されており，今後の研究にも期待されるところが大きい．

文献
1) Ahlen K, et al. The 'propofol infusion syndrome'; the facts, their interpretation and implications for patient care. Eur J Anaesthesiol. 2006; 23: 990-8.
2) Grant MJ, et al. Prospective evaluation of sedation-related adverse events in pediatric patients ventilated for acute respiratory failure. Crit Care Med. 2012; 40(4): 1317-23.

〈清水敬樹〉

II 薬剤

頻度 ★★★☆　緊急度 ★☆☆☆

33 デクスメデトミジン使用時の鎮静

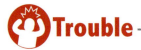Trouble

肺炎，無気肺による重症呼吸不全でICUに入室した高齢男性．気管挿管下の人工呼吸管理が必要な状態である．

> ミダゾラム（ドルミカム®）
> vs
> プロポフォール
> vs
> デクスメデトミジン（プレセデックス®）

どの鎮静薬をしようすれば良いか？　使い分けは？

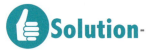Solution

Richmond Agitation-Sedation Scale（RASS）

＋4	好戦的	暴力的でスタッフに差し迫った危険
＋3	非常に興奮	攻撃的：チューブ類の自己抜去
＋2	興奮	頻繁な非意図的運動，人工呼吸とのファイティング
＋1	落ち着きがない	そわそわしている
0	意識清明	落ち着いている
−1	傾眠傾向	呼びかけに10秒以上のアイ・コンタクト
−2	軽い鎮静状態	呼びかけに10秒未満のアイ・コンタクト
−3	中等度鎮静状態	呼びかけに眼球や動きで対応する
−4	深い鎮静状態	呼びかけに無反応，身体刺激で開眼や動き
−5	昏睡	呼びかけにも身体刺激にも無反応

状況に応じて，目標のRASSを設定する事が大事

デクスメデトミジンは浅い鎮静が得意である

せん妄の発症率：浅い鎮静（RASS＋1〜−2）に設定した場合
　　　　　　　デクスメデトミジン vs ミダゾラム＝54% vs 77%
　　　　　　　　➡ デクスメデトミジンの勝利
　　　　　　　深い鎮静（RASS−4）に設定した場合
　　　　　　　デクスメデトミジン vs プロポフォール＝44% vs 25%
　　　　　　　　➡ プロポフォールの勝利

Explication

デクスメデトミジン（プレセデックス®）は選択性の高い中枢性α2アドレナリン作動性鎮静薬であり，2010年より適応が拡大され，24時間以内の投与期間制限がなくなった．特徴としては，

①呼びかけで容易に開眼する程度の鎮静レベルに保てる
②抗不安作用・軽度の鎮痛作用がある
③鎮静に際して呼吸抑制作用がなく，挿管時・抜管・抜管後を通じて使用できる
④鎮静後のせん妄の発現率は他剤に比べて有意に低い

その薬理作用としては橋の青斑核のα2A受容体に作用することで自然睡眠（ノンレム睡眠）の機序とよく似ると考えられている．使用方法としては一般的に初期負荷量として6μg/kg/hrを10分間で静注し，0.2～0.7μg/kg/hrで維持量とする．ただし，低血圧・徐脈の副作用の発現を考慮して初期負荷を行わないことも多い．

鎮静目標は患者が穏やかであるが，簡単に覚醒する状態とされている．鎮静スケールとして近年，多くの施設でRASS（Richmond Agitation-Sedation Scale）が使用されており，鎮静の目標としてはRASS 0～-2程度が適当とされている．

そもそもICUにおける鎮静・鎮痛に関する論文は多数出ており，特に過剰鎮静が多いとされている（40～60%）．過剰鎮静は入院日数，ICU在室日数，人工呼吸日数，せん妄発症率などを上昇させて，患者の予後に悪影響を及ぼすことがわかっている．体外循環時や分離肺換気，不安定な動脈瘤や術者の要望など，時には深い鎮静（RASS -3～-4）が必要なこともあるが，基本的には浅い鎮静（RASS 0～-2）のほうが有利と考えられる．また無気肺などで積極的に肺理学療法を併用したい時はより積極的に浅い鎮静を必要とする．

その点，デクスメデトミジンは他のミダゾラムやプロポフォールと比べて浅い鎮静に有利であり，鎮静剤は適切に使い分けることが重要である．また目標としている鎮静が得られているかどうか，RASSを用いてこまめに評価することもICUでは大事である．

使い分けの例

深い鎮静：循環動態不安定，ECMOやCHDFなどの体外循環，分離肺換気
　　　　　　脳・胸部・腹部動脈瘤，術者の強い要望など
浅い鎮静：無気肺などで積極的に肺理学療法も併用したい場合

文献　1) Riker RR, et al. JAMA. 2009; 301: 489-99.
　　　　2) Ruokonen E, et al. Intensive Care Med. 2009; 35: 282-90.
　　　　3) Sessler CN, et al. The Richmond Agitation-Sedation Scale: Validity and reliability in adult intensive care unit patients. Am J Respir Crit Care Med. 2002; 166: 1338-44.

（森田智教 / 早川　桂）

Ⅱ 薬剤

34 ATP投与時の心停止

頻度 ★☆☆☆　緊急度 ★★★★

###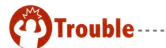

Narrow QPS tachycardia の患者に対して
ATP を投与した．

頻拍は止まったが，心停止したまま戻らない．

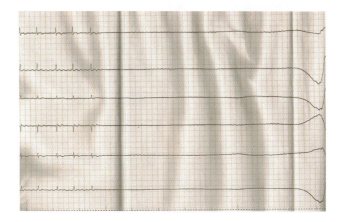

###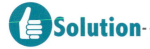

- ▶ ATP 投与時は，必ず除細動器を用意する．
- ▶ ATP の安全性は確認されているが，心停止が持続する場合はまず咳をさせ，それでも戻らない場合に CPR を考慮する．

Explication

　救急外来やICUでは，発作性上室性頻拍（PSVT）にしばしば遭遇する．

　心拍数100bpm以上でQRS幅が120msec以下のものを総称してnarrow QRS tachycardiaとよぶが，PSVTの他にも洞性頻脈や心房粗動も鑑別として重要であり，診断的治療としてATP（アデホス®）を使用する．日本循環器学会が発表しているガイドライン[1]では，ATP 10mgからの急速静注を推奨しているが，なかなか止まらず20mg以上の投与を行うこともある．頻脈が止まる際患者は胸部圧迫感を自覚し，モニター上波形が平坦になるが，なかなか心拍が再開せず，怖い思いをしたことがある方も多いかもしれない．

　ATPは投与後10秒以内にアデノシン三リン酸からアデノシンに変化し，房室伝導を抑制する．ATP投与により一過性に房室ブロックをきたすことがあるが，多くは1分以内に消失し，その安全性は確認されている．心臓の負荷試験で計600人の患者にアデノシン140mg/kg/minを6分間持続静注した際，13％の患者でⅠ度房室ブロック，10％の患者でⅡ度房室ブロック，2％の患者でⅢ度房室ブロックが出現したとの報告があるが，投与後に重篤な状態になった患者はいなかったという[2]．実際臨床の現場においてATP投与から心停止に至り救命処置を要した例は非常に少ないと思われる．

　とはいえ，ATP投与後の心停止は怖い．この間心拍動がなくなり脳への血流がなくなるため，10秒以上波形が戻らない場合はまず患者に咳をさせ，それでも心停止が持続する場合はCPRを考慮すべきであろう．ATPの作用時間（半減期5秒以下）から考えると，CPRの1サイクル目で心拍が再開する可能性が高いが，明らかな体動がみられたり橈骨動脈が充実して触れる場合はサイクルの途中でもCPR中止が可能である．

　その他注意点として，ATPは喘息の既往がある患者には原則禁忌であり，洞不全症候群やⅡ度以上の房室ブロック，心房細動なども心室性不整脈を誘発するおそれがあり，投与してはならない．

文献
1) 日本循環器学会．不整脈薬物治療に関するガイドライン（2009年改訂版）．
2) Alkoutami GS, et al. The frequency of atrioventricular block during adenosine stress testing in young, middle-aged, young-old, and old-old adults. Am J Geriatr Cardiol. 2001; 10(3): 159.

〈土井信一郎〉

35 鎮静ガイドラインでは1日1回は覚醒させる?

頻度 ★★★☆　緊急度 ★☆☆☆

Trouble

▶ Kress JP, et al. N EngL J Med. 2000; 342: 1471-7.
Daily interruption of sedative infusions in critically ill patients undergoing mechanical ventilation

- 1日1回の鎮静の中断（DSI）
  → 人工呼吸期間短縮（7.3日 vs 4.9日，p＝0.004）
    ICU滞在期間短縮（9.9日 vs 6.4日，p＝0.02）
    自己抜管などの有害事象の増加は認めなかった．

DSI施行してみたら，患者は大不穏に．自己抜管の危険も．どの患者にも一律に適応できるわけではなさそうだ…

Solution

ABCDEバンドル

Awakening and **B**reathing Coordination of daily sedation and ventilator removal trials
　　1日1回鎮静中断と，覚醒と自発呼吸の評価・調整を行う．
Choice of sedative or analgesic exposure
　　鎮静薬・鎮痛薬の選択
Delirium monitoring and management
　　せん妄評価と対処
Early mobility and Exercise
　　早期離床と運動療法

いずれも重要
　　基本は「十分な鎮痛と，最小限の鎮静」
　　DSIは安全に施行できると報告されているが，その適応は個々の症例に応じて決定する．

Explication

DSI（daily sedation interruption）を語る前に，人工呼吸中の鎮静に関する大原則を抑えておく．
①鎮静の目的は患者の不安を和らげることであって，決して眠らせることではない．
②人工呼吸管理は通常痛みを伴うものであり，鎮痛は原則不可欠な処置である．
③鎮静レベルを RASS（Richmond Agitation-Sedation Scale）などの共通スケールで時間ごとに評価し，under-sedation（浅すぎる鎮静）や over-sedation（過鎮静）にならないようにこまめに投薬量を調節する．

上述の鎮静の前提を理解したうえで DSI を導入する．個々の症例ごとに検討する必要がある．DIS の利点としては，
・過鎮静の予防〔人工呼吸管理期間の短縮，VAP（ventilator associated pneumonia）のリスク軽減，ICU 滞在日数の短縮，薬剤総投与量の減少，本来の意識状態を評価する機会が増える〕
・長期投与に伴う離脱症候群を軽減できる．

などがあげられる．かつ過去の報告では，DSI は自己抜管などを増やさず，安全に施行できるとされている．しかし一方で DSI に対する反論もあげられており，別のプロトコールで行うと有用性は見いだせなかったとするものもある．
いずれにしても ABCDE バンドルに基づいた評価と，「十分な鎮痛，最小限の鎮静」という考えは重要である．その上で DSI の適応を個々に考え実践する．

➡ 鎮静剤を中止の際は，危険な徴候に対しては迅速に対応できる環境にあることが必須条件．実際に，文献についても鎮静剤の再開，調節を ICU 看護師が迅速に行えることが条件としてあげられており，文献の最後にも看護師に対して感謝の意が記されている．

結論：DIS は人工呼吸中の患者の過鎮静を防ぐ有効な手段であり，積極的に導入を検討すべきである．しかし，その危険性を十分理解し厳重な管理体制のもとで個々の症例に対して，その適応を検討してから行うべき方法である．

文献
1) Pandharipande P. Liberation and animation for ventilated ICU patients:the ABCDE bundle for the back-end of critical care. Critical Care. 2010；14：157-59.
2) Vasilevskis EE. Reducing iatrogenic risks：ICU-acquired delirium and weakness--crossing the quality chasm. Chest. 2010；138：1224-33.
3) Morandi A. Sedation, delirium and mechanical ventilation：the 'ABCDE' approach. Curr Opin Crit Care. 2011；17：43-49.

〈小島直樹〉

Ⅱ 薬剤

頻度 ★☆☆☆　　緊急度 ★★★★

36 投与量や希釈方法に注意すべき薬
PG, hANP など 0.01γ での使用

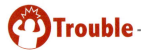Trouble

添付文書通りの濃度なのに…

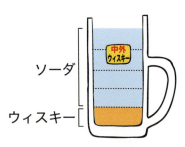
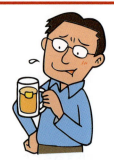

「ウィスキー：ソーダ」は 1：4 がオススメ」なのに…

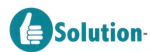Solution

臨床での投与量は添付文書とは
少し異なる印象の薬があるので注意！

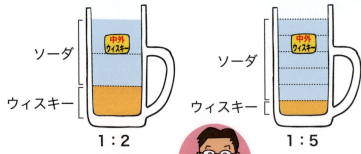

オススメの希釈でないが
これでも「うまい！」

Explication

　ICU で使用される薬の中には，添付文書に記載されている用量と実際に臨床で使用されている用量が異なる薬があるので，注意が必要である．

　遺伝子組み換型ヒト心房性ナトリウム利尿ペプチド（hANP：カルペリチド：ハンプ®）は，血管拡張作用，利尿作用とともに，亢進したレニン - アンジオテンシン - アルドステロン系および交感神経系など各種神経体液性因子を抑制する作用をもち，日本では心不全急性期治療薬として広く用いられている．腎保護作用，急性心筋梗塞後の再灌流障害の軽減やリモデリング防止の効果も報告されている．発売当初は承認用量である 0.1 〜 0.2 μg/kg/min で使用されることが多かったが，低血圧が生じるため，現在では低用量 0.0125 〜 0.05 μg/kg/min で投与されている．低用量でも利尿や神経体液性因子の抑制効果が得られるとされている．低血圧に対しては，必要に応じて，ドパミンあるいは少量のノルアドレナリン（0.1 〜 0.2 μg/kg/min）を併用する．

　PGE1（プロスタンディン®）の用量は，外科手術時の異常高血圧の救急処置では 0.1 〜 0.2 μg/kg/min，低血圧維持では 0.05 〜 0.2 μg/kg/min と添付文書に記載されている．しかし，薬価が高く，高用量で使用しなければならない場合は，他の降圧薬を使用することが多い．実際には，保険適応外となる臓器血流維持の目的で 0.01 〜 0.02 μg/kg/min で投与されることが多い．

　他にも，手術時や手術後の頻脈性不整脈に対して投与される，短時間作用性 β ブロッカーのランジオロール（オノアクト®）も，臨床での投与量は添付文書とは異なる．オノアクト®の添付文書には 0.01 〜 0.04 mg/kg/min で適宜調節と記載されているが，高度徐脈や低血圧が生じるため，実際には 0.001 〜 0.004 mg/kg/min で投与している．

　また，薬剤の希釈方法は各施設で統一しておくほうがわかりやすく，インシデントも生じにくくなる．投与速度によっては短時間での交換を余儀なくされたり，逆に数日間交換しないケースなどがあり得る．そのため希釈方法に関しては指示を出す医師スタッフと実際に薬剤を希釈して準備する看護スタッフとで議論しておく．患者への適切な投与速度・濃度が大前提で，それに加えて医療経済性やスタッフへの負担なども考慮する必要がある．

文献 1) 佐々木庸郎．ANP/BNP. In：清水敬樹，編．ICU 実践ハンドブック．第 3 版．東京：羊土社; 2010; p.131-2.
　　　2) 急性心不全治療ガイドライン（2006 年改訂版）．

〈川井和美〉

II 薬剤

37 薬剤の誤投与に注意（ゾロ製品が増えて聞きなれない商品）

頻度 ★★★★　緊急度 ★☆☆☆

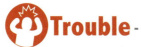

ジェネリック医薬品の外観類似性

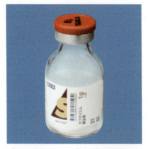
左：セフェピム塩酸塩注

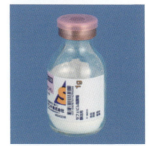
右：セフタジジム注

同一メーカーより発売されている商品．ロゴマークのデザインやバイアルの形状が同一でありきわめて類似性が高い．誤投与のリスクは高くなる．

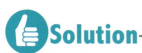

後発医薬品がより安全に使用しやすくなった例

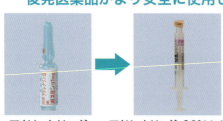
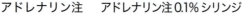
アドレナリン注　　アドレナリン注0.1%シリンジ

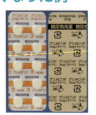

▶ 慌ただしい医療現場では針刺し事故やアンプルカットによるけがのリスクは高いが，プレフィルドシリンジ製剤にすることで投与準備が容易，速やかかつ安全に行える．製剤名がシリンジに記載されているため薬剤取り違えの防止に寄与する．

▶ また内服薬のシート表示では，商品名・規格・薬効が1錠単位でみえるように工夫された商品もある．

Explication

　2012年度診療報酬改定に伴い後発医薬品の使用促進の環境整備として，後発医薬品使用加算が採用されるようになった．病院単位でも後発医薬品への導入・切り替えが促進され後発医薬品を使用する機会は今後益々多くなると考えられる．後発医薬品は先発医薬品と比較し聞きなれない薬も多く，また後発医薬品が別の先発医薬品と薬品名や外観が類似している場合もある．各病院で後発医薬品の採用を確認し，誤投与や誤処方の内容に気をつける必要がある．下記に先発医薬品と後発医薬品の薬品名が類似しているものの一部を示すので参照されたい．

　また後発医薬品は薬価が安いというメリットはあるが，一方で主成分以外の添加物が異なる場合や製造法が異なることから先発医薬品と比較し効果が同様に得られない場合や副作用が出現しやすいという報告もある．後発医薬品を使用する場合，ただ漫然と使用するのではなく，主作用・副作用の点で先発医薬品と異なる点を知っておく必要がある．

ブランドネームGE医薬品と間違いやすい医薬品

先発品A	AのGE医薬品B	Bと間違いやすい医薬品
アルダクトンA錠	ウルソニン錠	ウルソ錠
アルダクトンA錠	アルマトール錠	アルマリール錠
ザイロリック錠	アロシトール錠	アイトロール錠
フルイトラン錠	ウルソトラン錠	ウルソ錠
メバロチン錠	メバン錠	バナン錠
セファメジンα注	セフマゾン注	セフメタゾン注
メチコバール注	コメスゲン注	コスメゲン注

文献 1）有山良一，他．後発医薬品と医療安全．薬事．2010; 52(10): 63-7.
　　　2）ジェネリック医薬品（後発医薬品）の実態と問題点（8-19, 2006）

〈若林奈緒〉

38 フロセミド投与量の上限は？

頻度 ★★★☆　緊急度 ★☆☆☆

Problem

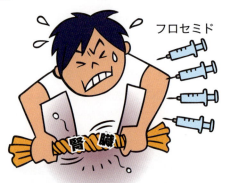

フロセミド
1回投与量 ≧ 200mg
投与速度 ≧ 2.5mg/分

しかも

聴覚障害出現の risk が高くなる！

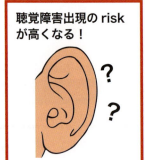

乾いたタオル（腎臓）を絞っても尿は出ない
➡ 腎不全を完成させてしまう✗

Solution

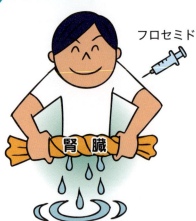

ぬれたタオル（腎臓）を絞ると尿が出る

フロセミドの使用にあたっては

⬇

血管内容量が保てていることが大前提！

※フロセミドの Max dose (mg)（IV）
- 正常　　　　　40mg
- GFR < 50　　120mg
- GFR < 20　　200mg
- 心不全時　　　80mg

Explication

　ICUでは原疾患の治療も重要だが，循環動態を管理することも重要である．輸液の調整や昇圧剤，降圧剤，利尿剤，強心剤など，様々な薬剤を投与してコントロールする．それでも循環動態が保てなければIABPやCHDF，ECMOといった装置を使用する．
　ここでは利尿剤の使用方法について取り上げる．
　ICUで使用されている利尿剤はフロセミド（ループ利尿薬）の静注が多い．尿が出ないからフロセミドを際限なく投与するといった考えは誤りで血管内脱水の状態で投与しても効果が得られないばかりか，脱水による腎機能障害の進行や聴覚障害の発症などの副作用のriskが上がる．またフロセミド自体が腎代謝であり，腎機能障害時には血中濃度が上昇するため，高用量使用時（1回投与量≧200mg，投与速度2.5mg/分）には聴覚障害の出現に注意が必要である．そもそも急性腎不全でのフロセミドの使用は院内死亡率を下げず，また血液透析の必要性も減らさないと報告されている．したがって，フロセミドの使用は血管内容量が保てており，hypervolemiaの時に限定されるべきであり，副作用の観点からもそれ以外の腎不全や乏尿に対して使用してはいけない．

※聴覚障害は大量急速静注後に一過性に発症するが，内耳への蓄積性がないため投与を中止すれば速やかに回復する．しかし，腎障害患者や高齢者への使用，アミノグリコシド系抗生物質やシスプラチンなど聴覚毒性のある薬剤と併用する場合は，不可逆的な聴覚障害を引き起こす可能性がある．

　ICU患者は鎮静中の場合が多く，その際には聴覚の評価が困難であり，副作用の発見が遅れてしまう．利尿剤の投与量が多かった場合は，鎮静をoffした後に，可及的速やかに聴覚の評価をする必要がある．
　フロセミドを十分量投与しても尿量が確保できないと判断した場合は緊急血液浄化に踏み切ることも重要といえる．ただしhypervolemiaかつhypertensiveの場合にはカルペリチド（ハンプ®）の投与も考慮する．

文献 ● 1）高山雅裕, 他. 利尿薬による聴覚障害. JOHNS. 2006; 22: 937-9.
2) Ritz E, et al. Treatment with high doses of loop diuretics in chronic renal failure. Nephrol Dial Transplant. 1994; 3: s40-3.

〈牧田侑子〉

II 薬剤

頻度 ★★★☆　緊急度 ★☆☆☆

39 心不全にPPIは使用禁忌？

Trouble

急性左心不全で入院した患者に胃管を挿入したら血液を認めたため緊急内視鏡を施行

→ 出血性胃潰瘍を確認し，クリッピングによる止血を施行

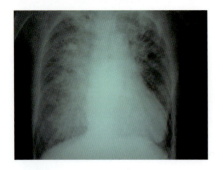
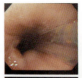

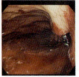
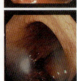

Solution

心不全の加療とともにPPIを投与しどちらも速やかに改善を認めた

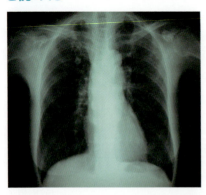
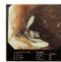
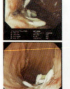
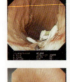
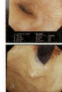

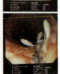

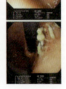

Explication

ヒトの心筋にはプロトンポンプのmRNAが発現していることが報告されており，プロトンポンプインヒビター（PPI）投与によって心収縮力が低下するのではと検討されている報告がある[1]．この試験はin vitro試験であるが末期不全のヒト心臓から単離した心室肉柱をPPI（パントプラゾール）で表面灌流したところ，Ca^{2+}シグナル伝達および筋フィラメント活性を低下させることによって心収縮力を用量依存的に低下させることを報告している．現在，実際の臨床患者での心不全患者に対し，PPI投与による影響の検討やH_2受容体拮抗剤との比較試験など行われてはいるが一定の見解は得られていない．

心不全患者の原因で最も多い病態は心筋梗塞や狭心症などの虚血性心疾患を背景としたものであり，元々の内服の中で抗血小板薬を継続，または点滴での抗凝固薬投与が必須である患者が多い．特に最近は薬剤溶出型ステントをはじめとして冠動脈ステント植え込み術後の患者は多く，それらの患者はステント血栓症予防としての抗血小板薬2剤併用が必要であることが多い．抗血小板薬2剤併用による上部消化管出血のリスク上昇はいくつかの大規模臨床試験でも示されている．さらには心不全患者は特に急性期におけるストレスも大きく消化管出血へのケアとしてPPIをはじめとした内服や点滴加療は必要である．

実臨床でのPPIの心不全に対する悪影響が広く認められない限りは，禁忌とは言わずその他の内服や全身状態を十分に検討しPPIをためらわずに使用するべきだと考える．

ちなみにICU患者におけるストレス性潰瘍予防目的のルーチンのPPI投与に関しては否定的な意見もあり議論はあるが，当センターでは比較的頓用している．

- ex. オメプラール® 20mg＋生食10mL　静注（前後生食フラッシュ）　1日2回内服可能または胃管挿入中であれば…
- ex. ネキシウム（20mg）1cap 分1　朝

文献 1) Schillinger W, et al. Negative inotropy of the gastric proton pump inhibitor pantoprazole in myocardium from humans and rabbits. Circulation. 2007; 116: 57-66.

（土井信一郎）

Ⅲ 検査・画像・モニター

頻度 ★★★★　緊急度 ★☆☆☆

40 血液ガス採血後の圧迫止血の際には呼吸数を数える

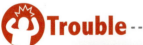Trouble

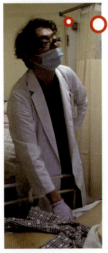

今日の夕御飯は
ハンバーグかな〜？
そういえば帰る前に
銀行に寄らないと…

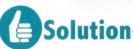Solution

1，2，3….
呼吸数は32回/分で
頻呼吸だな．
皮膚も熱いし，
発熱もありそうだ．
SIRSの
状態だろうか…

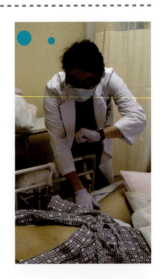

Explication

　血液ガス採血は動脈に穿刺を行うため，5〜10分と長く圧迫止血を行う必要があるとされている．そこで，圧迫止血の際に皆さんは何を考えているだろうか？今晩の夕飯のメニューを考えているようでは，残念ながらアウトである．

　ICUにおいては，ついつい検査データなどに頼りがちになるが，やはり最も大切なことはバイタルサインを含めた患者の診察を行うことである．意識や血圧などのサインは常に意識をしている．しかし，呼吸数もとても重要なサインのひとつであるにもかかわらず，ある報告によると，実際の呼吸数は11〜33回/分であるのに対し，その記録の98％は18〜22回/分と記載されていた．これは呼吸数の観察時間が短いことに由来すると考察されている．通常私たちは，呼吸数を10秒測ってそれを6倍するなどの方法をとるが，呼吸様式の観察なども含めると不十分であると考える．そこで使えるのが，血液ガス採血後の圧迫止血の時間である．この時にまったく別のことを考えるのではなく，1〜2分かけて呼吸数と呼吸様式を観察することをおすすめする．

　呼吸は予想以上に私たちに様々な情報を与えてくれる．まず正常な呼吸数は「20回/分」である（16〜25回/分）．「12〜18回/分」と書かれている教科書も多いが，実はこれにはあまり根拠がない．頻呼吸は肺炎（LR＝2.0）や人工呼吸離脱困難（LR＝2.9）を肯定するし，また他のバイタルと異なり，その患者の予後を予測させる．例えば，頻呼吸が入院患者のその後の心肺停止となることを予測させる（LR＝3.1）．またCheyne-Stokes呼吸はうっ血性心不全，頭部外傷，神経疾患と関連があったり，Kussmaul呼吸は代謝性アシドーシスと関連する．その他にも，腹式呼吸や起座呼吸なども特異的な呼吸様式である．ちなみに，世界ではじめに呼吸数を測定することを推奨した医師はStokesであるといわれている（1825年）．

　重症患者を簡易的に判別する方法として「頻呼吸と代謝性アシドーシス」の2つが重要であることは有名である．したがって血液ガス後の止血の際はボーッとするのではなく，左手の腕時計と患者の胸をみて呼吸数の実測値を数える，また呼吸様式を観察することが重要である．

文献　1) Kory RC. Routine measurement of respiratory rate: An expensive tribute to tradition. JAMA. 1957; 165: 448-50.
　　　2) Hooker EA, et al. Respiratory rates in emergency department patients. J Emerg Med. 1989; 7: 129-32.

（早川　桂）

Ⅲ 検査・画像・モニター

頻度 ★★★☆　緊急度 ★☆☆☆

41 胸部X線の臥位と座位

🙆 Trouble

前日（臥位）　　　本日（座位）

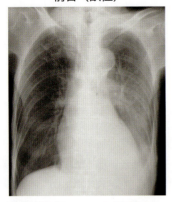 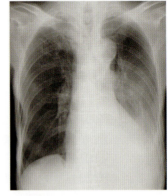

臥位と座位では全然違う．これでは連日の比較ができない！

👍 Solution

前日（臥位）　　　本日（臥位）　　　本日（座位）

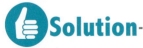 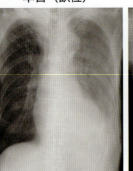 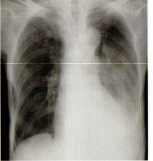

臥位で前日との比較をする　　座位で胸水などの見たいものをみる

座位を撮ってもかまわないが，必ず臥位とセットで撮る！

Explication

　胸部X線の臥位と立位の撮影方法ではその読影が大きく異なっていることを理解しておきたい．一般的な教科書だとX線は立位でとることを基本としているが，ICUではそうもいかない．我々にとっては，胸部X線は臥位が基本であり，普段立位のX線はあまり見慣れていない．したがって，ICUでは臥位での撮影を基本とし，必要ならばそこに座位や立位を加えることを考える．

　例えば血胸を例にあげて考えると，当然重力の影響で立位では血液は胸腔の下，すなわち横隔膜上にたまり，100mL〜の貯留で肋骨横隔膜角（CP angle）の鈍化が認められる．しかし臥位で撮影した場合は同所見は得られず，出血量が200〜300mLを超えた時点で，肺野透過性低下として現れる．仰臥位撮影では血胸に対する感度も低く，胸部エコー検査のほうがより鋭敏であるとされている（胸腔内血腫の感度 US vs X-ray = 97.5% vs 92.5%）．

　他にも気胸を例にあげると，立位の場合はairは肺尖部にたまり，臥位の場合は腹側（特に横隔膜の）にたまる．したがって臥位では気胸の場合は通常通り肺の辺縁を探すよりも，CP angleが深くシャープになる「deep sulcus sign」が得られることが多い．

臥位における気胸の胸部X線所見

Medial stripe sign	心陰影に沿って透亮像が続く
Basilar hyperlucency	横隔膜近傍に異常透亮像が出現する
Double diaphragm sign	横隔膜が二重に描出される
Depression of diaphragm	患側の横隔膜が下方に偏位する
Deep sulcus sign	患側肋骨横隔膜角が深く切れ込む所見が出現する

　その他にも上記のように臥位における気胸のX線所見は様々なものがある．いずれにしてもポイントは2つ．われわれ集中治療医は立位よりも臥位のX線のほうが見慣れている．もう一つは重症患者の場合は臥位で撮影せざるを得ないことが多く，日々の撮影は臥位で行われているため，そこに立位が入ってしまうと比較検討できなくなってしまう．

---

①集中治療医は立位より臥位のX線を見慣れている．
②立位・座位を撮ってもかまわないが，必ず臥位とセットで撮る．

文献 ● 1) Schwartz DA, et al. Emergency Radiology. McGraw-Hill Professional Publishing, 1999.

（早川　桂）

Ⅲ 検査・画像・モニター

頻度 ★★★★　緊急度 ★★☆☆

42 SpO₂ が不正確になる場合を知る
―酸素飽和度がモニターできない―

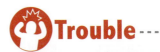 Trouble

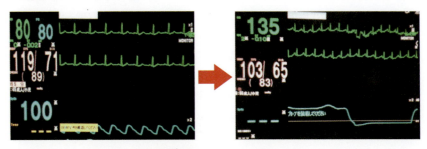

あれ？ SpO₂ が測定できなくなった…
しかも同時に頻脈もある．もしかして緊急事態 !?
（ただの体動で SpO₂ 測定不能だと思いこむとイタイめにあう）

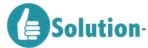 Solution

① まずは緊急時として，ABC の確認
② その後に SpO₂ がモニターできない原因の検索

3大原因: 低灌流・体動・異常ヘモグロビン

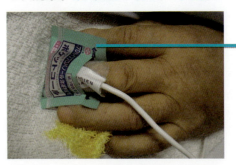

こんな工夫も一つの知恵かも !?

Explication

　SpO$_2$ 値が検出されなくなった場合，まずは緊急時として対応する．なぜなら，酸素飽和度がモニターできない原因として低灌流状態や airway の問題が考えられるからである．低灌流状態では，SpO$_2$ の波形が検出されにくくなる．原因として心停止，低心拍出量，重度の末梢血管収縮，末梢低体温などが考えられる．心電図や血圧計の値，診察所見（動脈の触知など），検査値を併せて病態を考慮する．SpO$_2$ 波形や値の異常と心電図異常や血圧低下が共に認められた場合にはそれぞれの病態に沿った治療が選択されるべきであり，心停止では速やかな蘇生処置が必要である．末梢血管収縮・末梢低体温の対策としてはニトログリセリン軟膏の局所塗布や指神経ブロックなども有効であるといわれている．低灌流状態で四肢での測定が困難な場合は耳や前額部プローブに変えてみるのも対策の一つである．Airway に何らかの問題がある場合，SpO$_2$ 値が低下してくるはずである．呼吸はあるか，気道の閉塞はないか，酸素投与は適正か，人工呼吸器のトラブルはないか確認する．これらが除外された後，酸素飽和度がモニターできない原因を探るべきである．

　以下に SpO$_2$ が不正確になる代表的な因子を表にした．HbO$_2$ と HbCO の吸光度は類似しているため，CO 中毒では血中の COHb を HbO$_2$ と誤認し，実際よりも SpO$_2$ 値は高く出る．metHb 血症では metHb の吸光度の特性により SaO$_2$ ＞ 85％で実際より低く，SaO$_2$ ＜ 85％で実際より高く出る．貧血であっても Hb2.3 〜 8.7g/dL では SpO$_2$ 値は信頼できる．しかし，低酸素状態では Hb 濃度が低くなるにつれ SpO$_2$ 値は実際よりも低く出る．多血症は SpO$_2$ 値に影響しないことが小児心疾患患者で立証されている．

　これらの因子以外で最もよく遭遇するのが患者の体動によるものである．プローブやケーブルの揺れはアーチファクトを生じ，SpO$_2$ 波形を不正確にする．体動に対してはクリップ式のものより貼り付け式のモニターが有効である．また，周囲の光（特に蛍光灯）が強すぎる場合，SpO$_2$ 値が高く出ることがある．筆者はアルコール綿の空袋などでプローブの周囲を遮蔽して対応している．また，プローブがきちんと装着されていない場合，penumbra 効果が起こる．発光部から受光部に直接あたるときに低い値を示すことがある．

子因	効果（SpO$_2$ 値が実際の SaO$_2$ 値より）
HbCO 一酸化炭素ヘモグロビン	高く出る
metHb メトヘモグロビン	SaO$_2$ ＞ 85％で低く，SaO$_2$ ＜ 85％で高く出る
貧血	低酸素状態で Hb<14.5g/dL の場合では低く出る
メチレンブルー投与	低く出る　数分間持続

（石橋茉莉）

Ⅲ 検査・画像・モニター

頻度 ★★☆☆　緊急度 ★☆☆☆

43 股関節置換後・クリッピング術後 MRI は撮影してよいか

🙍 Trouble

MRI を撮影しようとしたら…

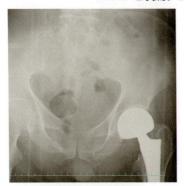
股関節置換術後

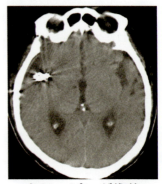
クリッピング術後

MRI 撮影は OK?

👍 Solution

「日本国内で」
かつ
「平成以降に」
かつ
「手術から 8 週以上経過している」
場合は MRI 撮影は可能なことが多い．

MR-Safe かつ MR-Compatible か？

最終的には [benefit] [risk] を考える．

Explication

過去にクリッピング術後の患者が MRI 撮影中にクリップの移動に伴う再出血により死亡したとの報告がされた（当時のクリップはステンレス鋼製であった）．平成以前の手術によるクリップはステンレス鋼製である可能性があり，詳細な情報がなければ MRI は避けたほうが無難であると考える．逆に，現在使用されているクリップのほとんどは非磁性体であるチタン，コバルト製であり，MRI 撮影に問題はない．

同様に人工関節についても現在ではチタン製となっているものが多いが，20年以上前のものでは確認が必要だろう．ここで「だろう」などと曖昧な言い方しかできないのは，現在のところ，MR 適合性の評価方法に関して日本国内で一定の規格や試験機関が存在しないためである．米国FDAではdisplacement force（変位力），torque（回転力），heating（発熱），artifact（アーチファクト）の4項目で試験および規格を定めており，今後本邦でもこのようなガイドラインの作成が強く望まれる．

いまのところは「日本国内で」かつ「平成以降に」かつ「手術から8週以上経過している」場合は MRI 撮影は可能なことが多い．

ただし，患者自身が20年前の手術のことを正確に覚えていない可能性もある．

以上述べたことは「MR-Safe」の話である．「MR-Safe」とは患者に危害を及ぼさないことであり，いわゆる体内金属や機器メーカーのいう「MR 対応」というものである．もうひとつの概念に「MR-compatible」という考えがある．これは診断的情報を得るための画像が得られる条件である．すなわち，脳動脈瘤クリッピングは安全に撮影可能であっても，その周囲のアーチファクトの影響で読影に耐えうる画像が得られないことが多い．したがってこれは MR-Safe ではあるが，MR-compatible ではないといえる．

施行しなければ確実に患者が死んでしまう「外科手術」がある一方で，生命の危険をおかしてまでも撮影しなければならない「MRI」というものはほぼ存在しないといえるであろう．当然，MRI の撮影を行わなければ，合併症は起きないわけで，MRI 撮影を行う際は risk and benefit を考慮する必要がある．撮影することで患者に利益があると考える十分な根拠をもった上で，しっかりと患者に同意を得て，MRI 撮影を行う必要がある．

文献
1) 瀧川修吾, 宝金清博. クリッピング術後の MRI 検査. 綜合臨牀. 1999; 48: 1878-80.
2) Klueznik RP, et al. Placement of a ferromagnetic intracerebral aneurysm clip in a magnetic field with a fetal outcome. Radiology. 1993; 187: 855-6.

（眞上俊亮／早川　桂）

Ⅲ 検査・画像・モニター

頻度 ★★★★　緊急度 ★★☆☆

44 動脈ラインと血圧計の測定値の差はなぜか

Trouble

自動血圧計
動脈ライン圧

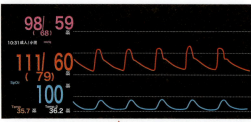

動脈ラインを橈骨動脈に挿入したが，波形が少しなめってる？
しかも測定値は 111/60mmHg で，
自動血圧計の測定値 98/59mmHg と大きく異なる．
これってどちらが信頼できるのかな？

Solution

それぞれ誤差がある．状況に応じて対応．

観血法＝動脈ラインの誤差	非観血法＝マンシェットの誤差
・圧トランスデューサーの高さ（ゼロ点） ・チューブ内の気泡混入 ・カテーテル先端の凝血・屈曲 ・Over/Under damping	・カフの大きさ，巻き方 ・測定部位 ・動脈硬化 ・患者の体動

スクエア・ウェーブテスト

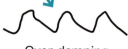
Over damping

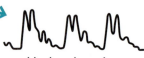
Under damping

➡ 動脈ライン波形の damping の原因を述べられますか？

Explication

　血圧測定は，動脈にカニューレを直接挿入し圧を変換して測定する方法（観血法）とカフ（マンシェット）を使用する間接的な方法（非観血法）の２つに分類される．観血法では血管内の「圧」を測定するのに対し，非観血法は血管内の「血流」がカフに圧迫されることによる乱流で作られる音あるいは振動を測定するものであり，血流量に影響される．このように，もともとこれらの測定原理は異なっているため，両者に差が生じる場合がある．測定値の信頼性を問うのではなく，それぞれの誤差要因を減らすことが重要である．

　非観血法では，血圧はカフが大きすぎると低めに，カフが小さすぎる場合や巻き方が緩いと高めに出る．カフは上腕に巻かれることが多く，その高さは心臓の右房と同じ高さにする必要がある．また，動脈硬化があると動脈が閉塞されにくく，血圧は高めに測定される．血圧は動脈壁の振動を測定することによって決定されるため，体動によってカフに外部から振動が加えられることでも誤差が生じる．

　観血法はカニュレーション部位としては橈骨動脈が選択されることが多く，圧トランスデューサは通常心臓の高さに補正する．動脈の圧の軽微な振動でさえ，信号として捉えてしまうため，モニター上にはあえて，ある程度信号を減衰させて表示するように設定される（＝ damping）．この信号の減衰が過度または少ない場合は誤差となる．フラッシュデバイスのプルタブを引き，直後の振動数をカウントする．最適な波形の場合は 1.5 〜 2 回の振動が表示される．Over damping の場合は 1.5 回未満，逆に２回より多い場合は Under damping と判断する（スクエア・ウェーブテスト）．

Over damping	Under damping
信号が過度に減衰される現象	信号の減衰が適切量より少ない現象
動脈圧波形は不自然に滑らか．sBP は実際より低く出る．	Overshoot ぎみになる．sBP が実際より高く出る（15 〜 30mmHg ほど）．
気泡，血栓，接続の弛み，AS，血管拡張薬，心原性ショック，敗血症，脱水	高血圧，動脈硬化，血管収縮薬，AR，hyperdynamic state

　観血法は，厳重な血圧管理が必要な場合や血行動態が不安定な場合，頻繁に動脈血の採血が必要な場合において選択される．動脈に直接カニューレを挿入している点で，正しい血圧を反映しているように思われがちだが，どちらか一方を信頼するのではなく，非観血法と同様に誤差が生じる可能性があることを念頭においておく．測定方法が異なっていても平均動脈圧は同じである．

文献
1) Bruner JM, et al. Comparison of direct and indirect measuring arterial blood pressure. Med Instrum. 1981; 15: 11-21.
2) 土田英昭, 他. 観血的動脈圧と自動血圧計の圧が大きく異なっている. LiSA. 2001; 9: 836-7.

（北嶋由佳 / 早川　桂）

Ⅲ 検査・画像・モニター

頻度 ★★★★　緊急度 ★★★☆

45 動脈ラインの波形が（いわゆる）なめってしまう

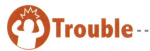

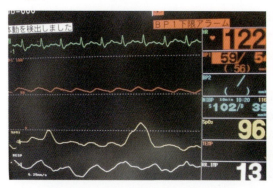

動脈ラインの波形がゆるやかで正確にモニタリングできていない

↓

昇圧剤？

波形がなめった（アンダーシュート）のではなく，
本当に血圧が低下している場合もあるので
その見極めに注意する

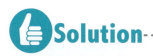

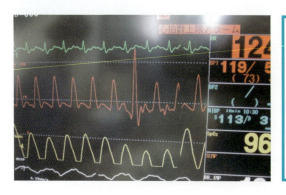

動脈ラインを固定し直すことにより正確にモニタリングが可能になった

↓

昇圧剤　不要

Explication

　血圧測定を非観血的に行う場合もあるが急性期には観血的な動脈ラインモニタリングを行う場合が多い．第 1 選択としては橈骨動脈になるが，ショックが強い場合には大腿動脈が選択されることもある．大腿動脈の場合には動脈径や留置針が太いので波形が問題になることは少ない．しかし，橈骨動脈を選択し，留置針が細い場合には波形に異常が生じる場合がある．

　最も頻度が高いと思われるのは留置針の先端が動脈壁に当たる，いわゆる先当たりである．動脈ラインを留置後に皮膚にテープで固定する際にどうしても深く押し込みがちになる．それによって波形が出なくなったり，通常の波形よりゆるやかな低い血圧波形になる．対策としては留置針を「少しだけ」引き抜いて固定する．対策としては介助者の看護師との共同作業の場合には必ずモニターの波形を見ながら，波形が「なめって」いないことを確認して固定する．

　次に頻度が高いのは逆に固定が浅く，その影響で留置針が屈曲したり折れ曲がったりする場合がある．この場合も固定の際に注意する．また，動脈ラインの加圧が不十分な場合には時間経過とともに波形が「なめり」だす．加圧が十分であり，また圧が低下しないようにクレンメや鉗子でロックしてあることを確認する．

　また，根本的問題として留置針が動脈内に正確に留置されていない場合もある．様々な固定の工夫をしても正確な波形が得られない場合にはその可能性が高く，留置し直しになる．

　その他，患者の体動が激しかったり，留置部に力が入った場合に角度の問題で波形が「なめる」場合もある．鎮静をより深くしたり，外固定をしているシーネを巻き直したりして対応する．橈骨の動脈ラインを外固定させる製品も発売されている．

　原因は何であれ，正確に血圧波形がモニターされない場合には，医療従事者には逆にストレスになり意味がない．速やかに対応しなければならない．また，留置がきわめて難しく，圧自体もモニタリングよりも動脈血液ガスを含めた採血ラインとして「なめった」波形のまま留置を続けることもある．

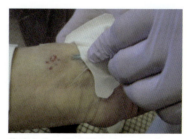

先当たりのため引きぬいて固定

文献 ● 1）浦城由季子，他．循環管理とケア．In：関口　敦，編．はじめての ICU・CCU 看護．大阪：メディカ出版；2011．p.44-6．

（清水敬樹）

III 検査・画像・モニター

頻度 ★☆☆☆　緊急度 ★★★★

46 VA-ECMO使用下における胸腹部造影CT撮影時の読影には注意を要する

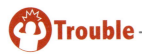Trouble

HCUで心肺停止に陥りVA-ECMOを導入．
送血管は左大腿動脈へ．
脱血管は右大腿静脈へカニュレーション．
自脈を認めず胸腹部造影CTを撮影．

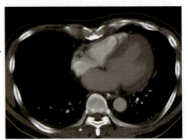

胸部大動脈解離と診断

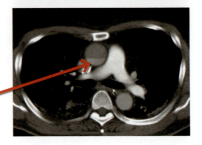

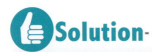Solution

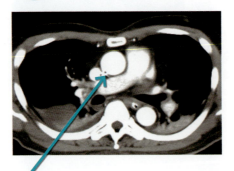

- ▶ VA-ECMO使用下で，かつ自己心拍を全く認めていない血行動態であった．
- ▶ 実際に心臓は全く造影されず，送血から下行大動脈を逆行性に造影剤が流れ，重力の関係で背側のみが染まってあたかも解離しているようにみえた．

翌日の胸腹部造影CTでは解離の所見を認めなかった

92

Explication

　近年，心肺停止患者に対して，条件を満たした場合に VA-ECMO などの体外循環装置の導入は一般的な処置になりつつある．その導入基準は各施設で異なるものの，年齢の因子，目撃の有無，bystander CPR の有無，日常生活の程度などを総合的に判断して病着前にすでに決定されるいわゆる「ECMO スタンバイ」という状況で導入されつつある．初療室での導入後には直ちに根本的治療へ移行しなければならない．その根本的治療の前には必ず頭部 CT，胸腹部造影 CT も撮影して心肺停止に陥った原因および現状の評価をする必要がある．頭部 CT に異常なく，胸腹部 CT でも異常を認めず，心エコー，心電図，既往歴などで ACS が疑わしければ直ちに心臓カテーテル検査を施行して必要な処置を行うことになる．また肺塞栓の所見を認めれば肺動脈造影を行い，tPA などの処置を行う．その他，くも膜下出血が原因であれば，まずは脳蘇生に努め，適応が生じた場合には頭部への処置を行うことになる．その他，胸部造影 CT で胸部大動脈解離を認める場合もあり，脳蘇生や脳の評価を行いながら適応が生じれば胸部への根治的治療を行うことになる．その胸腹部造影 CT の所見，読影に関して注意を要する場合がある．VA-ECMO は大腿動脈にカテーテルを留置してそこから逆行性に送血を行う．つまり血液の流れは大腿動脈から腹部大動脈，下行胸部大動脈，上行大動脈という順番に逆行性に進むことになる．また，その造影時点での心臓の拍出の程度によっても造影のされ方は異なる．それに加えて撮影のタイミングでも造影のされ方は異なり様々な様相を呈し得る（図1，図2ともに ECMO 使用下における胸部造影 CT）．そのことを認識しておかないと本稿の trouble のような偽性胸部大動脈解離を真性と誤診してしまう．鑑別点は，重力の関係で必ず真腔が背側であること，真腔，偽腔の境界が非典型的であること，経食道心エコーで異常を認めないこと，などである．

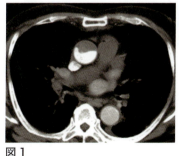
図1

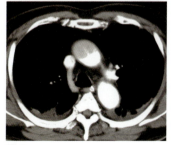
図2

文献 　1）齋藤宗靖，他．循環器救急と画像診断．東京：中外医学社；1999．

（清水敬樹）

Ⅲ 検査・画像・モニター

47 低酸素性脳症の頭部 CT の pseudo SAH は，あたかも SAH のように見えるのでそうよばれる（坂本分類 gr 5）

頻度 ★★☆☆　緊急度 ★☆☆☆

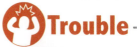
Trouble

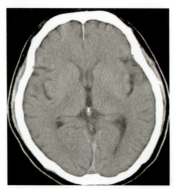

50 歳代，男性
病着時　蘇生直後

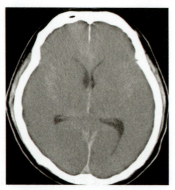

第 4 病日　脳低温療法後
皮髄境界消失，あたかも
SAH のような CT

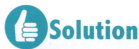
Solution

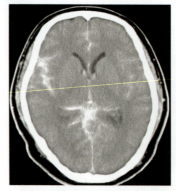

左右のシルビウス裂（右＞左）
や脳溝にくも膜下出血を認める．
典型的な内因性の SAH である．

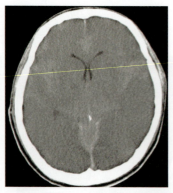

神経細胞を有する灰白質のほうが，
主に神経線維からなる白質よりも低
酸素に弱いので，びまん性に大脳皮
質や基底核が信号上昇や腫脹を示す．

Explication

　CTであたかもくも膜下出血のような画像所見を認める場合があり，それをpseudo SAHとよぶ．低酸素脳症によるびまん性の脳浮腫で認められることが多い．CPA後の低酸素脳症では20%に認められるとの報告もある．その他，慢性硬膜下血腫でもpseudo SAH様のCT所見を呈する場合があり注意を要する．低酸素脳症におけるpseudo SAHの機序としては軟膜は外頸動脈と内頸動脈からの両方の灌流を受ける．脳浮腫が著明になると静脈還流が阻害されるため軟膜静脈が拡張する．拡張した脳表の静脈が脳実質や髄液よりも高いdensityを示すのであたかもSAHのように見える，という説がある．また，蘇生後（低酸素）脳症のCTにおける坂本分類のグループ5に該当する．

本物のSAHとpseudo SAHの鑑別

① CT値：本物のSAHは60～70 HU，pseudo SAHは30～40 HU
② SAHの分布：SAHは局所性の場合もあるがpseudo SAHはびまん性で左右対称
③ 静脈拡張によるpseudo SAHは造影効果がある
④ Pseudo SAHでは皮髄境界が消失している

坂本分類　グループ5

大脳全体がhomogeneousとなり脳溝は消失，脳室も著しく圧排される．シルビウス裂，脳底槽は描出不能となるか，あたかもくも膜下出血をきたしたかのような広吸収域となる．二次性の脳幹出血を生じることもあり，いわゆる脳タンポナーデを呈する．

　CPA蘇生後患者のCT所見をpseudo SAH群，認めない群，SAH-CPA群に分類した．Pseudo SAHは高度脳浮腫と関連しており，脳槽内の高吸収域のCT値は，pseudo SAH群が有意に低く脳実質のCT値も有意に低かった．Pseudo SAH群の予後は臨床転帰，生存率いずれも有意に悪かった．Pseudo SAHを認める場合には通常のSAHとは異なるCT所見が見られ，予後も不良である．

文献　1) Yuzawa H, et al. Pseudo-subarachnoid hemorrhage found in patients with postresuscitation encephalopathy: characteristics of CT findings and clinical importance. Am J Neuroradiol. 2008; 29: 1544-9.

（清水敬樹）

Ⅲ 検査・画像・モニター

頻度 ★★★☆　緊急度 ★☆☆☆

48 ACT 採血・測定部位に注意する

🤯 Trouble

質問　ACT はどこで採血しますか？

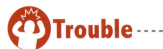

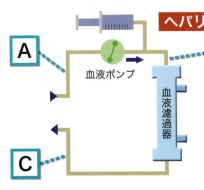

答：A で採血する

UFHは全身の凝固抑制作用を示すため，回路の脱血部位から採血し，膜に入る前の抗凝固が得られているかを確認する．

👍 Solution

質問　ACT はどこで採血しますか？

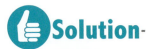

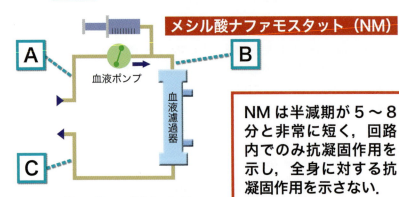

答：C で採血する

NMは半減期が5〜8分と非常に短く，回路内でのみ抗凝固作用を示し，全身に対する抗凝固作用を示さない．

Explication

　ACT とは活性化全血凝固時間（activated whole blood clotting time）のことで，凝固物質によるフィブリン形成までの時間を測定する．セライト活性化全血凝固時間（CCT）とカオリン活性化全血凝固時間（KCT）などがある．メシル酸ナファモスタット（NM，フサン®）使用時は，カオリンが使用できず，CCT で測定する．

　この ACT 測定であるが，ICU では CHDF や ECMO の回路内凝固を予防する目的で抗凝固薬を使用する際に測定するものとして，おなじみである．基本的に CHDF などの血液浄化法を行う際は 150〜180 秒に，ECMO などの体外循環の場合は 180〜200 秒程度に ACT をコントロールする場合が多い．

　また抗凝固薬に関しては保険適応上，未分画ヘパリン（UFH），低分子ヘパリン（LMWH），メシル酸ナファモスタット（NM），アルガトロバンが使用できる．コスト面では UFH が優れているが，ICU では安全性を考慮し，NM が第一選択となっている．通常，NM を除いた薬剤は半減期が比較的長く，全身の凝固抑制作用を示すため，ACT や APTT のモニタリングは回路の脱血部位から採血し，膜に入る前の抗凝固が得られているかを確認する．

　しかし NM は半減期が 5〜8 分と非常に短く，回路内でのみ抗凝固作用を示し，全身に対する抗凝固作用を示さない．したがって，CHDF などで NM を使用している場合は通常，返血部位から採血し，抗凝固作用が得られているかを確認する．脱血部位（全身を巡ってきた血液で，NM が入る前）の採血では NM では当然抗凝固作用は得られておらず，ACT も参考にならないので注意が必要である．

　江口ら[2] は NM 使用時の ACT の測定では，透析期前後で ACT は十分に延長しており，注入前の体内では ACT は正常値を示していた．しかし，各部位での NM の血中濃度を測定したところ，体内での濃度は 200〜300ng/mL と保たれており，DIC 治療の血中濃度である約 130ng/mL が得られていたと報告している．この濃度はトロンビンやプラスミンや補体活性などを十分に抑制できるものであり，フサンを用いた CHDF は抗炎症作用を示しているのではないかという説もある．

---

①メシル酸ナファモスタット使用時は返血部位から ACT を採血する．
②回路内凝固が頻回の場合は返血・脱血部位で比較を行ったり，APTT も採血する．

文献 ● 1) 秋沢忠男, 他. 血液透析における透析用抗凝固薬 FUT-175 およびその代謝物の動態. 腎と透析. 1989; 26: 145-51.
　　　 2) 江口　豊, 他. 体外循環回路, 抗凝固薬メシル酸ナファモスタット（フサン®）の全身への効果. Surgery Frontier. 2006; 13: 323-6.

〈早川　桂〉

Ⅲ 検査・画像・モニター

頻度 ★★★★　緊急度 ★★☆☆

49 アラーム不感症

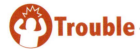Trouble

当院のように6床のICUでは
「1.6分おきに17秒間と非常に多くのアラームが鳴っているが，うち本当に必要なアラームはせいぜい10%程度」

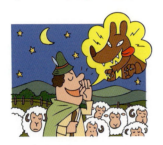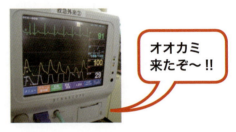

オオカミ来たぞ〜!!

このような状況では医療スタッフはアラームへの信頼を失う**「Crying wolf」**状態といえる．

Solution

① アラームを初期設定のままでなく，患者にあわせて設定する．

② 体交時，動脈ライン採血時，昼と夜などでアラームを止めたり，設定を変えたりする．

➡ それでも減らせるアラームはせいぜい20%程度しかないという報告も．

この問題は長らく議論されているが，いまだにベストのアラームは存在していない．

Explication

　ICU は病院内で最もアラームの多い場所の一つだが，報告により差はあるものの1時間に 5 〜 7 回の頻度でベッドサイドアラームが鳴っている．すなわち当院のように 6 床の ICU とすると，ICU 全体では 1.6 分間に 1 回鳴る計算になる．

　しかし多くの場合，アラームが鳴ったので患者のもとに行ってみると，患者の体動で心電図アラームがずれただけで，特別な医学的介入を必要としなかった．このような経験は多々あると思われるが，この場合アラームは必ずしも鳴る必要はなく，これを「false alarm（以下 FA）」とよぶ．そして報告にもよるが，ICU のアラームの約 9 割は FA と報告されている（逆にいうと，アラームが鳴ったもので医療の介入が必要なものは 10%に満たないとされている）．

　このアラームの『誤報：FA』の多さによりアラームが鳴っていても意にとめない，いわゆる『モニター不感症』が発症してしまうと考えられる．

　またこのアラームであるが，とうぜん医療スタッフの注意を引くために音が大きい．2002 年の WHO では病院内のノイズは昼間 40dB，夜間 35dB を超えないようにすることが推奨されているが，モニターアラームは 70dB 以上と報告されている．これでは患者がノイズによるせん妄などを起こすだけでなく，看護師などのスタッフのストレスの原因ともなり得る．

　この FA の原因として医療従事者の要素と患者側の要素がある．医療従事者の要素としては意識レベル評価の際の前胸部刺激などがあり，全アラームのなかの約 40%を占める．患者側の要素としては体動によるパルスオキシメーターの脈波の揺れなどで FA 全体の 50%以上を占めている．これら FA を減らす方法としてアラーム機器の設定の変更・医療従事者の教育がある．

　まずアラーム機器の設定の変更だが，アラーム機器の初期設定は感度を高く設定しているため特異度はかなり低くなり FA の回数は多くなる．患者の状態をみながらバイタルの目標値または平均値の ±20 〜 30%と設定するなどの方法があり，繰り返し再評価し設定を直すことで FA を減らすことができる．

　ただし完全なアラームはいまのところ存在せず，現実にはアラームが鳴ったら，ベッドサイドに駆けつけるしかないと言わざるを得ない．

　また，医療従事者の教育としては，アラームの鳴る行為(清拭，採血 etc)の際に一時停止にすることを習慣づけることなどがある．さらに，患者のバイタルサインのトレンドを意識することで FA を減らすことは可能である．

文献　1) Siebig S, et al. Intensive care unit alarms — how many do we need. Crit Care Med. 2010; 38: 451-6.（モニター情報を on line で収集しミスアラームの頻度を算出しており，解決方法の考察もある）

（森田智教 / 早川　桂）

50 FDP, D-dimmer に注意する

頻度 ★★★☆　緊急度 ★★☆☆

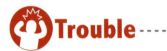 Trouble

FDP(フィブリン/フィブリノゲン分解産物)と D-dimer(以下 D-D と記載)が高値

➡ 肺血栓塞栓症，大動脈解離を鑑別した

Solution

- 外傷，感染症，産科合併症，進行癌，白血病でも高値となることが多い．
- FDP，D-Dのみでは診断できず，他の検査値も含めて判断する．
- DICに注意する．

急性期 DIC 診断基準

スコア	SIRS	血小板数（/μL）	PT 比	FDP（μg/mL）
1点	3項目以上陽性	8万≦＜12万 あるいは 24 時間以内に 30％以上の減少	1.2≦	10≦＜25
2点				
3点		＜8万 あるいは 24 時間以内に 50％以上の減少		25≦

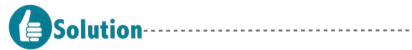

Explication

　線溶現象にはフィブリノゲンやフィブリンモノマーが分解する「一次線溶」と，フィブリン形成すなわち血栓が生じた後に分解する「二次線溶」がある．FDP はプラスミンによる一次線溶・二次線溶の結果生じるフィブリノゲン / フィブリン分解産物の総称で，D-D はプラスミンによる二次線溶の結果できる安定化フィブリン分解産物である．

$$\text{FDP} \Longrightarrow \text{一次線溶 + 二次線溶} \qquad \text{D-D} \Longrightarrow \text{二次線溶}$$

　感染症，自己免疫疾患，血腫や血性胸腹水，t-PA 投与による血栓融解療法では FDP が高値となる．また肝不全では FDP 代謝が遅延するため，血中 FDP が上昇するし，手技的に採血に時間がかかると凝血塊ができ偽陽性となる．

　深部静脈血栓症 (DVT) や肺塞栓にはきわめて陰性的中率が高く，D-D が正常であれば，これらの疾患は否定できる（陽性的中率は高くないため，D-D 高値だから DVT であるとはいえない）．

　DIC に関しては，厚生労働省 DIC 診断基準が有名であるとともに，日本救急医学会は「急性期 DIC 診断基準」を提唱している．これはスコアリングで FDP の感度を高くし，救急集中治療で遭遇しやすい敗血症 DIC の診断に威力を発揮する．また FDP 値と DIC の重症度が一致しない症例もあり，このときはマーカーとして TAT，PIC，PAI-1 の濃度が病態の把握に有用である．これらのマーカーを用いることで線溶亢進型 DIC，線溶抑制型 DIC かを鑑別することが可能である．線溶亢進型 DIC の代表例に腹部大動脈瘤や前骨髄性白血病がある．線溶抑制型 DIC としては敗血症が代表的であり，臓器症状は重症であるが，出血症状は比較的軽度である．

病　型	凝固 (TAT)	線溶 (PIC)	症　状	D-D	PAI	代表的疾患
線溶抑制型 (凝固優位性)	←→		臓器 症状	微増 ↑	著増 ↑	敗血症
線溶均衡型 (中間型)	←→	←→		↕	↕	固形癌
線溶亢進型 (線溶優位性)	←→	←→	出血 症状	上昇 ↓	微増 ↓	APL AAA

文献
1) 中川雅夫．In: 新しい DIC の病態・診断・治療．大阪: 医薬ジャーナル社; 2008. p.10-24.
　　（DIC 全般について書かれている）
2) 清水敬樹．In: ICU 実践ハンドブック．東京: 羊土社; p.318-20.
　　（救急領域の疾患や治療，管理などコンパクトにまとめられている）

（田中幸太郎）

III 検査・画像・モニター

頻度 ★★☆☆　緊急度 ★☆☆☆

51 プリセップカテーテルの ゼロ点調整法は？

Trouble

キャリブレーションをしないとビジレオモニターには $ScvO_2$ の値は表示されない．

プリセップカテーテルを入れた人が責任をもってキャリブレーションする．

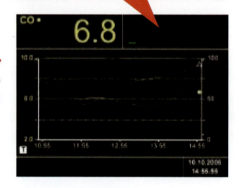

Solution

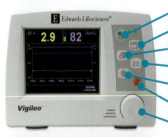

- オン／オフ
- 画面表示切替
- プリント
- トレンドスクロール
- ヘルプの表示
- アラームサイレント
- ナビゲーションノブ

ナビゲーションノブの使い方
回す：移動／選択
押す：決定／実行

ナビゲーションノブで右上のオキシメトリーフレームを選択し，「体内キャリブレーション」を実行する．

Explication

　プリセップ CV オキシメトリーカテーテル® とは Edwards Lifesciences 社が販売している CV カテーテルで，中心静脈血酸素飽和度（$ScvO_2$）を連続的に測定可能な大変便利なツールである．$ScvO_2$ を経時的に測定することで sepsis に対する early goal directed therapy（EGDT）の施行に有用であるという報告も多数でており，また輸液や呼吸管理の指標としても有用である．

　この有用性の高いプリセップカテーテルであるが，$ScvO_2$ の値に誤差が出てしまうため，1 日 1 回キャリブレーションを行う必要がある．

①ビジレオ画面でノブを回し，「体内キャリブレーション」を選択する．
②ノブを使用して「吸引」を選択する．
③カテーテルの先端孔（茶ライン）から廃液を 5cc 吸引し，捨てる．
④検査用血液サンプルを 30 秒間かけて 2cc 採取する．
⑤血液サンプルを血ガスの機械にかけ，その測定値からヘモグロビン（HGB），
　ヘマトクリット（Hct），酸素飽和度（sO_2）を入力する．
⑥ノブを使用して「キャリブレーション」を選択する．
⑦キャリブレーションが終了され，$ScvO_2$ の測定が再度開始される．

　このキャリブレーションであるが，面白い話を聞いたことがある．私たち日本人とアメリカ人は比較的このキャリブレーションという行為を面倒くさがる傾向にあるという．「なんで毎日機械の調整をしなければならないのか」と．しかしヨーロッパ人はこの反対で，「キャリブレーションができない機械など信用できない」というのである．私はこの話を聞いたときにヨーロッパ人を改めて感心した記憶がある．たしかに患者の命を与る大切な機械である以上，その機械に完全にお任せするのではなく，私たち人間が毎日メンテナンスすることが重要だと．調整のいらない日本の乗用車はヨーロッパではお行儀が良すぎるのかもしれない．

ビジレオモニターの 4 つの画面

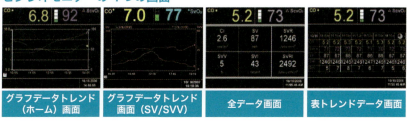

（早川　桂）

III 検査・画像・モニター

頻度 ★★☆☆　　緊急度 ★★☆☆

52 血液ガス所見，必ず pH を意識する！

Trouble

朝のカンファランスで

研修医「CO_2 が 72Torr と上昇していたので換気量を上げました」

指導医「そのときの pH はいくつだったの？」

研修医「えーと，pH7.402，pCO_2 72Torr，HCO_3^- 39.2 ですね．あれ代謝性に代償されて pH は normal ですね」

指導医「CO_2 の異常を見た時にはそれだけではなくて，必ず pH を意識するようにしたいね．pH が保たれていれば，高 CO_2 は容認されることがあるから」

Solution

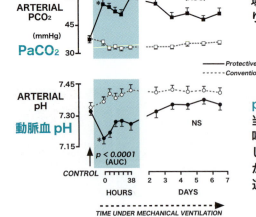

$PaCO_2$ は肺保護戦略をとった場合（実線），従来群（点線）よりも当然高値になる．

pH は肺保護戦略をとった場合，当初の 36 時間以内は低値（⇒呼吸性アシドーシス）を示す．しかし，2 日目以降は代償機構が働き，従来群と比してpH の違いはなくなる．

Explication

　ICUでは人工呼吸管理が必要になるケースも多い．高CO_2血症をみて，直ちに補正しようと考える人はこれを機にpermissive hypercapneaについて学んでほしい．

　「$PaCO_2$が70Torrと上昇したため，人工呼吸器の換気量設定を上げました」という研修医のプレゼンテーションを聞くことがある．もちろんこれ自体100%間違っているとはいわないが，ここではあくまで$PaCO_2$しか注目しておらず，pHやHCO_3^-などの代償機構の考えが抜けてしまっている．大事なのは，$PaCO_2$が上昇したことにより，最終的にどのような状態になっているのか，すなわちpHを意識することが重要である．

　Permissive hypercapneaは，「$PaCO_2$上昇を許容し，肺に愛護的な呼吸条件にし，過膨張による肺損傷を防止するとARDSの治療成績が向上する」という概念である．1980年代の半ばにはすでに提唱されていたが，発表当初はあまり注目されなかった．当初の人工呼吸管理の目標は，とにかく「血液ガスを正常値に」であった．高濃度酸素による臓器傷害は認識され，吸入気酸素濃度を下げてPEEPで対応するようになったが，肺に負担のかかる呼吸条件にしてでも$PaCO_2$を正常値に維持する努力はその後も続けられた．2000年前後に行われた大規模臨床試験により，「換気量を減らして肺損傷を回避することが死亡率を減少させる」ことが認められるようになった．

　実践的な呼吸管理における具体的な数値については議論があるが，以下のように考えておくとよいだろう．①一回換気量は小さく6mL/kg程度にする．②PEEPを加えて，肺胞をなるべく開いた状態におく．③気道内圧は可能な限り低く，最大でも30cmH_2O程度までとする．④その結果生じる$PaCO_2$上昇は他の障害を伴わない限り問題としない．

　また，高CO_2血症に伴うアシドーシス（hypercapnic asidosis）に関してもpH7.15～7.20程度までは許容しようという動きがある．さらに興味深いことに，近年hypercapnic asidosis自体も様々な臓器に対して保護的に働くのではないかという意見もある．今後，Therapeutic hypercapneaについても議論されていくだろう．

文献
1) Ijland MM, et al. Hypercapnic acidosis in lung injury from 'permissive' to 'therapeutic'. Critical Care. 2010; 14: 237.
2) Briva A, et al. Permissive and on-permissive hypercapnia: Mechanisms of action and consequences of high carbon dioxide levels: Arch Bronconeumol. 2010; 46(7): 378-82.

〈平野一興〉

Ⅲ 検査・画像・モニター

頻度 ★★☆☆　　緊急度 ★★★☆

53 経胸壁心エコーで見えない，経食道心エコーは有用

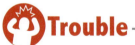
Trouble

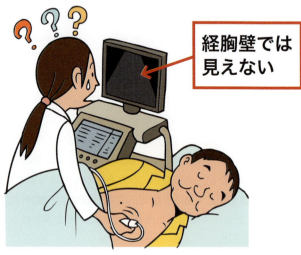

経胸壁では見えない

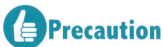
Precaution

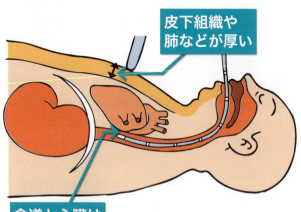

皮下組織や肺などが厚い

食道と心臓は接している

➡ そのため経食は有用

Explication

　肥満体型で胸壁の厚い患者や，逆にるい痩が激しく骨ばっている患者では皮下組織や肺，肋骨など胸壁，胸郭内構造物による超音波の減衰により，経胸壁心エコー（transthoracic echocardiography：TTE）の画像がうまく得られないことがある．そのような時に経食道心エコー（transesophageal echocardiography：TEE）で画像を得ることができる．食道と心臓は接しており，骨や厚い皮下組織がないため，明瞭な画像が得られる．例えば，感染性心内膜炎においてTTEの疣贅（vagitation）の特異度は98%との報告がある．しかし検出感度は疣贅の大きさに依存して6mm以上では70%検出可能であるが5mm以下では25%しか検出されない．その一方でTEEでは疣贅の検出感度は76～100%，特異度は94～100%である．TTEとTEEの両検査が共に陰性であった場合の陰性診断予想率は95%と高い．その他にも先天性心疾患や弁膜症の診断でもTEEではより明瞭な画像所見が得られる．しかしTEEはTTEに比べて完全に非侵襲的とはいえない．そのため被験者に苦痛と合併症の説明と同意は重要である．またTEEと比べてTTEはプローブの動かし方や実際の動きおよび挿入深度の立体的感覚と手技の熟練が必要になる．そして，TEEにも禁忌がある．絶対的禁忌としては食道腫瘍，狭窄，裂孔，裂傷，穿孔，憩室などである．相対的禁忌としては上部消化管出血，食道動脈瘤，胃食道手術直後，嚥下障害，頸椎疾患などである．これらのことを踏まえて，必要であれば積極的にTTEを行うべきである．

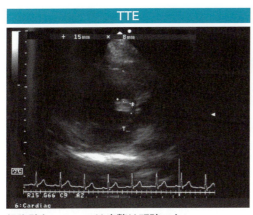

経胸壁心エコーでは疣贅は明確でない

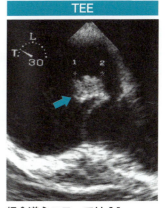

経食道心エコーでは11mm×10mmの疣贅が三尖弁に付着していることが確認可能

（矢野博子）

III 検査・画像・モニター

54 外傷後高ビリルビン血症

頻度 ★★☆☆　緊急度 ★☆☆☆

Trouble

交通外傷で全身打撲．肝挫傷を認めるが，保存的に経過観察を行っている．

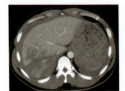

病日	1	3	5	7
T-bil	1.0	3.8	12.1	21.2 ↑
D-Bil	0.8	3.0	9.8	19.8 ↑

腹部症状なく，またエコーで
胆道系に異常がないことを確認している．

ではなぜ Bil が上昇している？

Solution

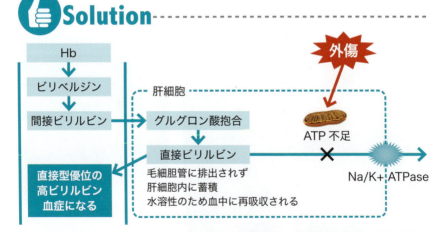

- Hb → ビリベルジン → 間接ビリルビン → グルクロン酸抱合 → 直接ビリルビン
- 毛細胆管に排出されず
- 肝細胞内に蓄積
- 水溶性のため血中に再吸収される
- 外傷 → ATP 不足 → Na/K+ ATPase ×
- 直接型優位の高ビリルビン血症になる

外傷後高ビリルビン血症を認めたら…
① ショック状態および低酸素血症の早期離脱
② 肝血流の維持
③ 体内での巨大血腫形成の予防
④ 肝毒性を避け，肝庇護療法を行う
⑤ 血中ケトン体比（AKBR）を測定する

Explication

　高ビリルビン血症（黄疸）を考える上で，まずは大学で学んだ病態生理学にもう一度戻る必要がある．ヘモグロビンからビリベルジンが生成され，これが間接ビリルビン（非抱合型ビリルビン）に代謝され，アルブミンと結合する．肝臓で非抱合型ビリルビン - アルブミン複合体は肝細胞に入り，グルクロン酸が結合して，直接ビリルビン（抱合型ビリルビン）が生成される．そして，Na/K + ATPase によりエネルギー依存性に排泄される．なお非抱合型ビリルビンはアルブミンと結合しているため，糸球体で濾過されずに尿中に検出されない．尿中に排泄されるのは抱合型ビリルビンである．

　100mL 中の血液の中には約 15g のヘモグロビンが含まれており，ビリルビンは 500mg 生成される．正常では 1 日 250mg のビリルビンが生成されており，例えば 500mL の出血が吸収されたとすると，肝臓では約 10 倍の代謝が要求されてしまう．さらに濃厚赤血球液 1 パックには溶血によりビリルビン 200 〜 250mg 生成されるといわれており，これも同じく肝臓への代謝要求となる．

　肝外傷においては肝細胞の損傷に加え，上記の代謝要求とあわせて肝臓のエネルギー（ATP）が不足している．すると，細胞内から毛細胆管へ直接ビリルビンを排泄できずに，肝細胞内に蓄積するため，水溶性の直接ビリルビンは血中に再吸収され，直接優位の高ビリルビン血症をきたすことになる．

　その他，ショックの遷延による酸素供給不足，外傷性胆汁膿腫，外傷性胆道出血，外傷性胆管狭窄，十二指腸血腫は肝後性因子として黄疸を引き起こす．一般的にショックによる肝機能障害による黄疸は 8 〜 12 日後にビリルビン濃度がピークを迎えるといわれている．

　現時点ではこの外傷後高ビリルビン血症に対する特異的治療法はないため，ショックを遷延させないよう集中治療と外傷蘇生を適切に行い，肝毒性のある薬物の中止など肝庇護を行うことが重要である．また血中ケトン体比（AKBR）は肝の energy charge を反映するため，肝予備能の指標として経時的に測定することが有用とされている．

 非抱合型（直接）ビリルビンが上昇する疾患の外傷性高ビリルビン血症以外の鑑別診断としては溶血性疾患，心不全，敗血症などがあげられる．

文献 1) 中谷寿男, 他. 外傷後黄疸―肝ミトコンドリア機能よりみた黄疸発生機序に関する考察―. 日外会誌. 1991; 92: 441-7.
2) Kantrowitz PA, et al. Severe postoperative hyperbilirubinemia simulating obstructive jaundice. N Engl J Med. 1967; 276: 590-8.

（早川　桂）

Ⅳ 人工呼吸・エアウェイ・気管挿管

頻度 ★☆☆☆　　緊急度 ★★★★

55 喉頭展開ができていない，酸素飽和度が低下した

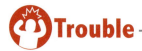**Trouble**

RSIを行います．鎮静薬と筋弛緩薬を注射．よし，喉頭展開だ．

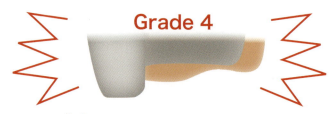

あれ，Cormack grade 4 !?
やばい，SpO_2 が84%に下がってきた…．

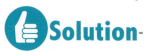**Solution**

```
喉頭鏡下気管挿管
    ↓
   挿管失敗
    ↓
ラリンジアルマスク（LMA）
    SpO₂ ↓
    ↓
  マスク換気
    SpO₂ ↓
    ↓
ラリンジアルマスク
    SpO₂ ↓↓
   ↙    ↘
輪状甲状間膜穿刺 → 外科的輪状甲状間膜切開
```
Difficult Airway Society (DAS) の
ベーシックフローチャートの一部抜粋

① **酸素化の維持**
必ずしも挿管操作に固執しない．マスクによる酸素化と換気の維持さえ可能であれば，次の一手に移行できる．Cannot ventilate と cannot intubate は異なると認識する．

② **助けを呼ぶ**
現場を混乱させるのではなく，戦略的に大声で叫ぶ．人は多い方がよい．

③ **外科的気道確保をためらわない**
最後の一手をためらって，低酸素血症を進行させない．

→ 集中治療医は「ASA difficult airway algorithm」または「DAS guideline」は覚えておきたい．

Explication

　通常の気管挿管の手順は，前酸素化を十分行った後にクロスフィンガー法によって開口し，喉頭鏡を用いて喉頭展開，声門を確認できたところで気管チューブを挿入する．しかし，ICU での気管挿管は緊急で RSI（rapid sequence intubation）を行うことも少なくなく，手術室よりも患者の事前評価やコンディションの面で劣っていることが多い．

　挿管に失敗した場合，換気が維持できるようであれば状況を再評価し挿管方法を検討する．この際に最も行っていけないのは「気管挿管に固執してしまう」ことである．あくまでもマスク換気が可能であれば，低酸素血症の進行は防げるので，無理に挿管するのではなく，マスク換気をしっかりと行う．Cannot ventilate と cannot intubate は異なるという認識をもつ．気管挿管のプロとはマスク換気のプロでもあると考えてもよい．

　換気が不十分で酸素飽和度が低下した際にはためらわずに緊急の非外科的あるいは外科的気道確保を考慮する必要がある．

　患者を失うパターンは「気管挿管に固執し，マスク換気を行わない」and「外科的気道確保のタイミングが遅い」場合である．この 2 点を避けることが最も重要であると考える．

　追加事項としては，気道確保困難カートの準備が推奨されている．推奨される器具類には，日頃使っているものとは違うタイプとサイズの硬性喉頭鏡ブレード，各種サイズの気管チューブ，気管チューブを誘導する補助器具（ガムエラスティックブジー，半硬性スタイレット，光源付きスタイレット），ファイバー挿管用の器具，逆行性挿管用の器具，経気管ジェット換気用の器具，緊急の外科的気道確保用の器具（トラヘルパー，ミニトラック），呼気二酸化炭素検知器などがあげられる．

　換気が十分にできる際の代替の挿管方法としては，違う種類の喉頭鏡ブレードの使用，意識下挿管，盲目的経口または経鼻挿管，ファイバー挿管，挿管用スタイレットまたはチューブチェンジャー，光源付きスタイレット，逆行性挿管がある．

　実際に問題となる，換気もできない，挿管もできない（CVCI），しかもそれが予測できない場合はそれほど多くない．1989 年 Benumof らによると，成人の 0.01% である．しかし万が一の場合に集中治療医はマスク換気手技および外科的気道確保に精通している必要がある．

文献
1) Cormack RS, et al. Difficult tracheal intubation in obstetrics. Anaesthesia. 1984; 39: 1105-11.
2) Caplan RA, et al. Practice guidelines for management of the difficult airway. Anesthesiology. 2003; 98: 1269-77.

（北嶋　由佳）

Ⅳ 人工呼吸・エアウェイ・気管挿管

56 リザーバー付きマスクやベンチュリの注意点

頻度 ★★★★　緊急度 ★☆☆☆

Trouble

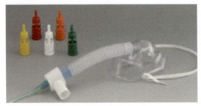

ベンチュリマスク

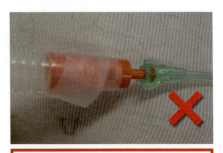

酸素濃度を上げようと思っているようだが，決して行ってはいけない．

➡ マスクやベンチュリのコマを塞ぐ行為は禁忌
ベンチュリシステムを説明できますか？

Solution

ベンチュリとは流体の流れをしぼると，流速が増加し，低圧になる．酸素の流速が増加して低圧になり，外気口より大気が吸い寄せられる．

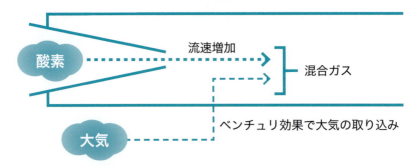

Explication

● シンプルマスクの注意点

　健常成人の吸気の流速は 20 〜 30L/min である．投与酸素流量が 6L/min であった場合，患者は吸気時に流れてくる投与酸素以外に，まわりから空気を吸い込んでいる．それで投与酸素が薄まるのだ．このため，投与酸素流量が少ない程，周りから吸い込んでくる空気の量が多くなり，吸入酸素濃度は低下するという原理になっている．

　患者の呼吸状態が悪く，頻呼吸の場合は吸気の流速もぐっと上がる．したがって周りからの空気の流れも多くなり，吸入酸素濃度はより低下する．

　吸入酸素濃度を上げるために，シンプルマスクの側面の穴をテープで塞ぐ医師や看護師がいるが，これでは吸気の通り道が狭くなり，患者に負担を与えるだけである．

● リザーバー付きマスクの注意点

　リザーバー付きマスクは吸気時にマスク側面につけられた一方弁が閉まるため，リザーバーにたまった酸素を吸い，吸入酸素濃度が上昇するように設計されている．したがってリザーバー機能を十分に働かせるためには周りの空気を吸わないようにマスクが顔にフィットしており，かつ側面に一方弁がついていることが必要である．

● ベンチュリマスク，インスピロンの注意点

　ベンチュリマスクやインスピロンはベンチュリ効果（高速の流体がまわりの気体を引きつける効果）を利用して，指定された空気流量が流れると，周りから空気を取り込み（この際の総量は 30L/min になる），設定された吸入酸素濃度となる．

高流量システム total 流量早見表

酸素濃度	酸素流量 (L/min)												
	3	4	5	6	7	8	9	10	11	12	13	14	15
24	79	105	132	158	184	211	237	263	290	316	342	369	395
28	34	45	56	68	79	90	102	113	124	135	147	158	169
31	24	32	40	47	55	63	71	79	87	95	103	111	119
35	17	23	28	34	40	45	51	56	62	68	73	79	85
40	12	17	21	25	29	33	37	42	46	50	54	58	62
45	10	13	16	20	23	26	30	33	36	40	43	46	49
50	8	11	14	16	19	22	25	27	30	33	35	38	41
60	6	8	10	12	14	16	18	20	22	24	26	28	30

　ここの青で示された部分でしか使用できない．例えば，FiO_2 を 40％ にするときは酸素流量は 8L/min 以上にしなければならない．白の部分は total 流量が少なく，再吸入が起こってしまい呼吸苦の原因となる．

文献 ● 1）後藤隆久．酸素の投与方法とその評価．救急医学．2010; 34(10): 1166-70.

〈早川　桂〉

IV 人工呼吸・エアウェイ・気管挿管

頻度 ★★☆☆　　緊急度 ★☆☆☆

57 NPPV 導入時には患者さんに積極的に話しかけて動機づけをさせる

🙆 Trouble

患者に動機づけのために説明
- ▶ 聞く耳をもたない
- ▶ 理解できない
- ▶ 意識障害

NPPV 失敗
　➡ 気管挿管へ移行

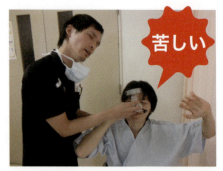

意識障害への NPPV ➡ **不確実**な気道確保であり，急変に注意

👍 Precaution

NPPV＝動機づけが絶対条件

⬇

「楽だ」と思わせることが成功の鍵

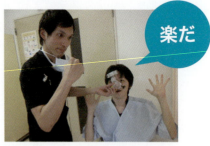

患者には ➡ 非侵襲的
医療従事者には ➡ 侵襲的

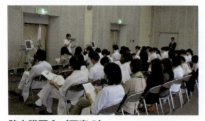

院内講習会（写真 1）

Explication

　NPPV療法は患者の動機づけと協力がないと成功しない．医療従事者からの十分な説明が必要である．まず，患者自身に現在おかれている病状，病態を説明する．本人も呼吸苦を実感しているのでNPPV本体や，マスクを見せて，実際に口元や口鼻に当てて，装置のサポートなしでは換気が不十分であること，送られてくる酸素との呼吸のタイムラグがあるが徐々にフィットしてくること，胃内にも大量の空気が流入するのでお腹が張る場合があること，不快・苦痛が強い場合にはいつでも外すことが可能で逆にいつでも再開することが可能であること，このNPPV療法が奏効しない場合には気管挿管などに移行する可能性があることなどを丁寧に説明しなければならない．

医療従事者側の管理体制

①マスクの種類を選択する，②機器を組み立ててベットサイドに運ぶ，③マスクを人工呼吸器につながずに，マスクを患者の口鼻，または鼻，顔面につけて感触を確かめる，④パルスオキシメータでモニタリングしながら$SpO_2 > 90\%$を維持するように十分な量の酸素を流す，⑤マスクを医療従事者が保持しながら患者の口鼻や鼻にあて実際に試し呼吸を開始する，⑥再度患者と話し合い，現状を尋ねる，⑦可能であれば患者自身にマスクを保持させて数分間練習させる，⑧マスクをホルダーで固定して持続的なNPPVを開始する，⑨開始後しばらくは医療従事者はいつでも患者対応が可能な体制にしておく，⑩医療従事者へのNPPV取扱いの院内講習会を適宜開催している（写真1）．

　NPPVに限らず医療機器の取扱いおよび管理に関しては厚生労働省から，**医療機器安全管理責任者**は，病院などの管理者の指示の下に，

　① 従業者に対する医療機器の安全使用のための研修の実施
　② 医療機器の保守点検に関する計画の策定および保守点検の適切な実施
　③ 医療機器の安全使用のために必要な情報の収集
　④ その他の医療機器の安全使用を目的とした改善のための方策の実施

などの業務を行うものとする．さらに**安全管理委員会**との連携の下，実施体制を確保する旨の通知がある．

いきなりマスクをホルダーで固定して，「患者をほうっておいて」はいけない．NPPV患者につきそうことが大事．

文献 ● 1) 日本呼吸器学会NPPVガイドライン作成委員会, 編. NPPV（非侵襲的陽圧換気療法）ガイドライン. 東京: 南江堂; 2006.

（清水敬樹）

Ⅳ 人工呼吸・エアウェイ・気管挿管

頻度 ★★☆☆　　緊急度 ★★★★

58 気管切開チューブに関することはどんなに些細な問題でも直ちに対応する

Trouble

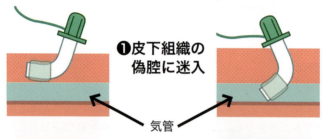

❶皮下組織の偽腔に迷入

❷浮腫で浅くなり先当たり

気管

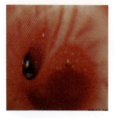

❸気道出血

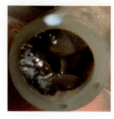

❹チューブの完全閉塞

Precaution

❶ABCのAの問題であり，異常の報告を受けた際には，マイナートラブルと思われても速やかに対応する．

❷緊急度と重症度の概念があり，Aのトラブルの緊急度は非常に高い．

❸報告を受けた時点では重症度は低くても，時間経過とともに重症度は高くなる．

Explication

　Trouble の❶であるが，気管切開チューブが気管前面の皮下組織の偽腔に迷入したり，気管前面の皮下組織が元々の肥満によって厚い場合や重症度が高く透過性亢進に伴う浮腫などで厚い場合には通常の気切チューブでは気管内腔に届かず，あるいは先端のみが気管内に不十分に入る形で換気不良になり得る．また，気管切開施行数日間はチューブを不用意に抜去すると皮下の肉芽組織が盛り上がることや気管切開時に形成した気管前面のフラップの固定が外れると再挿入時にそれを内側に押し込むことで挿入困難や換気困難を生じ得る．そのため気管切開後は少なくとも4から7日間は抜去は禁忌であり，計画外抜去を防ぐために糸で固定をする必要がある．次に Trouble ❷であるが ICU 患者は外傷や熱傷，ARDS などに伴い血管透過性亢進の状態に陥りやすい．その状況でも血管内容量を確保するために許される範囲で輸液を継続することから日を追うごとに体全体に著明な浮腫を認める．そのために留置していた気管切開チューブがどんどん抜けてきて浅くなり先端が気管壁に先当たりしたり，場合によっては気管からも抜けてしまうので注意する．チューブの長さを調節可能なスパイラルチューブ（写真1）の使用も考慮する．さらに Trouble ❸であるが気管切開後に状態が安定していても抗凝固療法の影響や DIC などによる血小板減少による出血傾向などが原因で気道出血が生じる場合もあるので十分に注意して迅速に対応する．Trouble ❹としては写真のようにチューブがこのように痰などで完全閉塞に至る場合もある．気管内吸引チューブが進まない場合には迅速に気管支鏡検査を含めた対応をする．また，気管切開後で痰の量が多い場合には内筒のみを交換するキット（写真2）も存在する．気道緊急はその時点での重症度が低くても緊急度は高く，時間経過と共に重症度が跳ね上がり致死的になることを忘れてはならない．慎重すぎても全く問題ない．

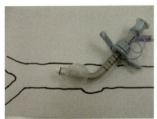

写真1

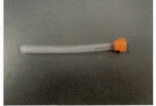

写真2

喀痰が多く，room air の気切患者では内筒だけを交換して対応する

文献 ● 1) 尾崎孝平, 他. 気管切開チューブ交換時に発生したトラブルで死亡した症例. 呼吸器ケア. 2007; 5(4): 322-30.

（清水敬樹）

IV 人工呼吸・エアウェイ・気管挿管

頻度 ★☆☆☆　緊急度 ★★☆☆

59 気管チューブのカフ圧を上げすぎてしまい合併症が生じた

Trouble

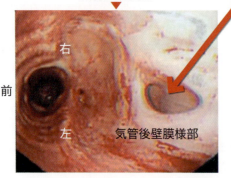
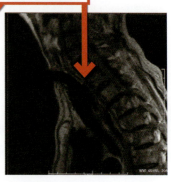

気管支鏡検査　気管食道瘻
右　前　左　気管後壁膜様部

カフ漏れが強くカフ圧を高くし過ぎて管理した結果，気管食道瘻が形成された

Precaution

カフ圧計を用いて適宜カフ圧を測定して 30cmH$_2$O 以下を死守する

➡ それでもカフ漏れが強い場合には気管チューブの入れ替えを考慮する

カフ圧の推奨値
⬇
適正カフ圧
30cmH$_2$O 以下

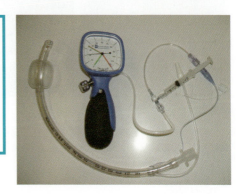

Explication

　カフの役割は気管と密着することでカフよりも遠位のガスの漏れを防ぐことである．以前はカフに注入する空気の量を重要視しており，ICLS における推奨ではカフへの空気の注入量は 10cc，救急救命士の気管挿管に関しては 5〜10cc とされている．当然ながらこの注入量への異議も多いが心停止時，かつ短時間という特殊性を鑑みると容認される．実際には数 cc で 20cmH$_2$O に達して十分に密閉される．注入量とは別に，近年ではカフが膨らんだ際の圧力が重要視されるようになり<u>カフ圧計を用いて 20〜30cmH$_2$O での管理が推奨されている</u>．気管チューブのカフの種類として現在では低圧高容量タイプ，つまりカフの容量が大きく低圧で密閉することを目的とするカフが主流である．カフに空気を注入しても時間経過でカフ壁を空気が通ってカフ外に漏れてカフ内の容量が低下してカフ圧も低下してしまう．そのため，適宜カフ圧計で測定し，カフ圧上昇だけでなく低下にも注意する必要がある．

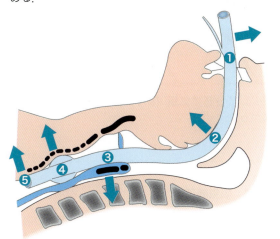

挿管チューブの『復元力』によって圧迫される部位，
① 上口唇
② 舌
③ 声門下部（輪状軟骨部）
④ カフに接触する部位
⑤ チューブ先端に接触する気管前面

文献 ● 1) 気管チューブカフ圧の自動調節とマイクロアスピレーション
Nseir S, et al. Continuous control of tracheal cuff pressure and microaspiration of gastric contents in critically ill patients. Am J Respir Crit Care Med. 2011; 184: 1041-7.
フランスからの報告で，48 時間以上人工呼吸を行った患者 122 名を対象として 25cmH$_2$O を目標とした気管チューブのカフ圧の自動調節と 1 日 3 回の manual control とで microaspiration の頻度，気管内の細菌検出率および VAP の発生頻度を比較した RCT．microaspiration の頻度は気管内で pepsin が検出できるかどうかで評価している．評価項目のいずれも自動調節群で低下し，自動調節の有用性が示された．

（清水敬樹）

Ⅳ 人工呼吸・エアウェイ・気管挿管

頻度 ★★★☆　　緊急度 ★★☆☆

60 PSVでPaCO₂が高い場合にPS圧を上げてもPaCO₂は変化するとは限らない

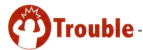 **Trouble**

CO₂ 貯留している時

換気量

↓ CO₂ をはかせようとPS 圧を上げたが…

換気量

結局, 呼吸回数が減少して分時換気量 (MV) は変わらず, PaCO₂ も変化しなかった.

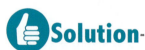 **Solution**

Asynchrony の 1 例：吸気終了

圧

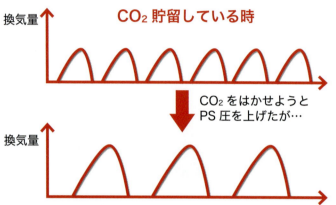

吸気努力が強く, 患者の吸気が終了していないのにサイクルオフとなってしまう. 患者は吸気を続けているため, 一度の患者の呼吸で 2 回人工呼吸器がトリガーされている.

PSV で PaCO₂ を下げたい時は…
まず Asynchrony の評価を行う

↓

それでもダメなら PCV を使用する.

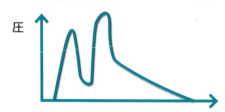

Explication

　人工呼吸の設定を理解しているかどうかの問題である．PSV（pressure support ventilation）で $PaCO_2$ が高い患者がいたとする．研修医はこの CO_2 の値を見て，換気が足りてないものだと思い，PS 圧を上げた．しかしその後の血ガスでも $PaCO_2$ の値に変化はみられなかった．このストーリーで研修医はいったいどこを間違えてしまったのだろうか．

　この研修医は PSV がトリガーサイクルであり，呼吸時間（呼吸数）は患者が決めているという認識が欠如している．したがって，この患者の PS 圧を上げて一回換気量が増えても，呼吸回数が減少しており，分時換気量は結局一緒．すなわち $PaCO_2$ は変化しなかったという結末である．

　分時換気量（MV）＝ 1 回換気量（TV）× 呼吸回数（RR）

　もし $PaCO_2$ をコントロールしたいと考えた場合は PSV であれこれするのではなく，調節呼吸である PCV に変更する必要がある．PSV は患者が吸いたいときに吸え，吐きたいときに吐ける患者に優しいモードである．しかし，うまく synchro しないと（非同調：asynchrony），逆に人工呼吸自体が患者の負担になってしまう．下記に非同調の原因をいくつか提示する．

・ineffective triggering

　患者の吸気が開始されたにも関わらず，人工呼吸が反応しないこと．呼吸努力が小さい時や，PS 圧が高いときに起こりやすい．特に後者に関しては，過剰な PS 圧，呼気の延長，気管チューブが細い，呼吸回数が多いなどの理由で，呼気が終わる前に次の呼気に入り，auto-PEEP の原因となる．auto-PEEP があると，胸腔内圧を余分に低下させる必要があり，ineffective triggering となる．

・auto-triggering

　患者の吸気努力がないにもかかわらず，人工呼吸器が患者に吸気を供給しようとすること．トリガーを鋭敏にしすぎたり，PEEP が高いと発生しやすい．これがあると過換気になる傾向にある．

・吸気終了

　呼吸コンプライアンスが低いと，吸気流量が素早く減退し，サイクルオフとなって，患者に吸気ドライブがあっても次の呼気相に移行してしまう．結果として呼吸仕事量も増大する．

---

① $PaCO_2$ を下げたかったら PSV にこだわらず PCV を使用する．
② PSV にこだわりたい時は PS 圧を上げるのではなく，asynchrony の評価と対処を行う．

（早川　桂）

IV 人工呼吸・エアウェイ・気管挿管

頻度 ★★☆☆　　緊急度 ★☆☆☆

61 PCV で $PaCO_2$ を下げたい場合に呼吸数を上げても必ずしも MV が増加するとは限らない

Trouble

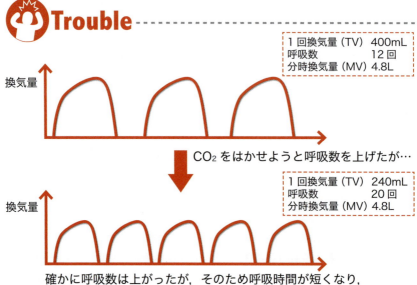

CO_2 をはかせようと呼吸数を上げたが…

確かに呼吸数は上がったが，そのため呼吸時間が短くなり，結果として1回換気量が下がった．$PaCO_2$ は変わらなかった．

Solution

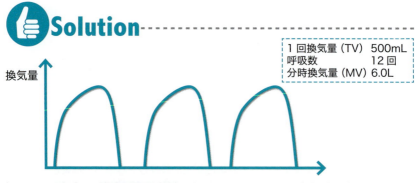

▶ 確実に換気量を増加させるには PC 圧を上げる．
▶ 最高気道内圧が上がりすぎてしまう場合には PRVC モードも検討する．
▶ PCV モードにおける呼吸数の増減と分時換気量の増減はパラレルではない．

Explication

　先ほどに引き続き，人工呼吸の設定を理解しているかどうかの問題である．
　PCV（pressure control ventilation）で $PaCO_2$ が高い患者がいたとする．研修医はこの CO_2 の値を見て，換気が足りてないものだと思い，呼吸数を上げた．しかしその後の血ガスでも $PaCO_2$ の値に変化はみられなかった．このストーリーで研修医はいったいどこを間違えてしまったのだろうか．
　この研修医は PCV がタイムサイクルであり，1回呼吸時間（呼吸数）は機械が決めているという認識が欠如している．したがって，この患者の呼吸数を上げても，1回換気量は減少しており，分時換気量は結局一緒．すなわち $PaCO_2$ は変化しなかったという結末である．呼吸数を上げたことによって1回の呼吸時間が短くなり（PCV では換気圧を保証しようとするため），1回換気量が結果として下がってしまったということである．確実に換気量を増加させるには PC 圧を上げる．
　PCV の長所は吸気圧の過度の上昇を回避でき，圧外傷（valo taruma）の頻度を低下させることにある．供給される換気量は，PC 圧，呼吸回数（呼気吸気時間），PEEP，コンプライアンス（時定数）などに依存し，1回換気量は1回ごとに変化する．特に肺胸郭コンプライアンスの低下した症例では例え吸気時間を延長した設定にしても，十分な換気量が得られずに $PaCO_2$ が貯留することがあるため注意が必要である．この場合は頭蓋内病変や腎不全などがない場合は，肺の valo trauma を防ぐ目的で，無理に換気せず高 CO_2 血症をある程度容認するという「permissive hypercapnea（高二酸化炭素血症の許容）」の考えがある．肺を保護する目的で換気量を下げ，pH7.15 程度までの呼吸性アシドーシスは許容しようというものである．
　なお VCV（volume control ventilation）は1回換気量・分時換気量は保証されるが，患者との同調性が悪く，また気道内圧が上昇しすぎてしまうという欠点がある．理論上は PVC のほうが優秀に思えるが，PCV と VCV の比較で酸素化能や ICU 死亡率に差はなく，決定的な有意差を示した報告はない．

　　　PCV は患者の呼吸と同期しやすく，吸気圧の過度の上昇を回避できるが，一方で1回換気量・分時換気量は保証されない．

文献 ● 1) Dean RH, et al. Essentials of Mechanical Ventilation. 2nd ed. MEDSi. 2007.

〔早川　桂〕

Ⅳ 人工呼吸・エアウェイ・気管挿管

頻度 ★★★☆　緊急度 ★☆☆☆

62 抜管する際の呼吸の位相
―呼気で抜くか，吸気で抜くか―

Trouble

Question ➡ 呼気で抜くか，吸気で抜くか？

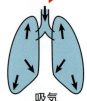　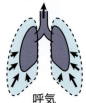

吸気　　　　　　　　　呼気
声帯：開いている　　　声帯：閉じている

Precaution

【抜管操作開始前の吸気】　【抜管操作開始】　【抜管直後】

　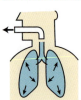　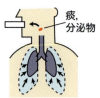

　　　　　　　　　　吸気の終わりの　　痰，分泌物
吸気　　　　　　　　タイミングで　　　呼気とともに
　　　　　　　　　　　　　　　　　　　チューブが抜ける

声帯：開いている　　声帯：閉じかけている　声帯：閉じている

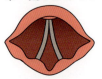　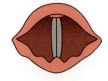

124

Explication

　手術終了時，または挿管されている患者の状態が安定し，抜管の条件を満たした時に患者の自発呼吸に合わせて抜管する必要がある．

　吸気時抜管と呼気時抜管に関して定説はなく，成書によって記載は様々である．欧米では吸気時抜管を推奨している．吸気相で抜管すると続いて呼気相となるため，唾液などの分泌物を喀出でき，さらには肺の機能的残気量を保てるとされている．適切でない抜管は血行動態にも影響を与え，予備力のない患者に対しては状態を悪化させ，再挿管となるケースも考えられる．気管チューブの吸気時抜管と呼気時抜管の差を心臓手術後呼吸管理下にあった患者で比較検討した報告[1]によると吸気時抜管が呼気時抜管に比べて血行動態に与える影響が少なかった．吸気時抜管では，声門が拡大しており，気管チューブによる声門への刺激が少ない．抜管直後呼気相になるため誤嚥が生じにくい．一過性の息こらえ状態が生じても低酸素血症が起きにくい．喉頭痙攣が生じても陽圧のほうが陰圧よりも肺胞への影響が少ないとある．

　しかし，これらの報告は大きな誤りがある．抜管できる状態であるということは患者の意識ははっきりしている．抜管操作は異物を吐き出す操作であるから気道に入ったゴミ，ほこりなどを吐き出すのと同様であり，意識下では当然呼気での操作となる．吸気時に異物を吐き出すのは苦しいばかりか正常な状態では不可能である．また気管チューブを抜くのに合わせて呼気により痰などの喀出が行われるため，スムーズに呼吸が行える．

　したがって，単純に呼気か吸気かといえば呼気が正しい．しかし，呼気になってから抜管すると抜管途中で吸気となるおそれがあるため実際には吸気の終わりに抜管操作に入ると次の呼気と同時に気管チューブ，痰が一度に排出され，排出後スムーズに次の呼吸に移行する．これは患者を正確に観察し，事後患者に問診していれば自明のことである．結論として抜管直前にチューブ内を十分吸引し，深呼吸を数回行わせ，その吸気の後半の肺が膨らんでいる状態で抜管操作を開始し呼気時に終了すべきである．

文献 ● 1）重本達弘，他．"気管内チューブ抜管は吸気時が良いか呼気時が良いか"．麻酔．1989；38：366-70．

（渡部一之／西山友貴）

IV 人工呼吸・エアウェイ・気管挿管

頻度 ★★☆☆　　緊急度 ★★★☆

63 挿管介助の際に首のどこを押す？
―BURP法とSellic手技の違い―

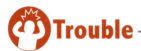

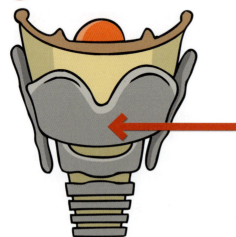

Full stomach 患者への気管挿管時の誤嚥防止として**甲状軟骨**を圧迫していた

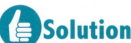

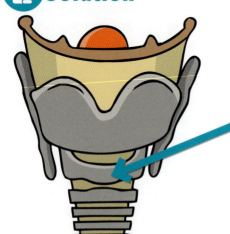

Sellic 手技は**輪状軟骨**を真後ろに圧迫することをいう

甲状軟骨を押したら恥ずかしいだけでなく，嘔吐してしまう

Explication

　ICUでは予想外に緊急で気管挿管が必要となることも少なくない．その場合，多くはフルストマックの状態であり，胃内容物逆流が起こると，誤嚥性肺炎や最悪の場合は窒息CPAなどという事態もありえる．それだけ重要なSellick手技であるが，Sellick手技圧迫時の適正な圧力をまわりの挿管介助者に聞いてみるとよい．実は看護師だけでなく，麻酔科の医師であっても正確な知識をもっていないという事実がある．

　Sellick手技（＝cricoid pressure：輪状軟骨圧迫）は提唱者の名前が付けられており，その論文は今からなんと50年以上も前の1961年にLancetに掲載された[1]．片手の母指と示指で「輪状軟骨」を"しっかり圧迫する"と記載されている．論文には具体的な圧力の記載はなかったものの，その後の様々な研究で，覚醒時には1kg（≒10N），意識消失後は3kg（≒30N）で圧迫することが示されている[2]．過常圧は輪状軟骨骨折や食道破裂の報告があり，危険である．

　輪状軟骨はリング状の構造を呈しており，その背部は軟骨で形成されており，これが食道を圧迫し閉鎖する．誤って気管軟骨を圧迫すると，気管後面は膜様部とよばれる軟部組織で形成されているため，食道の閉鎖効果がないばかりか，気管そのものが閉塞してしまう．

　一方，BURP法（外部喉頭圧迫）は甲状軟骨を一定の方向で圧迫して，挿管者の声門視野を良くする（Cormack Gradeが改善する）方法であり，上記の手技とは圧迫場所も目的も異なっている．

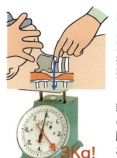

Sellick手技は
患者覚醒時には10N（1kg），意識消失後は30N（3kg）で押す．
強く押し過ぎも良くない．

輪状軟骨は後面が軟骨であるのに対し，気管軟骨の後面は膜様部であることを理解しておく．

---

① BURP法とSellick手技は目的も圧迫する場所も異なるということを理解する．
② Sellick手技の適正な圧力を重しで練習し，シミュレーションしておく．
③ ちなみにSellick手技は不要との説もある．

文献
1) Sellick BA. Cricoid pressure to contol regurgitation of stomach contents during induction of anaesthesia. Lancet. 1961; 2: 404-6. （Sellickの原法．医学史的な価値がある）
2) Vanner RG, et al. Safe use of cricoid pressure. Anaesthesia. 1999; 54: 1-3. （適正圧に関しての検討）

（清水敬樹）

Ⅳ 人工呼吸・エアウェイ・気管挿管

頻度 ★★☆☆　　緊急度 ★★☆☆

64 気管挿管時に頭部へ枕をいれる適切なタイミングは喉頭展開直前である

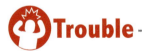 Trouble

①頭部に枕を置かずに気管挿管を試みたが喉頭展開できずに不成功に終わった
→ 枕が必要

②頭部に枕を置いたが，喉頭展開前のマスクフィットネス中で逆に換気が困難になった
→ 枕は必要で，そのタイミングも重要である

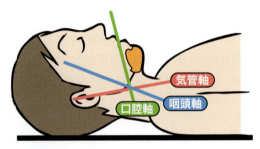

頭部に枕がない状態では**気管軸，咽頭軸，喉頭軸**が左図のように互いにバラバラの角度を構成している．**3つの軸が一直線**になっておらず挿管は不成功になる．

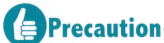 Precaution

頭部に枕を置いて（決して肩枕ではない!!）頭部を挙上させることにより，気管軸がより，咽頭軸に平行に近づく．

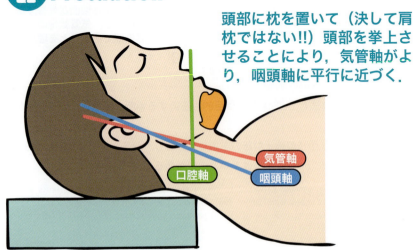

Explication

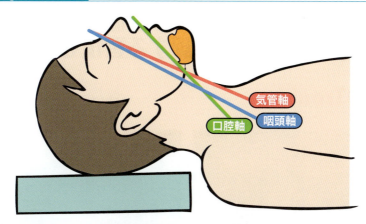

　フィットネスマスクで酸素化を行った後に喉頭展開直前に頭部に**枕**を置く操作を行い，次に上図のように **sniffing position**（匂いを嗅ぐような姿勢）をとることで上図のように口腔軸がより，咽頭軸に近づくようになる．その後，最後に**喉頭展開**をして喉頭蓋を前面に押し出すことで口腔軸，咽頭軸，気管軸の3本が一直線になることから気管挿管が可能になる．この理論に否定的な意見もあるが，伝統的な概念の一つであり知識として理解しておく．

　自発呼吸には頭部に枕を置いた状態（図2）よりもむしろ肩枕を置いた体位（図1）のほうがバッグマスク換気には有利である．しかし，気管挿管時には気管軸と咽頭軸を近づけるために頭部に枕を置くこと（図2）が推奨される．その微妙なタイミングはきわめて重要で，周囲の介助者はその理屈を認識しておかなければならない．

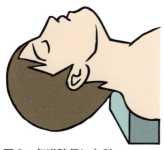
図1　気道確保に有利

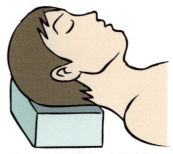
図2　下顎が落ちて気道確保に不利

文献 ● 1）木下順弘. 気管挿管. 正しい救急処置. 救急医学. 2006; 30: 1145-52.

（清水敬樹）

Ⅳ 人工呼吸・エアウェイ・気管挿管

頻度 ★★☆☆　緊急度 ★★★☆

65 挿管チューブの位置確認
（連日必ず確認する習慣をつける）

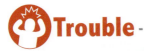Trouble

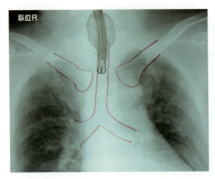
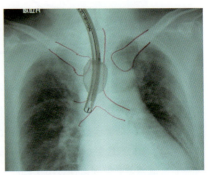

チューブが
浅すぎる

チューブが
深すぎる

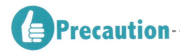Precaution

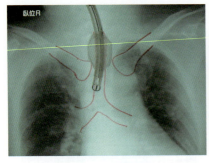
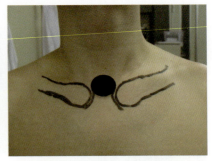

チューブが
適切な位置にある

カフの適切な位置は
胸骨上陥凹 or 胸骨間切痕

Explication

　気管挿管後のチューブの位置確認に関しては胸部 X 線でチューブ自体の位置を確認することや気管支鏡で気管分岐部からチューブ先端までの距離を測定することで可能である．その一方で裏技としてよく知られている方法として，写真 1 のようにカフの適切な位置とされる胸骨上陥凹，または胸骨間切痕の部位を指でツンツンと押す．そうしながら片方の手の指で挿管チューブのパイロットバルーンの部分を軽く圧迫してホールドする．するとカフが適切な位置にある場合にはツンツンと押した感触がカフからパイロットバルーンを経由してホールドしている対側の指に伝わるのである．これはきわめて簡易的にかつ挿管直後にベッドサイドで施行でき，この確認作業によりほぼ適切な位置に留置されていることを確信できるのである．これは我々指導医にとってはもはや習慣の一つともいえ，出勤直後にベッドサイドを回った際には無意識のうちにこのような確認作業を行っているのである．プレホスピタルにおける救急救命士の気管挿管実習の際にも裏技の一つとしてこの解説も加えている．初心者は写真 2 のように直接カフとパイロットバルーンを触ってみればすぐに理解できる．基本的には患者の体交や口腔ケア，患者の浮腫などの影響で挿管チューブは浅くなる傾向にある．連日撮影している胸部 X 線では肺野の異常陰影などに加えて留置されている管類，挿管チューブや CV カテーテル，胃管，胸腔ドレーンなどの位置に変化がないか，適切な位置にあるかを必ず確認しなければならない．

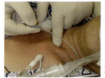
写真 1

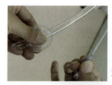
写真 2

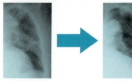

同様に胸腔ドレーンの位置も連日確認する必要がある．左写真のようにドレーンが滑って連日腹側から背側に移動していることが確認できる．

経口挿管：中切歯から気管チューブ先端まで男性 22〜24cm 女性 20〜22cm
経鼻挿管：鼻腔入口から気管チューブ先端まで男性 25〜27cm 女性 23〜25cm
胸部X線：気管チューブ先端が気管分岐部より 2〜3cm 上方
挿管時：カフの手前の近位の部分が声帯を 1〜2cm 越えた所で挿入をやめる

文献 ● 1) Mariano ER, et al. A comparison of three methods for estimating appropriate tracheal tube depth in children. Pediatr Anesth. 2005; 15: 846-51.

（清水敬樹）

Ⅳ 人工呼吸・エアウェイ・気管挿管

頻度 ★★☆☆　　緊急度 ★★★★

66 計画外抜管

Trouble

ARDS 患者が計画外抜管

⬇

呼吸数 40 回/分，再挿管困難で SpO₂ 80 台

⬇

「輪状甲状間膜切開」でなんとか気道確保

Solution

「人工呼吸中の鎮静のためのガイドライン」には計画外抜管は頻度の高いインシデントであると記載されており，その抜去防止策を推奨度Aで行うことを示している．

①身体拘束の必要性に関して，あらかじめ患者と家族に説明し同意を得ておく．

②患者がせん妄状態にあるかを評価する．

③気管チューブの固定を確実に行うために，1日1回は医師または看護師2名以上でテープの固定を行う．

④チューブ抜去後のマニュアル作成や，チューブ管理・身体拘束に関するスタッフの研修を行う．

Explication

図：計画外抜管の分類

	意図的	非意図的
患者側	①	②
医療側	③	④

① せん妄状態などで自ら挿管チューブを抜去する（自己抜管）．
② 体を動かした際に，挿管チューブが抜けてしまう（事故抜管）．
③ 通常ない．
④ 体位交換などの際に，挿管チューブが抜けてしまう．または固定方法の問題（事故抜管）．

・自己抜管（self-extubation）

　鎮静薬のコントロール不全が原因として考えられる．自己抜管は鎮静薬を中止し，人工呼吸から離脱をはかっていた時期に多くみられる．Tindolらの報告によると460人中，13人（3％）で自己抜管が起こり，うち7人は再挿管が必要なかったと報告している．これは自己抜管が生じたときに，必ずしも呼吸管理が必要でなかったことを示し，呼吸器のウィーニングが完了していたことを意味する．これは間接的に鎮静が浅くなると自己抜管されやすいことも示している．

・事故抜管（accidental-extubation）

　人工呼吸器回路に余裕をもたせる，体位交換時に注意を払う（短時間のみ呼吸回路を外す：disconnection），内視鏡時はチューブを用手的に保持する．チューブ固定法を厳密に行うなどの工夫が必要である．

　計画外抜管予防のポイントは以上の通りであるが，それだけ注意しても事故がゼロになることはない．もうひとつの重要なポイントは再気道確保セットをまとめて準備しておくことである（酸素，バックマスク，吸引，喉頭鏡，チューブ，スタイレット，LMA，エアウェイ，各種薬品，気管切開セット）．気道のトラブルに関しては過剰といわれようとも緊急対応の準備をしておかなければ，悲惨な結果になる．

①計画外抜管への対応は予防と準備が大切である．
②気道に関係するトラブルは最も優先度が高い．

文献
1) Tindol GA Jr, et al. Unplanned extubations. Chest. 1994; 105: 1804-7.
2) 日本呼吸療法医学会．人工呼吸中の鎮静のためのガイドライン．
3) 鎌田裕子．チューブ類挿入患者の自己（事故）抜去の防止策．医療安全推進ジャーナル．2007; 17: 4-5.

（早川　桂）

Ⅳ 人工呼吸・エアウェイ・気管挿管

頻度 ★★★☆　緊急度 ★★★★

67 挿管チューブの屈曲

Trouble

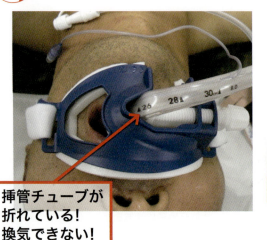
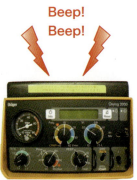

挿管チューブが折れている！換気できない！

Beep! Beep!

Solution

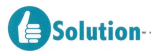
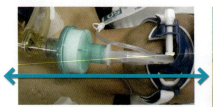
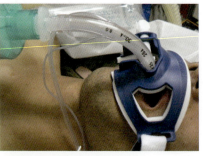

このように挿管チューブを患者の縦軸にあわせると安定する．
基本的にはチューブは足側の向きにする．
（処置や画像撮影時はチューブの向きは頭側にする）．

Explication

　救急外来で気管挿管が行われた場合や，画像撮影のための移動時にはオキシログ®とよばれる簡易型移動人工呼吸器が使用される．アラームが鳴った場合は換気不全になっている可能性があるため，すぐに対応しなければならない．その際に「Power high（圧高値）」の表示があった場合は，原因は2点考えられる．1点は患者の自発呼吸が出現しており，バッキングしている時である．そしてもう1点の多い原因としては挿管チューブの閉塞である．チューブ自体が痰や異物などで閉塞している可能性もあるが稀であり，もっとも多いのは「挿管チューブの折れ曲がり」である．写真にあるように挿管チューブをTOMAS®で固定している場合も，テープで固定している場合も，チューブは横軸に対する力に弱く簡単に折れ曲がってしまう．それに対して，チューブを患者の縦軸にそろえると折れ曲がりにくく，基本的にはチューブや人工呼吸器の蛇管をこの方向にもってくるようにしておく．風水と同じく方向が重要なのである．

　基本的にはチューブを足側にしておき，処置や画像撮影などが必要なときは頭側にもってくるようにする．挿管チューブはA：気道とB：呼吸に関連しているため，生命維持に重要であり，基本をおざなりにしないようにする．

- 移動の際は disconection をして事故抜管を防ぐ
- 左記にあるようにチューブの方向に気を使う
- 処置の際も誰かが頭側に立って，呼吸管理をする責任者を決める
- オキシログ®（人工呼吸器）のアラームにすぐ反応する

　また別頁にもあるが，アラームに対して不感症にならないようにすることが大切である．やはり日常診療においても，人工呼吸器のアラーム音が鳴っているにも関わらず，反応しない研修医の先生をよく見かける．日常的にアラームにすぐ反応し，またそのように指導することで不要な合併症を防ぐ．

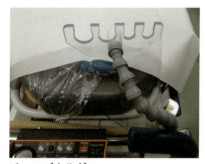

チューブホルダー

文献
1) 福家伸夫, 他. 携帯用ベンチレーター・オキシログの特性と臨床応用. 臨床呼吸生理. 1987; 19(2): 107-9.
2) Bliss JP, et al. Behavioural implications of alarm mistrust as a function of task workload. Ergonomics. 2000; 43: 1283-300.

（早川　桂）

Ⅳ 人工呼吸・エアウェイ・気管挿管

頻度 ★☆☆☆　　緊急度 ★★☆☆

68 吸気と呼気に1回換気量の著明な差がみられた

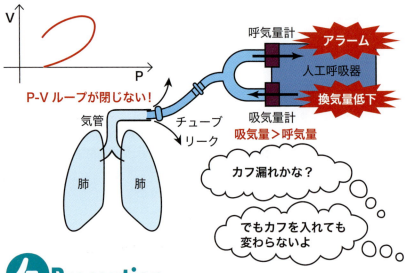

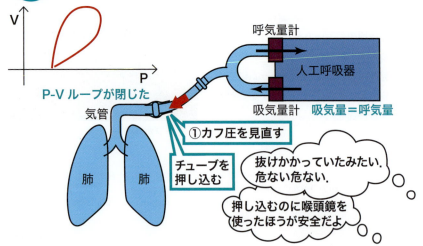

Explication

吸気と呼気の差がある場合として二通りに分ける（P-V ループも参考になる）

吸気＞呼気（P-V ループが閉じない）

肺胞→気管支→気管チューブ→蛇管という呼気の流れのどこかにエアリークがある場合である．気胸，気管支損傷，カフ漏れ，回路の破損が考えられる．一番頻度が高いのはカフ漏れで，急に起きた場合やカフを入れても改善しない場合にはチューブが抜けかかっていることが多く早急に対応する．

吸気＜呼気（P-V ループが知恵の輪）

一過性なら咳によることが多い．継続するならば病的であり，エアートラッピングを考える．気管支喘息，ARDS，心不全で気管支狭窄を生じている病態を念頭におく．放置すると auto PEEP を生じ気胸や気道内圧上昇の原因になるため呼吸器の設定変更が必要となる．具体的にはモニターを参考にしながら PEEP の上昇，呼気時間を延長させる．カフリークを利用した例として 2 点紹介する．1 つは抜管後の上気道狭窄の予測にカフリークテストを行うことがある．ただしカフリークテストが上気道狭窄の予測に役立ったという報告がある一方で否定的なものも多い．その理由として，リーク量は上気道の浮腫だけでなく気管チューブの外径と声帯の大きさの差に依存することがあげられる．浮腫予防ならチューブサイズは細いものがよく，男性なら 7～7.5mm（かの「ER」ではどんなに大きい人でも 7.5mm），女性なら 6.5mm が推奨される[1]．ただし気管支鏡を要する症例や気道抵抗が高いことが予想される場合には太いものを選択する．小児ではカフなしの気管チューブを使用するのが一般的であり，リークを前提とするが，(吸気換気量－呼気換気量)/吸気換気量で得られるリーク率が 50％以上であると有効な換気が得られないことがあり，太いチューブあるいはカフ付きのチューブへの入れ替えを考慮する．

（カフリークテストのやり方[1]．咳反射が強い場合には一時的に鎮静を深める）
①気管内，口腔内吸引を十分に行う（垂れ込み防止），②呼吸器を assist control (A/C) モードとし，カフを膨らませ吸気と呼気が等しいことを確認，③カフをデフレート，④ 6 回の呼気量を測定（2,3 回でプラトーに達するので），⑤ 6 回のうち少ないほうから 3 回の平均を出す，⑥デフレート前の吸気量と，⑤で出した平均値の差をリーク量とする．

文献 1) Wittekamp B, et al. Clinical review: Post-extubation laryngeal edema and extubation failure in critically ill adult patients. Critical Care. 2009; 13(6): 233.
（抜管後の上気道狭窄のまとめ．女性が risk factor なので細めのチューブを入れよう）

〈佐藤 塁〉

Ⅳ 人工呼吸・エアウェイ・気管挿管

頻度 ★★☆☆　緊急度 ★★★★

69 突然の ETCO₂ の低下

Trouble

カプノグラムが…　突然の波形消失　突然の波形減高

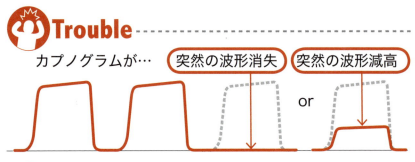

Solution

回路外れとモニターの問題を除外した上で，下記を鑑別

病態	所見	機序	対処
重度気道狭窄	高調性ラ音〜無音 人工呼吸器 ・一回換気量：測定値<設定値 ・気道内圧：高		①気管支喘息 ➡ β刺激薬投与 ②粘稠痰 ➡ 吸引 ③チューブ折れ ➡ 解除
肺塞栓症	正常 人工呼吸器 ・一回換気量：測定値=設定値 ・気道内圧：正常	肺動脈／塞栓／ETCO₂の低下／肺胞／一部肺胞の血流低下	経食道エコー・造影CTで診断 ➡ 抗凝固療法，下大静脈フィルター
重度循環不全	※喘息型アナフィラキシー →気道狭窄型病態を合併 正常 人工呼吸器 ・一回換気量：測定値=設定値 ・気道内圧：正常	心拍出量減少 / 肺血流量低下 ➡ CO₂産生 / 排出減少	昇圧剤・補液・循環補助 ※アナフィラキシーショックの場合，エピネフリン投与と補液

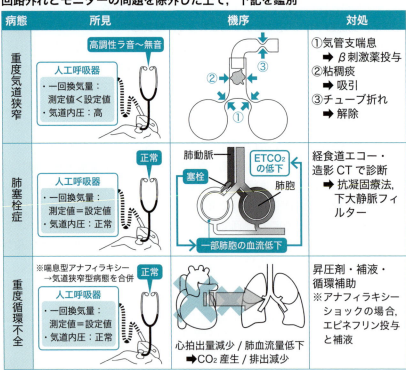

Explication

呼気終末期の呼気中二酸化炭素分圧（$ETCO_2$）は，気道に問題がなければ動脈血 CO_2（$PaCO_2$）と近似できる．その $ETCO_2$ が突然低下した場合，モニターの問題（モニター較正中，モニター外れ，モニター異常）と回路の問題（外れ，リーク）を除外した上で，次の3つを鑑別する．

①重度気道狭窄

気管支喘息発作時のカプノグラムは通常右肩上がりとなるが，換気すらままならない重症発作の場合，呼吸音は聴取できず（silent chest），カプノグラムは減高〜消失する．気道内圧は高く，一回換気量の測定値は小さくなる．

気道閉塞には，折れや噛みしめによるチューブ閉塞，粘稠痰によるチューブ内閉塞，チューブより中枢側の何らかの病変による閉塞が含まれる．目視・吸痰・画像所見（気管支ファイバーを含む）から判断する．

②肺塞栓症

肺塞栓により肺胞への血流が途絶するため，CO_2 を肺外へ拡散できず $ETCO_2$ は低下し，動脈血中の CO_2 は蓄積し高値となる．経食道エコー（TEE）で短時間に診断できるが，施行できない場合は造影 CT を行う．

③重度循環不全

心拍出量の急激な低下が起こると，心臓の CO_2 産生が低下する．循環不全が重度だと肺血流量が低下する．これらいずれかあるいは両方により $ETCO_2$ が低下しうる．その鑑別法は「ショックの鑑別」に他ならないが，問題となるのがアナフィラキシーショックである．$ETCO_2$ と $PaCO_2$ の乖離を認めることがあり，喘息様病態をとらなければ肺塞栓症と誤診してしまう．浮腫・血液濃縮などの血管外水分漏出所見や，発症の誘因（薬剤投与など）がなかったかを見落とさないようにしよう．心エコーで右心系の拡大の有無を調べるのも有用だ．

 カプノグラムはとても重要な情報をあなたに与えてくれる．突然の $EtCO_2$ の低下は緊急事態を示唆するためすぐに対応できるようにする．

文献 ● 1) 諏訪邦夫監訳．In: モニター麻酔学 - 事故回避のためのガスモニタリングとパルスオキシメトリー．東京: 総合医学社; 1994. p.53-75.

（菅野敬之）

Ⅳ 人工呼吸・エアウェイ・気管挿管

70 脳低温療法における人工呼吸

頻度 ★★☆☆　緊急度 ★★☆☆

Trouble

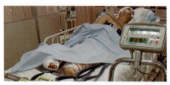

組織酸素需要減少・二酸化炭素産生量減少
⬇
$PaCO_2$ 減少
⬇
脳血管収縮・脳血流減少
⬇
✕ 二次性脳損傷 !!
（原則は Normocapnia にする）

Solution

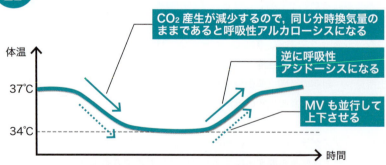

- CO_2 産生が減少するので，同じ分時換気量のままであると呼吸性アルカローシスになる
- 逆に呼吸性アシドーシスになる
- MV も並行して上下させる

二次性脳損傷を防ぐために脳低温療法中はこまめに人工呼吸設定を変更する必要がある．

➡ 適宜，分時換気量を微調整して Normocapnia を意識する．

Explication

　脳低温療法は人工的に低体温を作り上げることによって脳保護を行う治療戦略であるが，低体温に伴う副作用も認められ，それらをコントロールできるかが脳低温療法の成功を決めるポイントとなっている．脳低温療法における人工呼吸に関しても，同様に低体温に伴う反応があり，特殊な管理が必要である．

　なお重症頭部外傷における $PaCO_2$ は 35〜40mmHg が望ましい．$PaCO_2$ を 30mmHg 程度の過換気に保つと，脳血管収縮により脳血流が減少し，二次性脳損傷をきたす．したがって過換気は抜本的な治療を行うまでの時間的猶予をもたらす意味では有用であるが，可能な限り短時間にとどめる．現に $PaCO_2$ が 35mmHg に維持された患者群は 25〜30mmHg に維持された群と比べて予後良好であった．

　低体温時は組織酸素需要が減少するため，二酸化炭素産生量も減少する．したがって低体温導入時には体温が下がるにつれ，二酸化炭素が減少し，呼吸性アルカローシスになる．すなわち人工呼吸器の設定を一定のままにしておくと，体温が低下するにつれて，$PaCO_2$ が低下してくる（相対的に過換気の状態）．過度に $PaCO_2$ が減少すると，脳血流を減少させ，脳血管を収縮させる．したがって $PaCO_2$ を 35〜45mmHg の正常値に保つためには体温が下がるにつれ，人工呼吸器の換気量を下げていく必要がある．逆に復温時は二酸化炭素産生量が増えるため，呼吸性アシドーシスになるので換気量を上げていく．

　このように脳低温療法中は代謝の変化に伴って $PaCO_2$ は増減しやすいため，$PaCO_2$ 35〜40mmHg を目標にこまめな人工呼吸器設定の調整が必要である．脳低温療法中は鎮静を十分に行い，頭蓋内圧に影響を与えるような努力呼吸をさけて，調節呼吸にすることが望ましい．

※重症頭部外傷における過換気の危険性

　重症頭部外傷患者は，受傷後の脳血流が低下しており，しかもなんと 30％もの患者において脳梗塞発生閾値以下に低下することが明らかになっている．過換気（low $PaCO_2$）は脳灌流圧や頭蓋内圧を保っていても，損傷脳内の組織の低灌流を助長する．したがって重症頭部外傷において，過換気は推奨されないどころか危険性が高いものである．

 重症頭部外傷の管理は二次性脳損傷を防ぐこと．脳低温療法中はこまめな人工呼吸管理が必要．

文献 ● 1) Robertson CS. Critical care management of traumatic brain injury. In:Winn HR, ed. Youman's neurological surgery. Philadelphia：Saunders；2003. p.5103-44.

（早川　桂）

IV 人工呼吸・エアウェイ・気管挿管

頻度 ★☆☆☆　　緊急度 ★★★★

71 分離肺換気時における換気トラブル

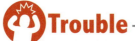

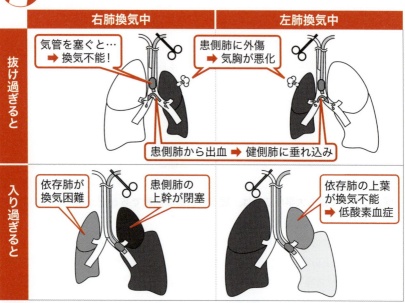

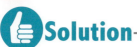

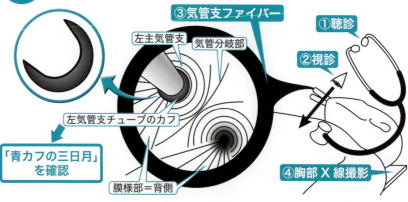

Explication

　分離肺換気時のトラブルは多岐にわたるが，ここでは「ダブルルーメンチューブ（DLT）」の位置異常を記載する．

①右肺換気時

　チューブ位置が浅くなると，最悪の場合，DLT先端のカフ（青カフ）が気管を閉塞し換気不能となる．閉塞しない場合は左肺にも送気されるため，損傷があると気胸が悪化する．また，出血している場合は右肺に垂れ込むため，低酸素血症や換気不能状態となる．

　チューブ位置が深くなりすぎると，気管開口部（白カフ側）も左主気管支に入り右肺が換気困難となる．

②左肺換気時

　チューブ位置が浅くなると右肺にも送気されるため，損傷があると気胸が悪化する．また，出血している場合は左肺に垂れ込むため，低酸素血症や換気不能状態となる．

　チューブ位置が深くなると，左上幹を閉塞し左上葉が換気されなくなるため，低酸素血症となる．

　解決に向けて最も大事なことは，現状の正確な把握である．視診と併せて左右上下肺野の4点を聴診し，「こうあるべき所見」と比較してチューブ位置を想定し補正する．

　聴診でわかりにくければ，気管支ファイバーによる位置確認を行い，位置異常があれば左図のように左主気管支にチューブ先端が挿入されている状態に補正する．この際に注意するのは，見ている場所が本当に気管分岐部かどうかを確認することである．チューブ先端が右主気管支に入ってしまい，右主気管支の第2分岐部を「気管分岐部」と誤認することを防ぐため，右主気管支と思っているところの先の分岐が2分岐（右上幹と右中幹）であることを確認する．わかりにくい場合は，呼吸状態が許せばチューブを口角18cm程度（チューブ先端が気管内かつ気管分岐部より口側となる位置）まで引き抜き，気管支側（青カフ側）からファイバーで観察しながらチューブを進めると確実である．胸部X線写真は有効だが，結果を得るまでに時間がかかる．

　位置異常の多くが体位変換とチューブおよび呼吸回路の重さによる抜けなので，予防が重要となる．口角でのチューブの深さを記録し，口の中でたわみがないかを観察するとともに，体位変換時は医師が示指・拇指でチューブを持ち，同側の小指球を患者頬部に当てて，チューブの位置異常が生じないようにしながら行う．

〈菅野敬之〉

Ⅳ 人工呼吸・エアウェイ・気管挿管

頻度 ★★☆☆　緊急度 ★★☆☆

72 腹腔内圧上昇時の呼吸管理のためにヘッドアップすると腹圧は更に上昇する

Trouble

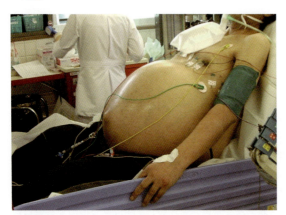

CO_2 が貯留傾向で呼吸を楽にさせようとヘッドアップ

→ 逆に腹圧上昇

Solution

体位	結果
仰臥位	腹圧上昇したら
上半身のみヘッドアップ	さらに腹圧上昇
下肢，腹部も含めてヘッドアップ	腹圧は下がるが血圧も低下する可能性あり

Explication

　集中治療領域で特に重症腹部外傷や腹部大動脈瘤 rupture，中毒物質服用に伴う進行性の SIRS などの患者を管理する場合に腹腔内圧上昇（IAH），腹部コンパートメント症候群（ACS）という概念が知られている．World Society of ACS の定義によって腹腔内圧 IAP ≧ 12mmHg で IAH と診断され，IAP ＞ 20mmHg で，かつ全身性の臓器障害を伴うと ACS とされる．ACS に陥った場合は腹腔内に液体を認めればまずそれをドレナージすべきである．エコーガイド下で刺入部を決め，試験穿刺を行い，血液であれば今後の凝血を考慮して 10mm のプリーツドレーンを留置する．血液でなければ通常の細いアスピレーションキットを留置する．また，消化管内容物が大量である場合にはイレウス管を留置して内容物をドレナージすることで腹腔内圧の減圧をはかる．エコーや CT で腸管壁の浮腫が強い場合には血液濾過透析（CHDF: continuous hemodiafiltration）を導入して除水する，などの対応をとる．これらを施行しても ACS が改善しなかったり，これらの因子を認めず対応のしようがない場合には減圧開腹術を躊躇なく施行する．この減圧開腹術は乱暴な言い方ではあるが，ICU のベッドサイドで可及的速やかに短時間で施行できる．近年はデバイスの普及により下の写真のようなウンドリトラクターを使用することで従来よりも体表の浸出液の漏れがなく open abdominal management (OAM) が可能になった．IAP の測定は膀胱内圧が腹腔内圧を反映することは以前より知られており膀胱に生理食塩水を注入することで測定する．ただし，その際には膀胱が尿や液体で充満されていないことが条件であり 10 年前は 100mL 程度注入されていたが近年は 25mL で十分とされている．ただ，頻回の測定は逆行性の尿路感染症のリスクであり避けるべきである．また，直接腹腔内圧を測定するデバイスも市販されている．また，重症頭部外傷における脳灌流圧（CPP: cerbral perfusion pressure）の概念，つまり CPP = mAP（mean arterial pressure：平均動脈圧）− ICP（intra cranial pressure：頭蓋内圧）≧ 70mmHg を管理目標としているのと同様に腹部灌流圧（APP: abdominal perfusion pressure）= mAP − IAP ≧ 50 〜 60mmHg を維持することを目標に管理することが推奨されている．

 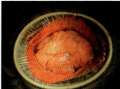

文献 ● 1) Cheatham ML, et al. The impact of body position on intra-abdominal pressure measurement: a multicenter analysis. Crit Care Med. 2009; 37: 2187-90.
　　ヘッドアップ 20 度にすると IAP が 2mmHg 以上上昇する．WSACS による多施設前向き研究．

（清水敬樹）

Ⅳ 人工呼吸・エアウェイ・気管挿管

73 画像や検査でのベッド移動時の簡易式人工呼吸器

頻度 ★★★☆　緊急度 ★★★★

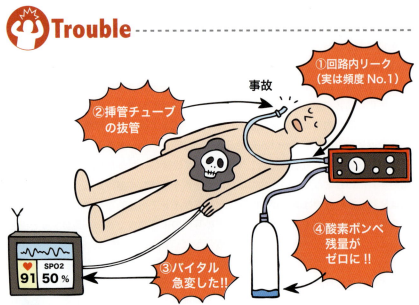

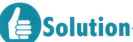

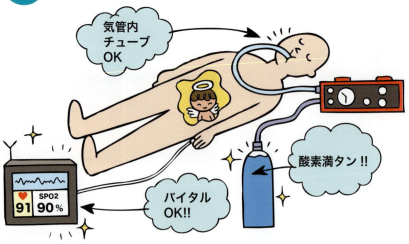

Explication

　ICUでは人工呼吸器を装着している患者を管理する場合が多い．人工呼吸器を装着した患者のＣＴ検査などでのベッド移動は日常的なルーチンワークである．簡易式人工呼吸器（オキシログ®）装着中の患者のベッド移動時の事故には注意しなければならない．回路内リークは実は最も頻度の高い事故である．主なヒヤリハット事例と対策は以下である．

①移動中，「低圧アラーム」が鳴り続けるため，途中でストレッチャーを停止し，回路の接続部の点検をしたが，回路内リークがあり，SpO_2が50％まで低下していた．
　➡移動中は常に患者の顔色，胸郭の動きやモニターでのSpO_2などバイタルの確認を怠らず，アラームにも敏感になる

②ベッド移動の際に，気管内に挿入されていたチューブが抜けてしまった．
　➡体位変換時や，人工呼吸器自体を移動する際は，１人のスタッフが気管内チューブが外れないよう必ず保持し，人工呼吸器と挿管チューブを一旦離す（ディスコネクト）など，必ず複数のスタッフと実施するようにする

③CT検査目的で移送した際，酸素ボンベの残量の確認を怠ったため，検査室に到着後，検査室前でボンベ内の酸素が切れ，ボンベを交換している最中に心肺停止状態となった．
　➡酸素ボンベ使用時には，必ず酸素残圧を確認．またバックバルブマスク（BVM）を携帯していく．

　これらは生命に関わる重大な事故であるため大問題である．ICUの患者は鎮静をかけられている状態であり，自発呼吸がない．人工呼吸器関連の事故は患者の呼吸停止を意味する．アラームへの迅速な対応，移動時のモニター確認，挿管チューブの抜管の有無の確認，酸素ボンベの残量確認は怠ってはいけない．
　また，このような事故が起きた時に備えて，簡易式人工呼吸器装着中のベッド移動時にはいつもバックバルブマスクも持って行くようにするべきである．

〈秋山光浩〉

IV 人工呼吸・エアウェイ・気管挿管

頻度 ★★★☆　緊急度 ★★★★

74 呼吸不全の挿管適応は酸素飽和度が低下する前に決定しなければならない

Trouble

O₂ リザーバー 15L/min　SpO₂ 86%

↓

酸素化悪化のため気管挿管

↓

挿管施行時に当初意識下挿管を試みたが苦痛が強すぎたため鎮静，筋弛緩投与で挿管にトライ

↓

喉頭展開困難でマスクフィットネスでも酸素化低下して一過性の心停止

Precaution

もっと余裕のある時点で挿管を試みていれば…

挿管適応
酸素化・換気の悪化では当然

呼吸仕事量増加の徴候の時点で決断すべき

- ▶ 呼吸補助筋の使用
- ▶ 奇異性呼吸
- ▶（1回換気量は測定不可だが）RSBI
  rapid shallow breathing index（f/Vt ratio）
  105以上という概念は参考になる

Explication

　人工呼吸器からのウィーニングの際の自発呼吸トライアルで，血液ガス所見における酸素化（O_2）および換気（CO_2）の正常化に加えて呼吸数 20 以下，および RSBI：rapid shallow breathing index（f/Vt ratio）；呼吸数（回/分）/1 回換気量（L）が 60 ～ 105 という指標が知られている．

　自発呼吸下では現実的に 1 回換気量の測定は不可能であり，RSBI は本来は抜管の基準であるが，1 回換気量をおおまかに推定することや，呼吸数の著明な増加という時点で 105 以上になることから挿管基準に組み込むことができる．特に酸素化の悪化で，リザーバーマスクで酸素流量をどんどん増加させて酸素飽和度を確認しながら非挿管下で経過観察している症例は極めて多い．確かに SpO_2 値や PaO_2 値は挿管適応の基準になるものの注意深く患者観察をすると呼吸仕事量が増加していることがわかる．具体的には，呼吸数の増加，呼吸補助筋の使用，奇異性呼吸などの呼吸様式の異常である．胸部 X 線に異常を認め，これら呼吸様式の異常を察知した時点で挿管を決断することが望ましい．酸素化・換気の悪化という数字自体での挿管はその時点では既に遅いタイミングであり，挿管操作自体も非常に危険な状態に陥る場合が多い．近年では NPPV の普及も進み，挿管回避の目的で積極的に使用されている．日頃から NPPV に精通している医師の監視下であれば問題ないが，ただ漠然と挿管前の手段の一つとして NPPV を導入しているケースも散見される．その結果，患者本人は苦痛であり，モニター上の酸素飽和度は多少維持されることから挿管までの時間稼ぎが可能にはなるものの挿管回避に繋がることは少ない．挿管の決断はデータでなく，患者自身を診て（見て，観て）行うべきである．

---

①気道抵抗が大きい，コンプライアンスが低い，換気量が多い時に呼吸仕事量は増大する．
②呼吸仕事量が増大したままにしておくと，呼吸筋疲労が起こり，状態が悪化する．

文献 ● 1）岡元和文．適応と開始基準・設定基準．In：沼田克雄，編．人工呼吸療法．改訂第 3 版．東京：秀潤社；2001．p.262-8．

（清水敬樹）

Ⅳ 人工呼吸・エアウェイ・気管挿管

75 食道挿管(の可能性)は必ず実施した本人が申告しなければならない

頻度 ★★☆☆　緊急度 ★★★★

Trouble

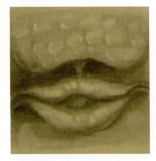

喉頭展開：Cormak grade 3
BURP 法施行後でも

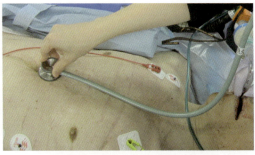

心窩部でゴボゴボ音認めます！

Solution

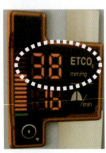

挿管時に人工鼻の手前にはめてジャクソンで換気して数値が出ることを確認して数値をカルテに必ず記載すること

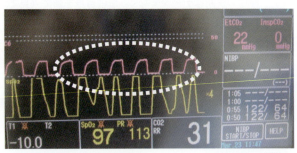

呼気終末二酸化炭素濃度

Explication

　気管挿管を施行する場合には，どんなに経験を積んだ上級医でも，ある割合で食道挿管をしてしまう．それは当然生じる問題であり，「食道挿管をしてしまった」事実は責められる類のものではない．

　ここで問題なのは，実際に喉頭展開をして声門を直視下に観察している施行者は挿管チューブが声門を通過したか否かを見ているわけであり，コーマック grade が高くて声門自体が見えなかったり，声門は見えていたが，気管チューブの挿入時に見えなくなり気管チューブが100％声門を通過したと断言できなかった場合には，その旨を介助者や周囲のスタッフに伝えなければならない．単純に「ブラインドでの挿管になりました．」とか，「声門を通過したか怪しいです．」などと周囲に申告すれば，周りも食道挿管の可能性を強く考えた対応をとるようになる．当然ながらレジデント諸君にもプライドがあり，安易に負けを認めたくない気持ちは十分に理解できるが，特に申告がない場合には周囲スタッフも多少なりとも警戒閾値が下がってしまうのも事実である．失敗を責めるのではなく，失敗の可能性を自分自身で認識して周囲に警告を発して，患者に不可逆的なダメージを与えずに，本人を含めたチームスタッフでそのリカバリーを成し遂げること，それこそが重要なのである．上級医，指導医の立場としてはレジデント諸君の手技的な実力とは別に，このような危機伝達能力の高いレジデントへの信用度は高く（決して信頼はまだできないが），チャンスを与える機会が増える傾向にある．少なくとも私はそうである．ちなみに，食道癌術後の再挿管時の食道挿管や食道損傷患者への挿管の際の食道挿管などは当然ながら容認されない．

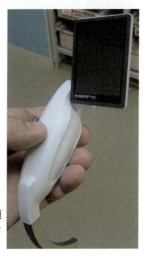

McGrath MAC®
従来からあるマッキントッシュ型喉頭鏡であるが，介助者は付属のモニターを通して術者の視点を得ることができる．

文献 1) 経口気管挿管における食道挿管の頻度に関する報告
　　Lotano らは，経験年数 4 年以上の医師によって ICU で経口気管挿管が 101 回施行され，そのうち 3 回が食道挿管であった．それらは直ちに再試行されてすぐに気管挿管が完遂された．つまり約 3％の確率で食道挿管されたことになる．
　　Lotano R, et al. Utility of postintubation chest radiographs in the ICU. Crit Care. 2000; 4: 50-3.

〈清水敬樹〉

Ⅳ 人工呼吸・エアウェイ・気管挿管

頻度 ★★☆☆　　緊急度 ★★★★

76 気管切開後4日以内の計画外抜去では再挿入が厳しい

🤦 Trouble

いつもは気切チューブは縫合固定しているが，
　①今回は鎮静中で，筋弛緩薬も使用している
　②最近，**気切チューブ周囲や縫合部の発赤・感染**が多いことが問題になっている
との理由でヒモのみでの固定であった．

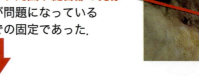

▶ 気切8時間後に体交時に激しくバッキングをしてそのはずみで気切カニューレが抜去されてしまった．
▶ 気切チューブ再挿入困難で，酸素化も低下．なんとか気管挿管….

👍 Solution

1週間は気切チューブのフランジを縫合固定しておくことが望ましい．Airwayにかかわる問題のため危険！
もしトラブルがあれば真っ先に対応する．

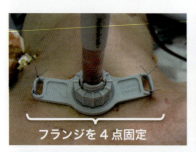

フランジを4点固定

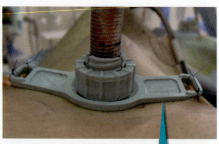

皮膚から浮かないよう接着させて．遠位に引っ張られるようしっかり固定

Explication

　気管切開後数日間（特に4日以内）は気管切開孔が瘻孔化していないために，気管切開チューブが抜去されると，筋膜や周囲の組織などが寄り，切開孔を閉鎖してしまうことがある．したがって，気管切開後〜7日目までの間に気切チューブが抜去された場合，チューブが再挿入できないことがある．

1week以内に気切チューブが抜けてしまった場合

　あくまでその場の状況にもよるが，はじめの1回は気切チューブの再挿入をトライする価値はあると考える．その際，オブチュレータ（挿入時に気切チューブの先端が鋭になるようにする閉鎖栓）をベッドサイドに捨てずに保存しておくか，または新品の気切チューブをすぐに準備できるという条件が必要である．

　ただ，気切チューブの再挿入に固執してしまうと窒息からCPAになる場合もあり，非常に危険である．気切チューブ再挿入困難な場合は原則，経口気管挿管を行う．まずは気管切開孔を圧迫閉鎖して，マスク換気することも可能であるが，困難な場合もある．

事故の予防法

①逆U字切開の際のフラップ支持糸を皮膚または皮下すぐの部分に固定する．瘻孔化前にチューブが抜けてしまった場合には，この支持糸をたどっていけば，フラップさらに気管切除部が同定でき，チューブの進入路を確保することができる．
②フランジを必ず4カ所で固定する．両サイド各2カ所，合計4カ所で皮膚に縫合固定する．
③気切チューブをソフトネックホルダーで保持し，最低でも1日1回ゆるみなどがないかを確認する．
④自己抜去をふせぐために，せん妄の評価や場合によっては鎮静や身体抑制が必要になることもある．

---

①再挿入困難な場合は，原則的に経口気管挿管を行う．
②抜去事故の予防を行うことも重要である．

（早川　桂）

Ⅳ 人工呼吸・エアウェイ・気管挿管

頻度 ★☆☆☆　緊急度 ★★★★

77 スパイラルチューブは噛みちぎられる

Trouble

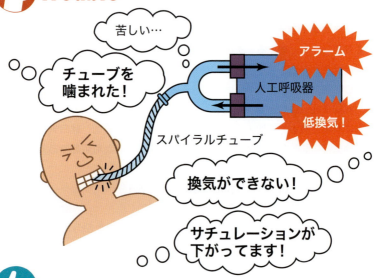

Precaution

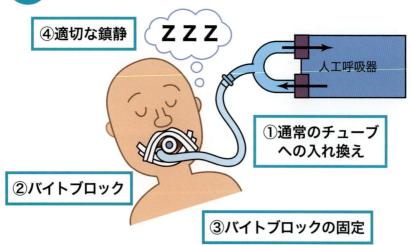

Explication

　スパイラルチューブは通常の気管チューブの周りをらせん状のワイヤーで補強しているもので，ねじれや屈曲に強く，360°あらゆる方向に曲げても内腔は保たれる（写真1）．頭頸部の手術や腹臥位の手術など手術麻酔中に用いられることが多い．以前はワイヤー部分のために通常のチューブより外径が太いものが多かったが，最近のものは通常のチューブとほとんど変わらない．

　問題点は患者に強く噛まれた場合にチューブが閉塞し，金属が変形することで元に戻らないことである（写真2）．切歯，臼歯を模した木片の間にチューブを挟み加圧して閉塞させる実験ではスパイラルチューブは通常のチューブよりも閉塞しにくいが，通常の咬合力以下の10〜20kgで容易に閉塞が起き，一度閉塞すると通常のチューブより回復は難しい．臨床ではチューブが閉塞すると気道抵抗が増大し換気不全となる．これを防ぐにはバイトブロックの適切な使用と，手術後に挿管したまま退室する際には通常チューブへの入れ換えを行う．本題のようなスパイラルチューブが断裂したとの報告は学会で散見するが頻度は高くなく通常のチューブよりもワイヤーの分むしろ強度は高い．よって一般的に気管チューブが噛みちぎられた場合の話を進める．噛みちぎられた時は断裂したチューブを結合させて一時的な換気ができたという学会報告もあるが，通常は再挿管を考慮する．ICUの重症患者では，大量輸液・輸血，気道熱傷，アナフィラキシーなどの理由で喉頭浮腫が強いことがあり，再挿管は容易ではない．挿管に難渋し換気も不良で低酸素となるような状況では，輪状甲状靱帯切開など外科的気道確保を躊躇しない．大切なことは噛みちぎられないように防止することで，バイトブロックの使用や適切な鎮静を行う．特に気管チューブの事故が多いのは吸痰時およびバイトブロックを外さざるを得ない口腔ケアの時である．定期的なルーチンでの吸痰を行わず，アセスメントで痰が貯留していると判断した時のみに吸痰を行うべきであり，また口腔ケア時には鎮静薬のフラッシュなどで一時的に鎮静を深めたり複数人で行うなどの工夫をする．過鎮静による血圧の低下にも配慮する．

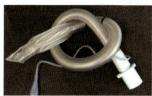

写真1

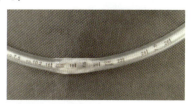

写真2　筆者が実際に強く噛んだ後のチューブ

文献 ● 1) 浦野博秀, 他. スパイラルチューブの易閉塞性. 日本手術医学会誌. 1996; 17: 120-4.（スパイラルチューブマニアにお奨め）

（佐藤　塁）

Ⅳ 人工呼吸・エアウェイ・気管挿管

頻度 ★★★☆　緊急度 ★☆☆☆

78 挿管チューブは単独で固定する（バイトブロックや経口胃管と一緒に固定しない）

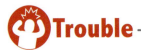 Trouble

挿管チューブをバイトブロックや経口胃管と一緒に固定すると，矢印部分のように隙間が生じて，挿管チューブの固定力が低下する

計画外抜管の危険性がある!!

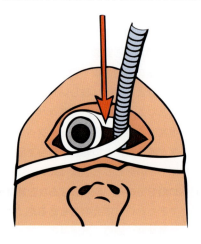

 Solution

- ▶ 挿管チューブはバイトブロックや経口胃管と一緒に固定しない．
- ▶ 挿管チューブを右または左の口角に1本目のテープで固定する．
- ▶ 2本目のテープでバイトブロックや経口胃管と挿管チューブを巻いて固定する．

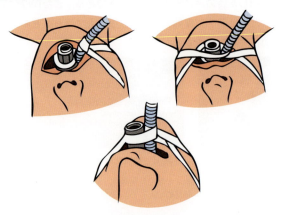

Explication

挿管チューブはバイトブロックや経口胃管と別に固定する．一緒に固定すると挿管チューブの半周にテープの糊が付かず，バイトブロックや経口胃管の間に隙間が生じ，挿管チューブの固定力が低下して計画外抜管の危険性が高くなる．また，患者が舌などでバイトブロックを押し出すと，挿管チューブの位置も浅くなる危険性がある．

挿管チューブを確実に固定する．挿管チューブの位置が深くなると，気管支挿管とこれに伴う肺の圧外傷，反対側の無気肺と低酸素血症が生じる危険性がある．また，挿管チューブの位置が浅くなると，陽圧換気の空気漏れ，誤嚥性肺炎，喉頭痙攣，計画外抜管が生じる危険性がある．

挿管チューブの固定の手順は，まず挿管チューブの位置が適正か確認後（門歯で成人男性22〜23cm程度，女性20〜22cm程度，胸部X線で確認），カフ上部や鼻腔・口腔内の分泌物の吸引を行い，口周囲の皮膚を清拭して乾燥させる．Solutionの図のように，上顎に歯がある場合は，挿管チューブを右または左の口角に1本目のテープで固定する．上顎に歯がない場合は上顎正中に固定する（下図）．2本目のテープはチューブの反対側から伸ばし，バイトブロックとチューブを巻いて固定する．正中で固定する場合，口角固定よりも0.5〜1cm深めに固定する．下顎は開口動作など動きが大きく，流涎でテープがはがれやすいため，上顎にテープを固定する．挿管チューブにテープを巻きつける際，固定する2本のテープはそれぞれ反対の張力がかかるように巻いていく．1本目が右巻きなら2本目は左巻きというように，2本が逆巻きになるように気管チューブに巻き付けて固定する．これでチューブの回転運動が少なくなり，安定した固定が得られる．テープは伸縮性の少ないものを選択するが，引っ張りすぎると，チューブによる口唇の圧迫や，皮膚のよじれ，テープの収縮する性質で表皮剥離を起こす危険性がある．逆にテープをそのまま貼ると，多少伸びて，固定がゆるむ危険性もあるため，皮膚には張力をかけずに貼り，チューブには少し引っ張り気味に巻くと，皮膚に低刺激で確実な固定が得られる．

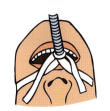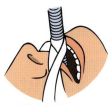

上顎に歯がない場合の上顎正中固定

文献 ● 1）讃岐美智義．麻酔科研修チェックノート．第2版．東京：羊土社；2007.
2）小林美紀子．カフ圧管理・気管チューブ固定．呼吸器ケア．2011；9(2)：134-45.

（川井和美）

Ⅳ 人工呼吸・エアウェイ・気管挿管

79 喉頭展開時のお作法

頻度 ★★★★　緊急度 ★★☆☆

🤦 Trouble

喉頭展開をしたら声門がはっきり確認できた（Cormack grade Ⅰ）のに，チューブを受け取る時に一瞬視線を外したら声門が全く見えなくなってしまった．

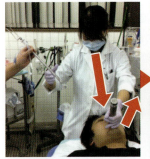
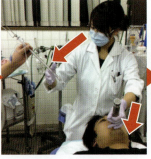
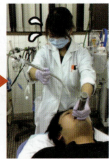

最初は Cormack grade Ⅰ であったが…

チューブに気を取られ左手が緩み…

声門が見えなくなってしまった！

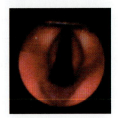
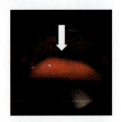
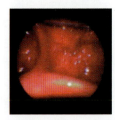

👍 Solution

チューブを受け取る際に声門から視線を外さない，喉頭鏡を持つ左手を緩めない！

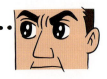

Explication

　挿管の際，喉頭展開をしたら声門がはっきり確認できたにも関わらず，チューブを受け取る際にチューブに気を取られて声門が見えなくなることが初心者では多い．これは視線をチューブに移した一瞬に喉頭鏡を保持する左手の力が緩んでしまい，喉頭鏡の位置がずれることが主な原因である．いったん喉頭展開して声門を確認したら，挿管終了まで決して声門から視線を外してはいけない．視線さえ外さなければ喉頭鏡を持つ左手の力が緩むこともない．

　喉頭鏡の位置がずれると多くの場合は喉頭蓋が落ち声門が見えなくなるが，場合によってはその下の食道入口部が見えることがある．食道入口部があたかも声門のように見えることはまれではなく，視界が変わったのに気づかずに挿管すると，「Cormack grade Iで自信満々で挿管したのにも関わらずなぜか食道挿管となった」ということが起こり得る．

　基本的にはチューブを受けとったら，そのまま速やかに声門めがけて挿入しなければならない．多少の微調整は構わないが，声門が見えない場合にはチューブを返して再度，咽頭展開をやり直す必要がある．

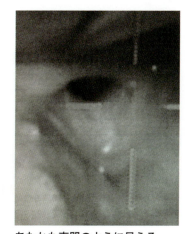

あたかも声門のように見える食道入口部
文献 1 より，許可を得て転載

---

① 喉頭展開し声門を確認したら，挿管終了まで決して視線を外さない．
② 挿管介助者が慣れていない場合，喉頭展開前にチューブの渡し方，吸引の渡し方，口角の引き上げ方などをしっかり指導しておき，視線を外すことなく挿管できる環境を整えておく．
③ 声門が見えなくなったら焦らず再度喉頭展開をやり直すのが結局は近道である．

文献 ● 1) Satoh M, et al. To distinguish true glottic opening using laryngoscope is very difficult for probationers. Masui. 2008; 57: 1283-6.（声門と食道入口部の区別が意外と難しいことを紹介している）

（阿部博昭）

Ⅳ 人工呼吸・エアウェイ・気管挿管

80 自発呼吸から陽圧換気へ

頻度 ★★☆☆　緊急度 ★★☆☆

Trouble

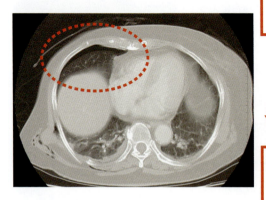

気胸腔のスペースが1cm以下とわずか

↓

胸腔ドレナージ施行不要と判断

陽圧換気を契機に緊張性気胸へ
→ 血圧低下, 心停止

Precaution

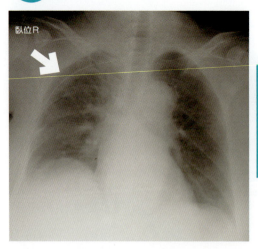

陽圧換気へ移行する場合には予防的に胸腔ドレーン留置

Explication

　まず，呼吸生理の基本として，また呼吸を扱う集中治療医としての基本事項ともいえる自発呼吸と陽圧呼吸の違いを理解する必要がある．自発呼吸の開始はまず横隔膜が収縮して下方移動する．それにより胸腔内の陰圧がさらに増大して肺胞が引っ張られることで肺胞が広がる．その結果肺胞内にも陰圧がかかり口元は大気圧であることから口元から肺胞へ空気の移動が起こる．これが吸気である．その一方で陽圧呼吸は人工呼吸器などで空気を肺胞に送り込む．陽圧を送り込むことで肺胞内が陽圧になり肺胞が広がる．その広がりにより胸腔内の容積も減って押し込まれることで胸腔内も陽圧になる．その結果最終的に横隔膜も受動的に押されて下へ下がるようになる．

> 自発呼吸：胸腔内　陰圧，肺胞内　陰圧
> 陽圧呼吸：胸腔内　陽圧，肺胞内　陽圧

① 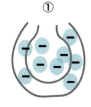　② 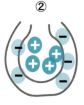　③ 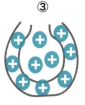　④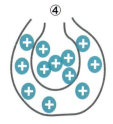

①軽度の気胸を認めるものの胸腔内陰圧は維持
②陽圧換気に移行したため肺胞内が陽圧へ
③肺胞から陽圧が胸腔へ漏れて胸腔内も陽圧へ
④胸腔内陽圧が増大して静脈還流量が減少し緊張性気胸へ

> 自発呼吸下では胸腔内陰圧維持され得る軽度気胸でも全身麻酔などの陽圧換気へ移行する場合には予防的に胸腔ドレナージを施行する

 気胸が指摘されていない患者においても挿管後，急にバイタルの変動があった時は，緊張性気胸を必ずルールアウトしなければならない．

文献　1）瀧　健治．呼吸管理に活かす呼吸生理 第2版．東京：羊土社；2011．

（清水敬樹）

Ⅳ 人工呼吸・エアウェイ・気管挿管

頻度 ★★☆☆　　緊急度 ★★☆☆

81 気管切開時の合併症（出血）

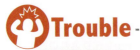Trouble

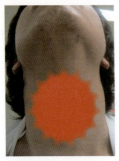

- ▶ 出血がとまらない！
- ▶ 血の海で術野が確保できない！
- ▶ 解剖がわからない！

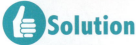Solution

中央ライン

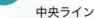

甲状軟骨
輪状軟骨

- ▶ どの行程でも，中央から外れない，不安なときは必ず気管を手で触って確認する．
- ▶ 出血した際は確実に結紮・止血を行う
- ▶ 左手母指と中指で甲状軟骨をしっかり固定し，左手掌で顎部を固定すると安定する．
- ▶ さらに左手示指で輪状甲状靱帯を確認する．

甲状軟骨を母指と中指で挟む

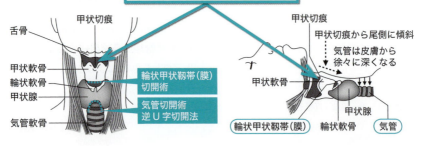

舌骨／甲状切痕／甲状軟骨／輪状軟骨／甲状腺／気管軟骨／輪状甲状靱帯（膜）切開術／気管切開術 逆U字切開法／甲状切痕／甲状切痕から尾側に傾斜／気管は皮膚から徐々に深くなる／甲状軟骨／輪状甲状靱帯（膜）／輪状軟骨／甲状腺／気管

Explication

　気管切開の際の出血原因は，主に前頸静脈損傷および上甲状腺動静脈の輪状甲状枝である．視野の確保が不十分だと剝離操作中に出血する恐れがあるので，気管を露出させるまでは，視野を確保し正中を外さないように剝離していくことが重要となる．また，出血した際はそのままにせず，必ず止血しながら操作をすすめていくようにする．

　はじめに甲状軟骨，輪状軟骨，胸骨切痕を同定，マーキングする．さらに頸部正中で輪状軟骨下縁の約1cm下方に（第2～4気管軟骨の高さとするものもある）約3～5cm横切開（縦切開する場合もある）をおくようにマーキングする．皮膚切開は広頸筋・皮下脂肪を含んだ深さまでしっかりと切開する．さらに皮下を剝離し，浅頸筋膜上に前頸静脈があるので損傷しないように注意し，術野にかかる場合は結紮切離する．剝離を進めると前頸筋群（胸骨舌骨筋・胸骨甲状筋）が露出し，正中の白色の結合織は正中縫線または白線（linea-alba）とよばれる結合組織（下図）で，出血なく鈍的剝離をすすめることができる．正中縫線を縦に切開し，前頸筋群を左右に圧排し，甲状腺正中部約1/3を露出するが，この際に甲状腺表面の静脈を損傷しないように注意する．このとき甲状腺静脈は出血の原因となるため結紮切離する．気管壁と甲状腺の間隙にペアンを入れて甲状腺峡部正中を切離するか，甲状腺を上方または下方によける．ここまでくれば，あとは気管前壁を開窓すればよい．

縦横のレイヤーは気管まで．剝離を無駄にすすめないためにも，切開線だけでなく縦横の剝離線もマーキングしておくとわかりやすい．

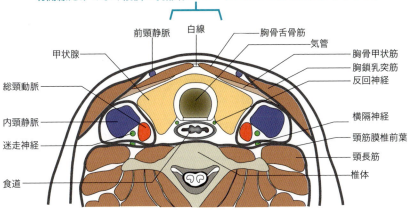

文献 1）日本気管食道科学会．外科的気道確保マニュアル．東京：金原出版；2009.

（石原久子）

Ⅴ 輸液・電解質

頻度 ★★☆☆　　緊急度 ★★★★

82 カリウム除去フィルター使用時の注意点

Trouble

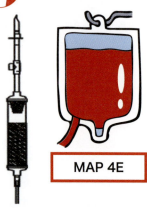

高K血症を伴う貧血のため
カリウム除去フィルターを使用

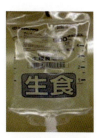

MAP 4E 投与後に通常の血栓除去用のフィルター使用時と同様に生食へ繋ぎ変えた

高K血症からVFへ

Precaution

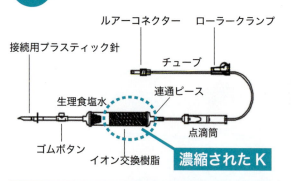

イオン交換樹脂の部分にKが溜まる．そのため新たな輸液に変えて流してしまうと一気に大量のKが流入して高K血症からVFに至る．MAP 4E 毎にフィルター交換するように推奨されている

> **MAP 4E 投与毎にK除去フィルターの回路自体を必ず交換する．輸液を流すことは禁忌！**

Explication

原理 《当該製品の製品概要より抜粋》

　カリウムイオンの吸着剤として，フィルター部にイオン交換樹脂を用いている．イオン交換樹脂で，保存時に上昇した血液製剤中のカリウムをナトリウムと等量置換することで，血液製剤中のカリウムを吸着する．実際に取り扱う看護師は組み立て方，血液製剤を通す前に回路に生理食塩水を 200mL 以上流すことや MAP は 4E まで，かつ 50mL/ 分の速度以下でしか使用してはいけないこと，MAP 投与後には回路全体を必ず交換し，回路交換なしでは輸液を流してはならないことなどは正しく認識しなければならない．吸着されたカリウムが再度溶出する危険がある．そのため中途半端ではなく正確な知識が要求される．当然，指示を出す医師サイドにも同様に正確な知識が要求される．また，その他の注意点としてカリウム除去フィルター使用中に著明な低血圧を認めた報告例が散見される．しかし，もともと本フィルター使用時の患者状況が血行動態不安定な場合が多いことから本フィルターとの因果関係は実証されていないようである．従来から白血球除去フィルターなどによる血圧低下の報告も散見されており，その原因としてフィルターと血液との接触による血管拡張物質の産生とされている．カリウム除去フィルターでも同様の事象が生じ，低血圧を誘発した可能性もある．本フィルター使用時にはこのような血圧低下が生じる場合があることも知らなければならない．

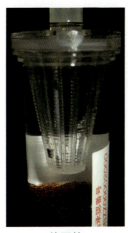 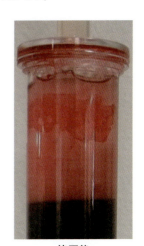

使用前　　　　　　　　使用後

文献 ● 1) 高野友美子，他．輸血用カリウム吸着フィルタの有用性－透析患者に対する急速輸血の 2 症例．麻酔．2006; 1490-2.

（清水敬樹）

Ⅴ 輸液・電解質

頻度 ★★☆☆　緊急度 ★★☆☆

83 低K血症の補正

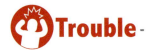Trouble

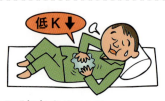

症例：中年男性
　　　大酒家・軽度肝障害を認める．
　　　飲酒後に階段から転落し，腰椎の圧迫骨折
　　　四肢の脱力を訴える．
　　　腹部膨満感が著明で，麻痺性イレウスに
　　　腸蠕動運動促進薬を投与するも改善認めず．

➡ 不整脈が出現．脱力・イレウス症状は低K血症が原因であった．

Solution

上記の症例は腰椎骨折にマスクされているが，低K血症のキーワードが多く隠されている．

| 大酒家 | 脱力 | 麻痺性イレウス | 不整脈 |

高度低K血症による下記の症状を認めたら… ➡ 補正が必要
① 循環障害（不整脈，心不全，心筋梗塞，ジギタリス中毒）
② 神経筋障害（四肢脱力，呼吸筋麻痺）
③ 肝障害（アンモニア上昇）

> 細胞内シフト型 or 体外への喪失型 を鑑別
> ➡ 補正は経口 or 経静脈的に
> 　（40mEq/hr かつ 40mEq/L 以下）

Explication

　低K血症をみた際にK補正を安易に行うと……，逆に高K血症を引き起こし心室細動などの不整脈を起こす原因となってしまう．このため低K血症を認めた場合には確実な鑑別診断が必要である．低K血症では主に次の2つの原因が考えられる．

①**細胞内へのシフトによる** ➡ 体内の総K量は減少していないために安易な補正は高K血症を引き起こすおそれがある．

《原因》 1．代謝性アシドーシス，2．インスリン投与，3．β刺激薬の使用（特にβ2選択性の高い薬剤），4．交感神経刺激（ストレスなども）

②**体外へのK喪失，体内への取り込み不足による** ➡ 体内の総K量の減少があるためKを投与して適切に補正をする必要がある．

《原因》1．取り込み不足，摂取不足：飢餓，食欲不振，2．排泄増加　①腎外性：消化管異常が多い，下痢，嘔吐，発汗大量　②腎性：薬剤性（利尿薬，カテコラミン，甘草など），高アルドステロン症，クッシング症候群，腎尿細管性アシドーシス，糖尿病性ケトアシドーシス　尿中へのK排泄量で腎性か腎臓以外かを鑑別できる．低K血症の存在下で尿中K排泄が20mEq以上であれば腎性を考える必要がある．

　K補正の実際であるが，細胞内へのシフトにはタイムラグが生じるので補正は慎重に行う．補正速度は40mEq/hr以下を遵守し，末梢静脈からでは静脈炎の危険があり原則として中心静脈から投与する．その際投与濃度としては40mEq/Lまでの濃度が推奨されている．医療安全や危機管理の問題から補正最高投与濃度を半分の20mEq/Lと定める施設もある．また，心電図モニターやK測定も頻回に行うように努める．測定結果や病態の急激な変化に対応可能なように，また急速投与のインシデント防止の観点から原則としてK^+生理食塩水の単一ラインでシリンジポンプの使用が望ましい．その他アシドーシスが強い，pHが低いのにもかかわらず低K血症を呈する場合には，そのアシドーシスが補正されpHが上昇することでさらにK値は低下するので，治療に反応しにくい場合もあるので注意する．インスリンが細胞内シフトへ影響を与える因子の一つであることからインスリン分泌に影響を与えるブドウ糖の投与は急性期には控えるのが望ましい．また，低K血症を認識した場合にはMgの測定も忘れない．

文献 1) David BM. Clinical manifestations and treatment of hypokalemia. Up To Date. 2013.

（坂本龍司）

84 高K血症への対応

V 輸液・電解質

頻度 ★★☆☆　緊急度 ★★★★

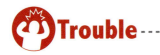Trouble

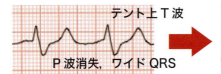

テント上T波

P波消失，ワイドQRS

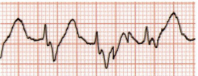

サインカーブに近くなり，
さらに不整が…

慢性腎不全で透析中の患者
「あれ？ 何か心電図がおかしい」
血液ガスをはかってみるとpH 7.12, K 7.9mEq/L
「ヤバい，Vfになりそうだ！」

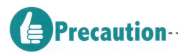Precaution

緊急治療（Vfの一時的回避）	根本治療（Kを下げる）
①グルコン酸カルシウム ②炭酸水素ナトリウム ③グルコース＋インスリン療法	①透析療法 ②イオン交換樹脂

高K血症はVfとなる可能性があり
緊急対応が必要である．
Vfに陥ることを一時的に回避しつつ，
K濃度を根本的に下げる治療を並行して行う．

Explication

　高 K 血症は，急性腎不全，アシデミア，輸液，横紋筋融解症など様々な原因が考えられ，その症状としては，筋力低下，下痢，不整脈などがあげられる．心電図上は P 波の消失，テント上 T 波，QRS の拡大，2 相性の QRS-T 波（サインカーブ）からその存在を疑う．一般的に高 K 血症は血漿 K 濃度が 5mEq/L 以上をさすが，ここでは心停止の危険があり，迅速な対応が必要となる高度高 K 血漿（$K^+ > 6 \sim 7mEq/L$）に関して記す．まず検体検査でサンプルに溶血はないか，白血病などの異常血球増多がないかを確認する．次いで，腎機能障害の有無や，血液ガスによりアシデミアがないかを確認する．特に心電図においては上記変化を伴う場合緊急を要するため，即座に治療を始める必要がある．

①グルコン酸カルシウム（カルチコール®）10 〜 20mL を 2 〜 3 分で静注して，心筋細胞膜の易興奮性を抑制する（これ自体が K を下げる治療ではない）．
②代謝性アシドーシスのある場合は，炭酸水素ナトリウム（メイロン®）20 〜 50mL を投与する．
③ブドウ糖＋インスリン療法（GI 療法）を開始する．ブドウ糖 5g に速攻型インスリン 1 単位の点滴でカリウムを細胞内に移動させる．
　　10％ブドウ糖液 500mL ＋ヒューマリン R 10 単位　Div
　　50％ブドウ糖液 200mL ＋ヒューマリン R 20 単位　Div（中心静脈より）
④その他，ループ利尿薬，陽イオン交換樹脂注腸，透析などがある．透析がすぐできる設備であるならば，カリウムフリーの透析液を用いた血液透析が K 濃度を低下させる確実な治療法である．

【参考】陽イオン交換樹脂について

　ケイキサレート®（K を吸着し，Na を放出する），またはカリメート®（K を吸着し，Ca を放出する）30 〜 40g を体温程度の白湯，5％ブドウ糖，2％メチルセルロース溶液 100mL に懸濁し，注腸投与する．腸管壊死や高 Na 血症，高 Ca 血症の副作用に関しては注意が必要である．

---

①高 K 血症に関しては心停止の危険性がありすぐに対応する必要がある．カルシウム製剤やメイロン，GI 療法は根治療法ではなく，一時しのぎの治療であることを認識する．
②K を根本的に低下させる方法は透析または陽イオン交換樹脂である．

文献 ● 1）遠藤正之．低 K 血症，高 K 血症．月刊レジデント 2008；1(6)：57-62.

（山本英一郎）

V 輸液・電解質

85 Ca・Pの異常

頻度 ★★☆☆　　緊急度 ★★☆☆

Trouble

① Caの異常

敗血症患者の生化学データ
↓
Ca濃度が低値であった
↓
急いでCa製剤を用いて補充

② Pの異常

2週間ほとんど食事，水分摂取が低下している患者
脱水，低栄養，腎不全あり
↓
腎不全でP 5.5mg/dLと高値
↓
翌日の採血でP 0.7mg/dL
↓
大慌てでPを補充した

Solution

①

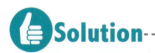

- 10%（その他）
- 40%（Albと結合）
- 50%（イオン化Ca）（臨床上重要）

生化学のデータで示されるCaの値

生物活性はイオン化Caのみ．
生化学のCa（血漿Caの総和）ではなくイオン化Caをチェックする．

②

何となく元気がない
➡ 低P血症を疑う

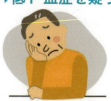

低栄養，脱水の患者は高P血症でも，輸液，糖負荷とともに必ず低くなる．Refeeding症候群を防ぐために，頻回に血糖値，K，Pをチェックし補充を開始するタイミングを逃してはいけない．

Explication

①カルシウム

- 臨床上重要なのは生理的に活性をもつイオン化Caであり，血液凝固，神経筋伝達，平滑筋収縮などの情報伝達機構に関与している．
- Ca補正の目安は，低Ca血症の徴候が出現したとき，あるいはCaイオン<0.65mmol/Lとし，投与時は副作用として血管収縮や臓器虚血などに注意する．
- Mg欠乏による低Ca血症ではまずMgを補充することが不可欠．
- Caの補正には原則グルコン酸Caを選択し，塩化Caは緊急時の使用に限定する．
- 塩化Caは同じ濃度のグルコン酸Caの3倍Caを含有し，浸透圧が非常に高い．

ICUにおける低カルシウム血症の原因

アルカローシス，薬剤，腎機能障害，アミノグリコシド，Mg欠乏，敗血症，テオフィリン，膵炎，ヘパリン，人工心肺，輸血，脂肪塞栓，副甲状腺機能低下症

低カルシウム血症の臨床徴候

四肢・喉頭筋のテタニー，反射亢進，異常感覚，痙攣，低血圧，心拍出量低下，PVC，不整脈

②リン

- Caに次いで2番目に多いミネラル．85％が骨に，15％が細胞内に存在し，残り約1％が細胞外液中に存在している．
- 細胞内リンは，生命のエネルギー産生，つまり，解糖や高エネルギーリン酸化合物の合成にかかわっている．
- 低リン血症の原因の最多はブドウ糖の負荷や呼吸性アルカローシスなどの細胞内へのリン酸の移動である．
- 血清リン濃度とリン酸欠乏の重症度はかならずしも反映せず，通常1mg/dL以下にならないと症状が出現しない（ICUではP濃度があまりチェックされないため注意を要する）．リン酸欠乏によりあらゆる好気性細胞でエネルギー産生が障害される危険性がある．

低リン血症の原因

ブドウ糖負荷，呼吸性アルカローシス，浸透圧利尿，敗血症，β刺激吸入薬，スクラルファート，DKA

低リン血症による障害

心拍出量低下，溶血性貧血，酸素Hb解離の障害，ATP産生障害，筋力低下

文献 1) Paul L. Marino. カルシウムとリン. In: 稲田英一 監訳. ICUブック 第3版. 東京: メディカル・サイエンス・インターナショナル; 2009. p553-67.

（小島直樹）

Ⅴ 輸液・電解質

頻度 ★★☆☆　緊急度 ★★☆☆

86 Mgの異常

##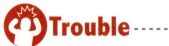

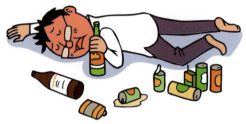

アルコール中毒で高度低栄養・脱水の患者が ICUに入室．
低K血症，低Ca血症を認め補正するも，状態がいまいち改善しない．原因は？

##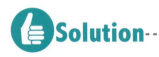

以下の場合は「Mg」を測定する．

> アルコール中毒，下痢，低栄養，利尿薬，低K血症，
> 低Ca血症，心室性不整脈，広範囲小腸切除，急性膵炎

特にアルコール多飲と利尿薬が原因としては多い．
上記の場合はICU患者には非常に多く，やはりICUなどでは1週に1度程度，Mgを定期的にチェックする必要があると考える．

① 電解質異常を見たら，Mgの異常も念頭におく．
② 血清Mgが正常でも，潜在性Mg欠乏症の可能性があるため，尿中Mgも測定する．

Explication

　ICUに入室している患者は，絶食や補液管理をされていることがほとんどであり，また様々な複雑な病態から電解質異常の頻度は高い．入院患者の1割近くが低Mg血症であるという報告もある．電解質異常の中でNa・K・Clはルーチンの採血項目に含まれており，見落としは少ないと思われる．しかし，長期絶食・利尿剤の多用・体液喪失が起こりうるICU患者において，Mgの異常は念頭においておく必要のある病態である（ICUでは約5割に発症との報告もある）．

　Mgは生体内ではCa・Na・Kに次いで4番目に多い陽イオンであり，細胞内ではKに次いで2番目に多い．**MgはATPが関与する酵素反応とリン酸伝達反応の必須陽イオンとして重要な役割を果たしている**．主に小腸から吸収されるため，広範囲の小腸切除を行った患者では高度低Mg血症を生じる場合がある．Mgの異常にはMg過剰症・潜在性Mg欠乏症・Mg欠乏症がある．高Mg血症では徐脈・QRS延長・心停止（15mEq/L以上）・腱反射低下・意識障害・低Ca血症を生じ，低Mg血症ではうっ血・心室細動・ジギタリス中毒の助長・テタニー・幻覚・せん妄など様々な症状を引き起こす．興味深いことにMgは水・Na・K・Caと異なり，ホルモンや細胞内外の移動の調節機構をもたず，容易にMgの濃度異常を生じることがある．

　測定時の注意点としては，血清中のMgを測定するわけであるが，血清中には全体の1％が存在するにすぎず，正常値（1.7〜2.6mg/dL）であってもMgが欠乏していることがある．腎障害がない場合は尿中Mgがよい指標となる（0.12mg/dL以下）．またMgは赤血球中にも多く含まれるため，極力溶血を避けることも必要である．

　高Mg血症に対する治療は透析，生理食塩水＋利尿剤，また心伝導系の影響が認められる場合は100〜200mgのCaを緩徐に静注する．低Mg血症に対する治療は，高度・症候性の場合は1〜2gに硫酸マグネシウムを10分ほどかけて静注し，その後同量を8〜24時間かけて持続点滴を行う．

ex. マグネゾール（硫酸Mg）2g/1Aを10分で静注
　　　（症候性でない場合は静注なしで，8〜24時間かけて持続投与）

【参考】$FEMg = UMg \times Scr \div \{(0.7 \times SMg) \times Ucr\} \times 100$
　　　　FEMg＜2％ ➡ 消化管からの消失　　FeMg＞3％ ➡ 腎からの消失

文献　1）Up to Date. Evaluation and treatment of hypomagnesemia.

〈池澤伸明〉

Ⅴ 輸液・電解質

頻度 ★★☆☆　緊急度 ★☆☆☆

87 低カリウムと低マグネシウムの関係

Trouble

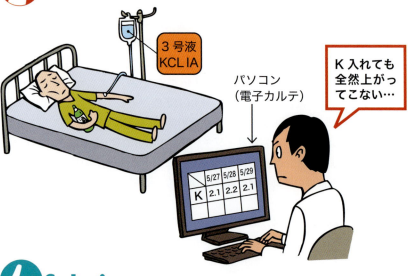

Solution

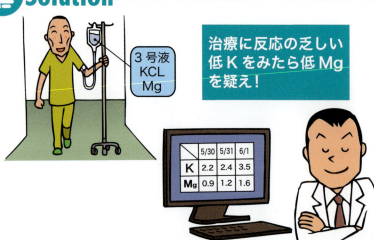

治療に反応の乏しい低Kをみたら低Mgを疑え！

Explication

 ICUで認められる電解質異常としては，低ナトリウム血症や低カリウム血症などが頻度が高い．一方，見落とされやすい電解質異常として低マグネシウム血症があげられる．低カリウム異常，低マグネシウム血症の詳細は他項に譲るが，両者が併存しやすいことは認識しておく必要がある．特に治療に反応が乏しい低カリウム血症の背景に，低マグネシウム血症が隠れていることがあり，低カリウム血症を認めた場合には，血中マグネシウム濃度の測定を行うべきである．

 低カリウム血症と低マグネシウム血症が合併しやすい理由に，2点あげられる．

 第一の理由は，両者の原因が重なっていることが多いためである．慢性アルコール中毒においては摂取不足によりマグネシウムおよびカリウムの欠乏を認めやすい．その他，refeeding syndromeや腸吸収不全や消化液喪失，利尿薬など両者の原因は重なるところが多い．

 第二の理由は，マグネシウム欠乏自体が低カリウム血症を引き起こすためである．詳細な機序は不明であるが，おそらく，マグネシウム欠乏により，尿細管で開口するカリウムチャネル数の低下が起こり，カリウム再吸収が減少し，尿中カリウム排泄が増加した結果，低カリウム血症を起こすと考えられている．

---

① 血中マグネシウム濃度の感度は低く，血中マグネシウム濃度の低下が認められなくても，マグネシウム欠乏症の可能性がある．これを，Normo-Magnesemic Magnesium Depletionといい，注意する必要がある．腎機能が正常であれば，負荷試験（2.4mg/kg/4hr 静注）にて鑑別可能である．欠乏がない場合は80％が24時間以内に排出され，欠乏がある場合はこれが40％未満となる．

② 機序は不明であるが，プロトンポンプ阻害薬（PPI）慢性投与による低マグネシウム血症・低カリウム血症の報告があり注意を要する．

③ 低カリウム血症を認めた場合には，血中マグネシウム濃度の測定を行うべきである．

④ 不整脈などを認める場合には③での結果を待たずにマグネシウムを投与する．

文献 1) 深川雅史. 腎臓・水電解質コンサルタント. 京都: 金芳堂; 2009.
2) Canadian Adverse Reaction Newsletter Ⅶ 12 Issue3. July 2011.

（関　藍）

Ⅴ 輸液・電解質

頻度 ★☆☆☆　緊急度 ★★☆☆

88 脳低温療法導入時の低カリウム血症の補正に注意（復温時に高カリウム血症に陥る場合が）

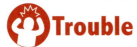**Trouble**

脳低温療法施行中カリウム値が3以下で，不整脈を認めたので，積極的にカリウムの補正を行おうとした．

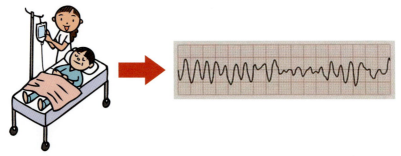

何も考えずに低カリウム血症にKClを補充し続けると，復温時に心室細動（Vf）になってしまう．

Solution

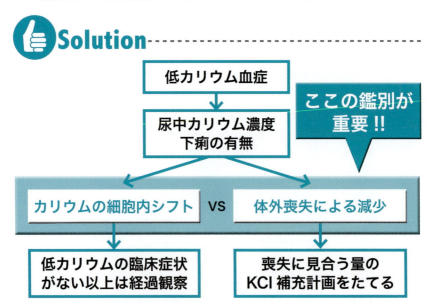

Explication

　AHAのガイドラインにおいて「院外での心停止後，自己心拍再開が認められた意識のない成人患者は，初期調律がVfであった場合，32〜34℃に，12〜24時間冷却すべき」と記載され，ICUでは脳低温療法が積極的に行われるようになってきた．脳低温療法の施行においては，合併症の管理が最も大事であるといっても過言ではない．その合併症のひとつに低カリウム血症がある．低体温時は細胞外から細胞内にカリウムがシフトするため，低カリウム血症になる（腸管透過性亢進による腸液喪失の影響もあるとされている）．ここで不整脈を誘発するのを恐れ，カリウムの値を正常化させようと，外因性に投与し補正すると，復温時にその逆の減少が起き，高カリウム血症に陥る場合があるため注意が必要である．

　したがって脳低温療法中の低カリウム血症を認めた場合には「体外喪失による絶対値の減少」か「細胞内シフトによる見た目の減少」かを鑑別しなければならない．そのためには下痢の有無，尿中カリウム濃度を測定し，体外喪失を確認する．体外喪失量が多い場合は，40mEq/hr以下の速度で40mEq/L以下の濃度のものを投与する．逆に，細胞内シフトによる見た目の減少の場合は心血管病変，神経筋麻痺，肝不全などがない場合は基本的に経過観察とする．ちなみに低温療法以外にも，ブドウ糖・カテコラミン・代謝性アルカローシスもカリウムの細胞内シフトの原因になり得るため注意が必要である．

---

①細胞内シフトによる見た目のカリウム減少は経過観察でよいことが多い．
②ブドウ糖，カテコラミン，代謝性アルカローシスもカリウム減少の原因となる．

【参考】カリウムの投与経路

　一般的にICUではカリウムは経静脈投与が行われる．その理由としては経口投与ではカリウム濃度の上昇が遅いと思われているためである．しかし，実際には経口投与でもカリウム濃度は30分前後で上昇してくるとされており，意外と早い．しかも経静脈投与はその濃度や速度に十分注意を払わなくてはならない．したがって，経口投与が可能で，また低カリウムによる緊急的な症状が認められない場合は経口投与を推奨する．

〈早川　桂〉

VI 感染症

89 手洗いをする

頻度 ★★★★　緊急度 ★☆☆☆

Trouble

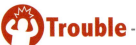

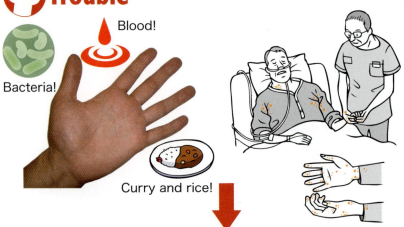

あなたの手には様々なものが付着している!!

Solution

① 患者の接触前後
② 無菌的操作の前
③ 体液曝露の可能性があった直後
④ 手袋を外した直後
⑤ 患者周囲環境のすべてのものに接触後

→ 手指衛生を！

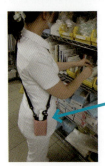
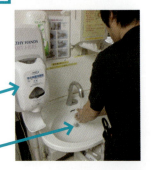

アルコール消毒
流水手洗い

Explication

「手を洗いなさい」．あなたが子供のときからいったい何度聞かされてきた言葉であるだろうか．2002年のBoyceとPittetの報告よると「手洗いは院内感染を防ぐ上で最も重要で唯一の方法である」としている．ここまで何度も，「手指を除染すること」といわれ，そしてほとんどの医師がその手洗いの衛生的効果を知っているにも関わらず実現できていないでいる．医師の中で治療とは手術をしたり，薬を投与することだとの考えがあり，手指衛生による院内感染の予防が，患者に利益をもたらし，それが治療の一環であるという概念が欠如していることもある．またソース面では，手洗いの場所や行いやすさなどの設備の問題や過重スケジュールによるものもある．この問題は医師個人だけでではなく，手洗い場の前のポスターで個人努力を促すだけでは解決せず，病院全体で取り組んでいく問題である．

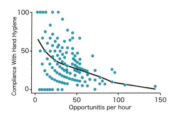

縦軸：手洗い実施率，横軸：1時間あたりに手洗いが必要な回数．ケアが頻回で仕事が忙しい程，手洗いの回数が減る．（文献1より引用）

「流水&石けん手洗い」は流水と石けんを用いて行うもので，物理的な洗浄による肉眼的汚れや有機物も除去することが可能である．またC.difficileの芽胞形成に対してはアルコールは無効であるため，手洗いが必要である．

「速乾性消毒剤による擦式消毒」は手軽にできて，かつ殺菌効果が持続する．一方，汚れはとれないことや，手荒れ防止の保湿剤で手の違和感が生じるなどの欠点もある．有機物がついていない場合は流水手洗いよりもアルコール性手指消毒剤で擦式消毒するほうが効果的であるともいわれており，状況に応じてこれらを使い分けることが望ましい．

「流水&石けん手洗い」を考慮	「速乾性消毒剤による擦式消毒」を考慮
・排泄後	・患者の接触前後
・食事の前	・手袋の着用前後
・肉眼的な汚れがある場合	・無菌的操作の前
・血液・体液の曝露がある場合	・皮膚または創部のドレッシングなどに触れた後
・C.difficileなど芽胞形成細菌	・同一患者でも汚染部位から他部位に移る時
	・患者周囲環境に触れた時

文献 1) Hugonnet S, et al. Alcohol-based handrub improves compliance with hand hygiene in intensive care units. Arch Intern Med. 2002; 162: 1037-43.
2) WHO guidelines on hand hygiene in health care.
（http://whqlibdoc.who.int/publications/2009/9789241597906_eng.pdf）

（早川　桂）

Ⅵ 感染症

頻度 ★★★☆　　緊急度 ★☆☆☆

90 発熱の原因は感染症だけではない

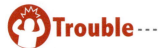

発熱が続く患者で，
感染症を疑い抗菌薬を何度も変更していた．
が，発熱が治まらない．

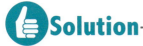

抗菌薬を中止したところ，解熱した．
後から振り返ると，発熱の割に比較的元気で，頻脈もなく，感染症の増悪とは考えにくい状況だった．
ICU に限らず．発熱＝感染症と思いがちだが，病棟では多くの非感染性発熱を経験するため，鑑別として必ず考慮しておく必要がある!!

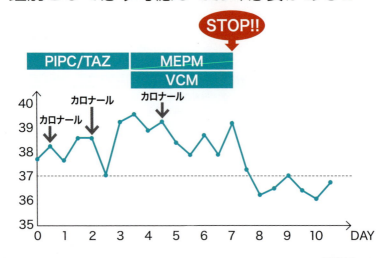

Explication

　ICU では sepsis をはじめとして，感染症による発熱は多く経験し，それに対する対処を学ぶ機会は多い．しかし，発熱の原因は決して感染症だけでなく，それらを常に鑑別として考える必要がある．

　とくに多いものとして，薬剤熱があげられる．薬剤熱は頻度が高い割には，見逃されがちであり，鑑別疾患としては是非覚えておきたい．特徴としては，発熱が高度（39℃を超えることもある）である割に，比較的患者の general status がよく，比較的徐脈を認めることがあり，比較的炎症反応が低い．しかし，これはあくまで典型的な薬剤熱の臨床像であり，これらが毎回揃っているわけではない．Up to date によれば，薬剤投与後発熱までの期間は中央値で 8 日間だが，その範囲は 24 時間未満から月単位と非常に幅広い．また，皮疹，好酸球増多も必ずしも必発の所見ではなく，あまり診断には役立たない．大切なことは，発熱を感染症と決めつけず，常に薬剤熱も発熱の原因として考えておくことだ．

　また，薬剤熱以外でも多く経験する感染症以外の発熱（あるいは感染症ではあるが，見落としやすいもの）を以下に列挙する．'6D'といってレジデントに覚えてもらっている．

Device ➡ デバイス感染　とかく ICU では末梢ライン，CVL，尿道カテーテル，挿管チューブなどこれらにまつわる感染は絶対に外せない．

CD ➡ CDAD（C. difficile 関連下痢症）　広域抗菌薬を多く使う ICU では頻発する．CD toxin の検査は感度が低く，時に疑えば診断的治療でメトロニダゾールやバンコマイシンを投与することも．

Decubitus ulcer ➡ 褥瘡感染　意外に見落としがち．一度は確認が必要．時にはデブリも考慮する．

DVT ➡ Deep vein thrombosis　長期臥床につきまとう合併症．下腿浮腫や酸素化の悪化はもちろんのこと，血液検査での D-ダイマーの上昇も気をつける．

偽（Di）痛風 ➡ やや強引　これも非常に多い原因．関節に熱感があり，穿刺液で結晶が見えれば診断，治療は NSAIDs．ただし，感染性関節炎に偽痛風が合併することもあり注意．

Drug fever ➡ やっと出てきた　前述の通り．診断が難しいため，鑑別としてあげるように常に気をつけるのが何より重要．

文献 ● 1）'Up to date' Drug fever　よくまとまっており，一読の価値あり．

（鈴木路可）

Ⅵ 感染症

91 β-D グルカンが偽陽性になる状況を知る

頻度 ★★☆☆　緊急度 ★★★★

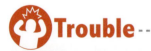 Trouble

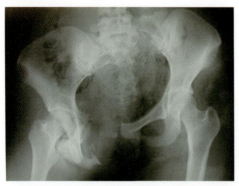

重症骨盤骨折
➡ ガーゼパッキング
　＋骨盤動脈塞栓術
　＋骨盤創外固定
呼吸，循環が安定化

➡ 第10病日
感染徴候なし

しかし
β-D グルカン 80pg/mL ↑↑

Solution

β-D グルカンの偽陽性

- ▶透析でのセルロース膜使用者
- ▶アルブミン製剤やグロブリン製剤の投与
- ▶出血性ショック時のパッキングガーゼの影響
- ▶多発性骨髄腫
- ▶測定中の振動（特にワコー法で）
- ▶非特異反応（溶血検体，高グロブリン血症など）による
- ▶レンチナン，シゾフィランなどのグルカン抗悪性腫瘍薬使用中
- ▶アガリクスなどのキノコ類大量摂取・サルファ剤

Explication

　β-D グルカンは主な病原真菌に共通する細胞壁構成多糖成分の一つであり抗原検出法のように病原真菌の特定の属に特異的ではなく,深在性真菌症のスクリーニング検査に用いられる. β-D グルカンはカンジダやアスペルギルスの細胞壁には多く含まれており,これらによる侵襲性病変を認める場合は血中レベルが上昇しカットオフ値を越えれば感染と考えられる. その際に臨床所見や経過に見合わない β-D グルカン値を認めた場合には,採血手技,検体の質,患者背景を考慮して総合的に β-D グルカン値を判断する必要がある. β-D グルカン値測定は様々な要因で偽陽性を生じうるので,測定結果の判定には注意を要する. β-D グルカン値測定における偽陽性には, ①真菌以外の β-D グルカンによる偽陽性(天然素材の透析膜,アルブミンや免疫グロブリンなどの血液製剤,ガーゼ), ②溶血した検体や高濃度の γ- グロブリンを含む場合に生じる非特異反応などによる偽陽性がある. また検査キットの種類によって,検体中の β-D グルカンに対する反応性も様々で感度や特異度が異なる. 本邦で現時点で普及している β-D グルカン測定キットには,アルカリ処理 - 発色合成基質カイネティック法(MK 法),希釈加熱 - 比濁時間分析法(ワコー法),希釈加熱 - 発色合成基質エンドポイント法(マルハ法)の 3 つがあり,測定方法や検体処理法,カットオフ値などが異なる. 最も感度が優れているのは MK 法で,ワコー法とマルハ法は特異度が優れている. 集中治療領域では治療の遅れが患者の予後を左右することから特異度よりも感度を優先して MK 法が望ましいと思われる.

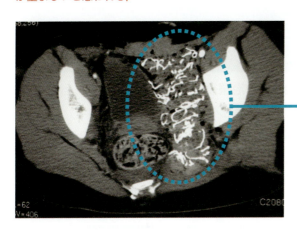

骨盤腔にパッキングしたデグーゼガーゼ

文献 ● 1) 深在性真菌症のガイドライン作成委員会, 編. 深在性真菌症の診断・治療ガイドライン. 第 2 章　深在性真菌症の疫学, 診断法および治療戦略. 東京: 協和企画; 2007.

(清水敬樹)

VI 感染症

頻度 ★★☆☆　緊急度 ★☆☆☆

92 CDトキシン陰性化の確認は不要

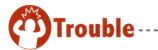Trouble

抗菌薬投与中の患者＋下痢＋便中 CD トキシン陽性

バンコマイシン経口を 10 日間投与して下痢が改善

Trouble Case1　CD トキシンが陽性のままなので　バンコマイシンを継続した

Trouble Case2　CD トキシンを再検したところ，陰性だったので接触感染対策を終了した

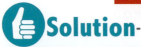Solution

Case1 ▶ 下痢症状が改善すれば　CD トキシンの陰性化チェックは不要!!

Case2 ▶ 無症候性キャリアのチェックに検査は行わない．治療経過のチェックに検査は行わない．

CD 下痢症の治療後（下痢が改善）
CD トキシン再検？

- 陽性なら → CD キャリア
- 陰性でも
  ・芽胞形成菌
  ・偽陰性の可能性
- そもそも再検が不要

→ いずれにせよ CD キャリアとして対応

スタンダード・プレコーション（標準予防策）は続ける！

Explication

　Clostridium difficile associated diarrhea（CDAD）は，*C.difficile* 関連下痢症とよばれる．*C.difficile* は芽胞形成菌であり，抗菌薬療法により腸管内で菌交代現象が発生した場合に，毒素を産生して下痢を起こす．偽膜性大腸炎や出血性腸炎などへ重症化することもある．芽胞形成菌であるため，アルコール消毒や速乾性手指消毒薬の効果が乏しい．流水・石けんによる手洗いが推奨される．

　C.difficile の作る毒素には，トキシンＡ（エンテロトキシン），トキシンＢ（サイトトキシックトキシン）がある．Ａ・Ｂ陽性，Ｂのみ陽性，Ａ・Ｂ陰性の3種類があり，以前はＡのみを測定するキットしかなかったが，現在はＡ・Ｂ両方を測定するキットも保険適応となっている．いずれにせよトキシン検査は *C.difficile* 分離培養よりも感度が落ちる．偽陰性の可能性もあるので，可能な施設であればトキシン測定に加え分離培養も行うのが望ましい．

　「陰性化の確認」はするべきではない．トキシンＡのみの測定キットでは感度が低く偽陰性が多くなるためなおさらである．「陰性化した→接触感染対策を終了」という基準になることは絶対にあってはならない．たとえ陰性であっても，*C.difficile* が存在すると考えてスタンダード・プレコーションを続ける．

　健常成人の7～10％，そのうち半数は無症候性キャリアといわれる．無症候性キャリアの治療や除菌は必要ない．

　患者個人のＣＤトキシン陰性化よりも，環境整備による院内感染予防のほうが重要である．治療経過チェック目的のトキシン測定も不要である．ＣＤトキシン陰性化（＝除菌）をしなければならないという考え方が，バンコマイシンの漫然・長期投与につながってしまう．下痢症状が改善したら，接触感染対策・環境感染対策は続けるが，トキシン再検の必要はない．トキシン再検するのは，下痢が再発した時に限る．

　IDSA ガイドラインでも「症状がない患者での便検査は有用でない．疫学的研究以外で推奨しない（B-III）」，「感染制御目的でルーチンの無症候性キャリアの同定は推奨しない（A-III）．また，同定された患者における治療は効果的ではない（B-I）」と記載されている．

文献 1) Clinical practice guidelines of *Clostridium difficile* infection in adults: 2010. update by the Society for Healthcare Epidemiology of America (SHEA) and the Infectious Diseases Society of America (IDSA).

（田口茂正）

Ⅵ 感染症

93 経口バンコマイシンの投与量

頻度 ★★☆☆　緊急度 ★☆☆☆

Trouble

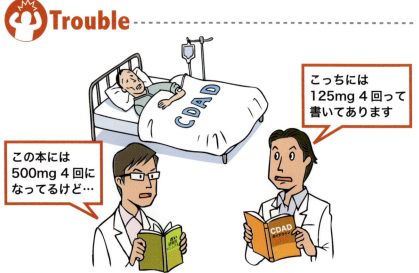

この本には500mg 4回になってるけど…

こっちには125mg 4回って書いてあります

Solution

CDAD の治療法

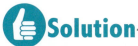

(文献1より引用)

●●状況	分類方法	治療
軽症〜中等症	白血球 15,000/μL 以下かつ血清クレアチニン値が通常時よりも 1.5 倍以上上昇していない	メトロニダゾール1回 500mg 1日3回 経口 10〜14日間
重症	白血球 15,000/μL 以上もしくは血清クレアチニン値が通常時よりも 1.5 倍以上上昇している	バンコマイシン（VCM）1回 125mg 1日4回 経口 10〜14日間
重症・合併症あり	イレウス，ショック 中毒性巨大結腸症（toxic megacolon）の存在	VCM1回 500mg 1日4回 経口（または経管）10〜14日間 ＋メトロニダゾール1回 500mg 1日3回 静注 完全なイレウスでは VCM 注腸検討
再発1回目	初回治療の終了後の症状持続，または再燃	初回と同様 ただし重症度による
再発2回目以上	再燃2回目以上の治療後にも症状が持続，または再燃	VCM 1回 125mg 1日4回 経口 10〜14日間 → VCM 1回 125mg 1日2回 7日間 → VCM 1回 125mg 1日1回 7日間 → VCM 1回 125mg 2〜3日に1回 2〜3週間

Explication

　CDAD（*Clostridium difficile* associated diarrhea：*C. difficile* 関連下痢症）の治療の原則は，可能な範囲での抗菌薬中止である．薬物治療としてはメトロニダゾールとバンコマイシンの2つがある．SHEA（the Society for Healthcare Epidemiology of America；米国医療感染学会）およびIDSA（the Infectious Disease Society of America；米国感染症学会）のガイドラインでは左表のように薬剤を選択することが勧められている．近年は，このCDADはCDIとよばれる場合が多い．

　初発例では基本的にはバンコマイシン125mgを1日4回経口もしくは経管より10〜14日間投与する．イレウスやショック，中毒性巨大結腸症などを合併した重症例ではバンコマイシン500mgを1日4回と通常量の4倍に増量して治療する必要がある．完全なイレウス例では同量を注腸する必要がある．また，この場合には日本でようやく許可されたメトロニダゾールの静注が適応になる．中毒性巨大結腸症やイレウスの場合で抗菌薬での治療に抵抗性の場合には，外科的治療も推奨されている．結腸切除術，腸管に穴をあけてそこから大量に洗浄することで対応する．

　上記の初回治療10〜14日終了後も症状が持続したり，再燃1回目の場合は初回例と同様の治療を重症度に応じて行う．この治療を10〜14日終了しても症状が持続する場合や，2回目以降の再燃の場合は，バンコマイシンパルス療法や，テーパリング療法などが推奨されている．

　このように，合併症を伴う重症例を除いてはバンコマイシン125mg 1日4回が基本投与量である．古い教科書や，薬剤添付文書にはバンコマイシン500mg 1日4回となっており，注意が必要である．そのほか，バンコマイシンとメトロニダゾールの併用投与を支持するエビデンスはない．

---

① CDADでも偽膜を形成しない場合もあり，CDAD＝偽膜性腸炎ではない．
② 再燃は10〜25%と高率に認めるため治療終了後も症状再発に留意する必要がある．

文献 ● 1) Clinical practice guidelines for *Clostridium difficile* infection in adults: 2010 update by Society for Healthcare Epidemiology of America(SHEA) and the Infectious Diseases Society of America(IDSA). Infect Control Hosp Epidemiol. 2010; 31(5): 431-55.
　　　2) Treatment of *Clostridium difficile* infection in adults: up to date. 2012.

〈関　藍〉

VI 感染症

94 抗菌薬の予防投与

頻度 ★★★☆　緊急度 ★★☆☆

Trouble

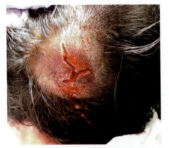 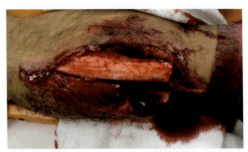

これらの傷に対する抗菌薬はどうしますか？

Solution

対象	抗菌薬と量	投与期間
縫合が必要な傷	CEZ 2.0g	1回のみ
開放骨折	CEZ 1.0〜2.0g×4回/day AMK 15mg/kg×1回/day	1〜3日間
頭部外傷	PCGを検討することもある	予防は一般的には不要
トロッカー挿入時	CEZ 2.0g	1回のみ
気管切開時	CEZ 2.0g or ABPC/SBT 3.0g	1回のみ
意識障害の誤嚥	ABPC/SBT 1.5〜3.0g×4/day	3〜5日間
広範囲熱傷	ー	予防は一般的には不要
ただの傷	破傷風トキソイド＋テタノブリンを1回を考慮	

※あくまでも参考．施設ルールがあればそれに従う．

Explication

頭部外傷
　一般的には不要とされているが，特に議論が多い．メタ解析では，髄液漏に対する抗菌薬の予防的投与により感染症発生率が著しく低下したと報告されている．ペニシリンG（PCG）100〜200万単位/dayの投与が推奨されている．外傷後髄液鼻漏に伴う二次的髄膜炎の起炎菌は肺炎球菌が最多で，まれに連鎖球菌やインフルエンザ桿菌の報告もある．鼻出血や外耳からの出血のみでは予防的抗菌薬は不要とされる．

トロッカー挿入時
　緊張性気胸の場合は救急外来などで超緊急的にトロッカーを挿入するため，十分な清潔操作を行うことができない．この際はセファゾリン（CEZ）2gを1回のみ投与する．通常待機的にトロッカーを挿入する際には抗菌薬は使用しない．

気管切開時
　一般手術と同様に清潔操作を行うが，気管解放時に創部は必ず痰で汚染されてしまう．またその後も，気管チューブという異物を留置しつづけなければならず（1週間以内の気切チューブ入れ替えは困難），気切部感染のリスクは高い．コンセンサスはないものの，当科ではセファゾリン（CEZ）orアンピシリン/スルバクタム（ABPC/SBT）を単回投与することが多い．

四肢の開放性骨折
　基本的には6時間以内のgolden timeに緊急手術の適応である．しかし合併する多発外傷の影響で全身麻酔を行えない場合も少なくない．その場合は開放骨折部は姑息的に洗浄し，創を一旦ラフに閉鎖して，手術待機とする．
　いずれの場合にしても開放性骨折に対しては，セファゾリン（CEZ）4〜8g分4/dayおよびアミカシン（AMK）15mg/kg/分1/dayの投与を3日間行う．

意識障害の誤嚥または窒息
　急性薬物中毒による意識障害や認知症に伴う誤嚥などは，入院後誤嚥性肺炎を起こす可能性が高い．したがって病歴から嘔吐のエピソードや気管支鏡にて気道内に食物残渣などを認める場合はアンピシリン/スルバクタム（ABPC/SBT）6〜12g分4/dayで3日間のみ投与する場合が多い．

文献 ● 1) Brodie H. Prophylactic antibiotics for posttraumatic cerebrospinal fluid fistulae. A meta-analysis. Arch Otolaryngol Head Neck Surg. 1997; 123: 749-52.

〔早川　桂〕

Ⅵ 感染症

95 破傷風患者の管理には，暗室が本当に必要か？

頻度 ★☆☆☆　　緊急度 ★☆☆☆

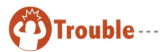

暗室で管理しても痙攣が起きてしまう．また，暗室では，診察や処置に時間がかかるし，インシデントも起きやすい．

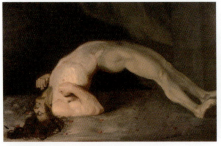

破傷風による筋肉の発作で苦しむ人の絵（1809年チャールズ・ベル作）

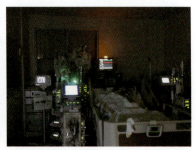

部屋を暗くした場合にはインシデントのリスク

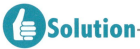

鎮静をしっかり行い，アイマスクや耳栓などを用いて管理する．

Explication

　破傷風菌（*Clostridium tetani*）は偏性嫌気性菌で，テタノスパスミンとよばれる外毒素を産生し，これが運動神経の興奮を抑制する蛋白質を分解するため，筋痙攣が起こる．

　物音（ベッドのきしみ程度），隙間風，光，軽い接触などのささいな刺激や，不安感，疼痛などが引き金となる．

　わずかな菌量でも発症し，培養方法も特殊なため，菌の同定は困難である．また侵入部位の特定も困難なことが多い．開口障害や嚥下障害などの特徴的な臨床症状が診断のきっかけとなることが多い．

　潜伏期や onset time（開口障害から全身痙攣までの時間）が短い（48 時間以内）ほど予後不良である．

　破傷風の治療としては，抗破傷風ヒト免疫グロブリン（TIG）を投与する．TIG は，組織に結合していない血中の毒素を中和するが，組織に結合した毒素に対しては無効であるため，より早期に投与する必要がある．また，感染した部位の洗浄やデブリードマンを行う．洗浄やデブリードマンなどの処置により毒素が放出される可能性があるため，これらの処置の前に TIG を行っておく[1]．

　感染部位は，開放して洗浄し，デブリードマンや異物除去後，開放のまま管理する．破傷風菌の治療には，ペニシリン G，メトロニダゾール，テトラサイクリンの投与が行われるが，毒素には無効である．

　そのほか些細な刺激で痙攣が出現するため，痙攣のコントロールが必要である．暗室にして管理してもよいが，看護や処置が困難になるため，目隠しや耳栓をして，十分な鎮静下に全身管理を行う．痙攣に対しては，ジアゼパムを投与する．筋弛緩薬も投与し，人工呼吸器管理を行う．交感神経機能亢進に対しては，バルビタール系のチアミラールを併用し循環動態を安定させる．チアミラールの他にα/βブロッカー，カルシウムブロッカーなどを併用して，血圧をコントロールする．さらにコントロールが困難なときはダントロレンと吸入麻酔の併用が有効であったという報告もある[2]．

---

 ①鎮静下に人工呼吸管理を行い，循環の管理を要する．

文献　1）Farrar JJ, et al. Tetanus. J Neurol Neurosurg Psychiatry. 2000; 69: 292-301.
　　　2）平田孝夫，他．イソフルランダントロレンの併用が有効であった重症破傷風 2 症例．日本集中医療学会雑誌．2000; 7: 55-60.

〔森川真吾〕

Ⅵ 感染症

96 抗菌薬投与，はずれたら負け，しかし…

頻度 ★★★☆　緊急度 ★★☆☆

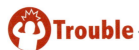Trouble

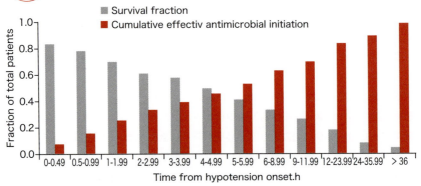

効果的な抗生剤の投与が1時間遅れるたびに死亡率が7.6%上昇する．

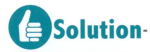Solution

カルバペネムが必要な微生物	カルバペネムでカバーできない微生物
・基質特異性拡張型βラクタマーゼ（ESBL）産生菌 ・AmpC βラクタマーゼ産生菌 ・耐性傾向の強い緑膿菌 ・アシネトバクター属	・MRSA ・コアグラーゼ陰性ブドウ球菌 ・*Enterococcus faecium* ・メタロβラクタマーゼ産生グラム陰性球菌 ・*Stenotrophomonas maltophilia* ・レジオネラ属 ・マイコプラズマ属 ・クラミジア属 ・*Clostridium difficile*

抗菌薬の早期投与は必要．しかし，かならずしもカルバペネムが必要とは限らない．また感染症が否定されたら早く切る．
上司のスピーチと抗菌薬は「Too short is good」

Explication

感染症治療は，①抗菌薬，②ドレナージ，③支持療法の3つが重要である．特に重症感染症患者に対しては Suviving Sepsis Campaign Guideline などによる治療標準化が進んではいるものの，患者死亡率は依然として高い．特に敗血症性ショックでは抗菌薬投与開始が1時間遅れるたびに死亡率は7.6%上昇するとの報告もある．ショック発症から1時間以内に適切な抗菌薬投与が行われた症例は救命率が79.9%であるが，初療時に選択した抗菌薬の感受性がはずれていた場合には，後に感受性に合わせた抗菌薬に変更しても予後は改善しないことが指摘されている．したがって，ICUで診る感染患者の場合は重症であることから，入室とほぼ同時かそれより前に抗菌薬投与を始めていなくてはならない．また抗菌薬の種類に関しては種々のガイドラインが存在するが，上記の「はずれたら負け」という理由よりスペクトラムが比較的ブロードなもの（例えばカルバペネム系）が選択される傾向にある．

一方で耐性グラム陰性桿菌なども問題になってきている．ニューキノロンやアミノグリコシドなどにも耐性であることも少なくなく，危険な菌である．特にカルバペネム系は他の抗菌薬と比較して薬剤耐性誘導が高く，緑膿菌の薬剤耐性ハザード比はイミペネム44.0（p=0.001），シプロフロキサシン9.2，ピペラシリン5.2，セフタジジム0.8である．耐性菌の生みの親はブロードな抗菌薬をただ漫然と使用し続けてきた私たち自身であり，今後は耐性菌を発生させないため，抗菌薬の適正使用という面も考えなくてはならない．

したがってICUにおける重症感染症患者への抗菌薬に関してはまず漫然とカルバペネムを選択するのではなく，患者背景・感染臓器から微生物を想定して，empiric therapy を開始する．ブロードな抗菌薬に行かざるをえないこともあるが，必ず培養検査を提出し，培養がわかった時点で早期に de-escalation を行う意識が重要である．またショックの鑑別を進める際に感染症が疑われ，抗菌薬の投与の開始に踏み切ることも少なくないが，これも感染症が否定された時点で速やかに抗菌薬を切ることが重要である．ブロードな抗菌薬はICUでは必要な面もあり，早期に投与開始に踏み切るが，しかし同時に可能な限り早期に off または de-escalation を行うことも必要である．

文献 1) Kumar A, et al. Duration of hypotension before initiation of effective antimicrobial therapy is the critical determinant of survival in human septic shock. Crit Care Med. 2006; 34: 1589-96.
2) Carmeli Y, et al. Emergence of antibiotic-resistant *Pseudomonas aeruginosa*: comparison of risks associated with different antipseudomonal agents. Antimicrob Agents Chemother. 1999; 43: 1379-82.

（早川　桂）

Ⅵ 感染症

97 外傷後の髄膜炎への予防的抗菌薬投与

頻度 ★★☆☆　緊急度 ★☆☆☆

##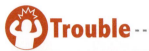

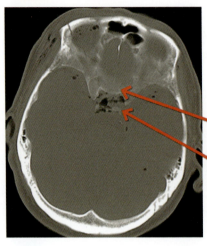

工事現場の足場から墜落
↓
意識レベル低下で搬送
↓
頭蓋骨・頭蓋底の多発骨折
↓
気脳症もあるな…
髄膜炎が心配だけど，予防的抗菌薬の投与は必要かな？

##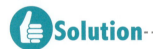

以下の場合は予防的抗菌薬を考慮する
（広域ペニシリン・第1世代／第3世代セフェム）

- ▸ 著明な創の汚染
- ▸ 治療の遅延
- ▸ 髄液漏
  （鼻出血，外耳出血のみでは×）
- ▸ 戦傷
- ▸ 頭部銃創・穿通性頭部外傷

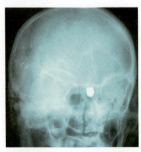

頭部銃創によって頭蓋内に銃弾が残存した頭部 Xp

Explication

　頭部外傷・頭蓋骨骨折後に髄膜炎を発症するケースもあり，その原因としては髄液漏などが知られている．では，頭部外傷時の予防的抗菌薬投与に髄膜炎予防効果はあるのだろうか．

　頭蓋底骨折に対する抗菌薬投与の髄膜炎予防効果について，Ratital らは 208 症例のメタ解析を行い報告している．この結果では投与群と対照群との間で髄膜炎の発症頻度，死亡率に有意差を認めなかった．今のところ，頭蓋底骨折に対する抗菌薬予防投与にはエビデンスはないといえる．

　髄液漏患者へは予防的ペニシリン投与で感染症発生率が低下したと Brodie らが報告している．外傷後髄液鼻漏に伴う二次性髄膜炎の起炎菌は肺炎球菌が最多とも報告している．したがって，著明な創の汚染，治療の遅延，髄液漏（鼻出血や外耳出血のみでは予防的抗菌薬投与の根拠にはならない）が認められる場合は抗菌薬投与を検討する．また救急医療の現場では頭蓋骨開放骨折など緊急手術となることもしばしばである．このような場合には標的菌に応じて感染発症阻止抗菌薬を使用することになる．頭部外傷の汚染手術では表皮・黄色ブドウ球菌や A 群連鎖球菌が起因菌となることが多いため，一般的には髄液移行性も考慮して第 3 世代セフェム系や広域ペニシリン系薬を 5〜7 日間用いる．ただし，コンプロマイズドホストや過去の抗菌薬使用歴・頭部外傷歴など，患者背景によって臨機応変な対応が必要である．

　また British Society of Antimicrobial Chemotherapy のガイドラインによると，戦傷による頭部外傷と一般の頭部銃創・穿通性頭部外傷には抗菌薬の投与が推奨されている．成人では，セフロキシム＋メトロニダゾールの投与を 5 日間は継続する．

　実際に髄膜炎を発症した際にも留意点がある．すでに抗菌薬を投与されていた場合，髄液中の細胞数上昇は単核球優位で中等度にとどまり，糖の低下も目立たなくなる場合がある．このように，一見するとウイルス性髄膜炎様の所見となる partially treated bacterial meningitis にも注意が必要である．

文献
1) Ratital B, et al. Antibiotic prophylaxis for preventing meningitis in patients with basilar skull fractures: Cochrane Database Syst Rev. 2011 Aug 10;(8): CD004884. Review.
2) Bayston R, et al. Use of antibiotics penetrating craniocerebral injuries. Lancet. 2000; 355: 1813-17.
3) Brodie H. Prophylactic antibiotics for posttraumatic cerebrospinal fluid fistulae. A meta-analysis. Arch Otolaryngol Head Neck Surg. 1997; 123: 749-52.

〔平野一興／早川　桂〕

VI 感染症

頻度 ★★★☆　緊急度 ★★★☆

98 カテーテル感染が疑われたら即カテ抜去？

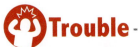

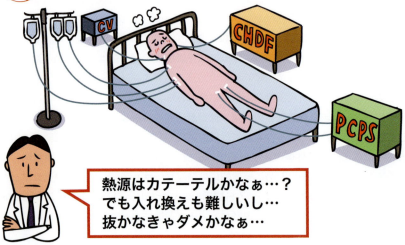

熱源はカテーテルかなぁ…？
でも入れ換えも難しいし…
抜かなきゃダメかなぁ…

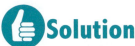

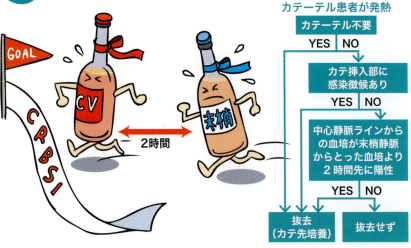

Explication

　CRBSI（catheter related blood stream infection：カテーテル関連血流感染症）は血液培養とカテ先培養の結果が一致した場合に診断される．

　カテ先培養は，抜去したカテーテルの先端を血液寒天培地上で転がし，これが陽性であればカテーテル感染とする半定量培養であるが，カテーテル感染でなかった場合にも，すでにカテーテルが抜去されてしまっているという欠点がある．

　中心静脈カテーテルが挿入されている患者が発熱した場合，即カテーテルを抜去，カテ先培養提出としている施設は多いが，カテーテル抜去が困難な状況も多い．実際には即カテーテル抜去が必要な場合は以下の2つに限られる．

　まずは，カテーテル刺入部に感染を示唆する発赤，腫脹，化膿性分泌物が存在する場合である．次に，患者が重症で，血液培養の結果を待てない場合である．

　上記のような2つの状況を除けば，以下のような方法でカテーテル抜去を回避することが可能であるかもしれない．まず，末梢血管と中心静脈カテーテルより血液培養を同量採取し結果を待つ．中心静脈カテーテルより採取した血液培養が末梢血管より採取したものより2時間以上早く陽性になった場合，CRBSIと判断できる．これは，菌血症の原因がカテーテルであれば，感染源であるカテーテルから採取した血管により多くの微生物が存在するであろうという原理に基づいた方法であり，differential time to positivity（DTP）法とよばれる．もちろん，この方法でCRBSIと診断された場合は，カテーテル抜去が必要であるが，どうしても中心静脈ラインが必要な場合は，抗菌薬初回投与後に，ちがう血管から挿入し，感染が疑われるカテーテルを抜去することになる．

　もし，患者が待てる状況であるのであれば，即カテーテルを抜去するのではなく，血液培養の結果を待つことで，不要なカテーテル抜去を回避できる場合がある．ただし，血液培養を待っている間も，患者が重症化するようであれば，やはり即抜去しなければならない．重症患者が多いICUでは特に，上記の方法を過信して，培養結果をのんきに待つのは危険であるということには留意したい．

 感染したカテーテル刺入部に発赤，腫脹，化膿性分泌物などの典型的所見がそろうことは10％以下とされており，これらの所見がなくてもCRBSIは否定できないことに注意が必要である．

文献 ● 1）Mermel LA, et al. Clinical practice guidelines for the diagnosis and management of intravascular catheter-related infection：2009. Update by the Infectious Diseases Society of America；Clin Infect Dis. 2009；49(1)：1-45.
　　　2）青木　眞．レジデントのための感染症診療マニュアル第2版．東京：医学書院；2000.

〈関　藍〉

Ⅵ 感染症

頻度 ★★☆☆　緊急度 ★☆☆☆

99 多剤耐性菌患者に超音波検査を施行しなければならない

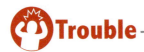Trouble

耐性菌「ESKAPE」
- **E**nterococcus faecium
- **S**taphylococcus aureus
- **K**lebsiella pneumoniae
- **A**cinetobacter baumannii
- **P**seudomonas aeruginosa
- **E**nterobacter species

これらの菌は医療従事者や機器を介して広がる…

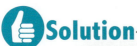Solution

- エコーにポリ袋を被せる
- もちろんスタンダードプレコーションは必須
- エコープローベカバーを使用する

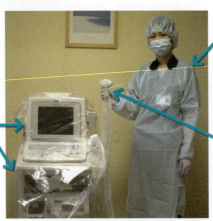

一度，菌が機器についてしまうとそれらは意外と長生きする．

Explication

　世紀の大発見とよばれる抗菌薬の開発は，同時に私たち人類の耐性菌との長い戦いの幕開けでもあった．現在，「ESKAPE」に代表されるような耐性菌が医療の現場で問題となっており，その対策を行うことが重要である．感染予防対策に手洗いは必要不可欠なものであるが，それのみでは感染を制御できるわけではない．多剤耐性菌をもつ患者を隔離したのちに，厳密に接触感染対策を行うことが病棟でのエンデミックを防ぐうえで重要である．接触感染対策には手袋やビニールエプロンの装着を処置のたびに行う．さらにエコーや気管支鏡が必要な場合は機械にビニール袋をかけて使用し，終了後は部屋の外に持ち出さず，ビニールをその場で捨て，機器の消毒を行う必要がある．

　微生物は特に乾燥環境下であっても下記の表のように意外と生き延びるものである．したがって，個人の手袋・エプロンによるプレコーションのみではなく，機器に菌を付着させない，また持ち出さないという意識をもつことが重要である．

病原体	時間
Acinetobacter 属	3日〜5カ月
Clostridium difficile	5カ月
Chlamydia pneumoniae	〜30時間
E. coli	1.5時間〜16カ月
Enterococcus 属（VRE，VSE 含）	5日〜4カ月
Haemophilus influenzae	12日
Klebsiella 属	2時間〜30カ月
Mycobacterium bovis	2カ月〜
Mycobacterium tuberculosis	1日〜4カ月
Pseudomonas aeruginosa	6時間〜16週
Staphylococcus aureus（MRSA 含）	7日〜7カ月
Candida albicans	1〜120日
Influenza virus	1〜2日
ノロウイルス	8時間〜7日

文献 ● 1) Kramer A, et al. How long do nosocomial pathogens persist on inanimate surfaces? A systematic review. BMC Infect Dis. 2006; 6 130.

〈早川　桂〉

Ⅵ 感染症

頻度 ★★★☆　緊急度 ★★☆☆

100 多剤耐性菌が出現時の家族への説明，対応

Trouble

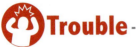
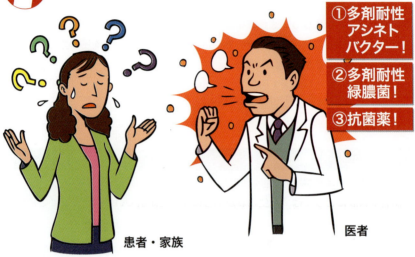

①多剤耐性アシネトバクター！
②多剤耐性緑膿菌！
③抗菌薬！

患者・家族　　医者

Solution

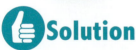
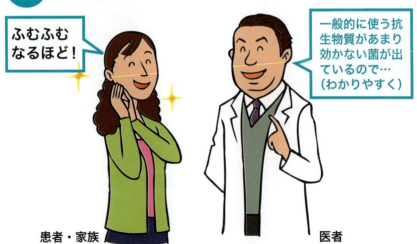

ふむふむなるほど！

一般的に使う抗生物質があまり効かない菌が出ているので…（わかりやすく）

患者・家族　　医者

Explication

　多剤耐性菌出現時に「今現在患者に何が起こっているのか」を患者や家族へ説明するのが原則である．患者や家族が多剤耐性菌出現の事実をまったく知らされていない場合，患者は「なんでこの人は自分と接するときガウンや手袋をしているのだろう」，家族は「なんでわたしまでガウンや手袋をしなければならないのか」といった具合に医療不信を抱かれてしまう．

　このように，伝えるタイミングや内容，伝え方を誤ると患者およびその家族との信頼関係を失いかねない．伝え方を考え，メッセージを明確にして，余計な不安をかり立てないように上手に伝えることが信頼関係を失わないために重要である．

　そのときのポイントは，「専門用語を使って説明しない」ことである．「多剤耐性アシネトバクター」だの「多剤耐性緑膿菌」だの説明されても家族は混乱するだけである．

　また，「耐性菌」や「院内感染」という専門用語に家族は敏感である．「耐性菌」というと家族にとってはわかりにくいし，「院内感染」というと『この病院のせいで，変な菌に感染させられた』と誤解されかねない．昨今はメディア報道などの影響でそういう言葉には敏感な方が多いのである．

　患者や家族にとっては「抗生物質が効きにくい菌が出ている状況です」と説明するのがわかりやすい．「そのため適切な対策を取っています」と話す．「抗菌薬」が学術用語ではあるが，患者向けには「抗生物質」と使う方が断然理解してもらえる．「抗生物質」も「細菌などをやっつけるお薬です」と説明するとより良い．

　患者自身には，「抗生物質が効きにくい菌が出ているので，院内の規則でご入院中にはガウン，手袋を着用します」と説明する．また，「ご家族にも入室中は，着用していただきます」といった旨も伝える．その際に，「これらは他の入院患者さんへ伝播することを防止するためです」と付け加えるとよりよい．

　患者の意識がない場合，あるいは認知症などがある場合も，家族には「入室する時に，院内の規則でガウン，手袋の着用をします」と説明する．

　患者の退院する場合，「ご自宅では特に対策は不要である」こともあわせて説明するとよい．同居に，化学療法中であったり，そのほかの免疫不全の方がいない限り通常の生活に戻れる旨を伝える．

　転院する場合，「転院先の感染対策に従って対応が必要です」となる．

　こういった「言いにくい」ことを患者の立場に立って真摯に伝えることが，現場で誤解を防ぎ，よりよい信頼関係を維持できる秘訣である．

文献 ● 1）白倉良太．病院感染と報道の役割．ICD ニュースレター．2005; 6: 1-2.

（秋山光浩）

VII 脳神経

頻度 ★★★☆　緊急度 ★★★☆

101 せん妄の際は低酸素，貧血，低血糖，電解質異常をルールアウトする

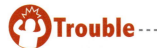**Trouble**

腹腔内出血への開腹止血術後（60歳，男性）

↓

夜間に大暴れ

↓

指示書に従い①，その後時間をおき②，③を施行

指示書
●有事指示
《不穏時》
① アタラックスP® 1A iv
② セレネース® 5mg div
③ セルシン® 5mg iv

↓

30分後に心肺停止　Hb 4.0 と判明

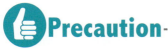**Precaution**

せん妄はしっかりと鑑別が必要

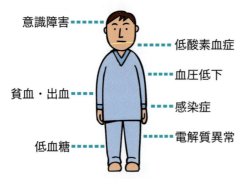

意識障害
低酸素血症
血圧低下
貧血・出血
感染症
低血糖
電解質異常

身体的異常をルールアウト

当施設の指示書
●特別有事指示
《不穏時》 Dr call

当施設では不穏時には薬剤投与の有事指示は記載しておらず
必ず Dr call で医師が直接患者を診察後に指示を出すようにしている

Explication

　不穏・せん妄は病棟では日常的に生じる問題の一つである．せん妄は高齢者に多いとされ内科系高齢者病棟で 30％，外科系高齢者病棟で 50％の頻度で発生するとの報告もある．用語の厳密な定義としては「せん妄 delirium」は意識混濁や幻覚，意識障害があり支離滅裂な行動をとる状態，とされ「不穏 agitation」は意識混濁はないが精神的に落ち着かなくなっている状態とされるが，実際の臨床現場における夜間に生じる問題としては線引きは難しい．このせん妄や不穏を認めた際に Dr 指示（有事指示として）でセルシン® 5mg の静注を実施され⇒不穏は一見改善したもののその後で呼吸停止，心停止で発見される．実際には低酸素血症が本態であり，それに対する苦痛として不穏が生じており，そこに鎮静剤の投与で呼吸停止に至らせた，というケースは散見される（おそらく散見以上に頻度は多いと推定される）．せん妄，不穏を認めた場合には，まずは鑑別診断を行う必要がある．せん妄をきたす原因として頻度の高いものとして以下の病態があげられる．①酸素飽和度の低下：動脈血液ガスの異常の検索，必要であれば酸素投与，その後に低酸素血症の原因検索，②血圧低下：採血で貧血の有無をチェック，外傷後や手術後の患者であるかの確認，必要であれば輸液，輸血，昇圧剤投与，温度板で直近の数日，数週間の in out の確認，脱水がないかなどを確認する，③体温上昇，呼吸数増加：基本的なバイタルサインの再確認，胸部 X 線での肺炎像や尿所見の確認，感染を強く疑えば感染巣の検索（痰培，尿培，血倍，画像検索）を施行しながら抗菌薬投与，④意識障害：血糖測定で低血糖ならブドウ糖投与，四肢の麻痺や神経学的異常を認めた場合には頭部 CT，MRI などの検査が必要になる．せん妄・不穏で call を受けた場合には必ず自分または当直医が病棟に行き，患者を直接診察してバイタルサイン，血液ガス，採血，胸部 X 線，心電図など必要と思われる検査の実行を考慮して身体的異常を除外してから鎮静薬，抗精神病薬の投与を行わなければならない．また，米国の卒前医学教育での Minimum Geriatric Competencies の第 2 項目として認知症（Dementia），うつ（Depression）とせん妄（Delirium）が含まれており老年医学対応能力における重要テーマと位置づけられている．

バイタルと血液ガスをとる．
　➡低酸素血症，血圧低下，低血糖は CPA になるので，すぐにルールアウトする．

文献 ● 1）荒井啓行．認知症，うつ，せん妄．日老医誌．2011; 48: 651-4.

（坂本龍司）

Ⅶ 脳神経

102 低栄養患者には Vit B_1 を忘れずに投与する

頻度 ★★☆☆　　緊急度 ★★★☆

🙀 Trouble

```
低栄養患者
   ↓
ブドウ糖のみ投与
   ↓
Vit $B_1$ 必要量 著明に増加
   ↓
ウェルニッケ脳症を誘発
```

👍 Precaution

Vit B_1 採血 ➡ アリナミンF® or ビタメジン®

ビタミン B_1：解糖系中間代謝の補酵素！

① まず　　② そして

Explication

　ビタミン B_1 欠乏症は，食事からの摂取不足が原因である．食事を摂取せずに常に飲酒するようなアルコール依存症者は，ビタミン B_1 欠乏症になるリスクが高いといえる．また近年の不況に伴い従来指摘されていた完全静脈栄養中の合併症やアルコール依存者，妊娠悪阻患者に加え，生活苦からの飢餓に伴う発症も散見される．

　症状としては末梢神経障害である脚気と中枢神経の障害であるウェルニッケ脳症（ウェルニッケ・コルサコフ症候群）が生じる．脚気は循環器系症状，神経系症状，浮腫が特徴的である．

　脚気の初期は自律神経失調症様の不定愁訴を認め潜在性ビタミン B_1 欠乏症ともよばれる．その後心胸郭比の上昇，拡張期血圧低下，心拍出量増加に至り，心拍出量増加に生体が反応できなくなると肺水腫に陥る．これらの症状に加え血中ビタミン B_1 値が 28mg/mL 以下で診断が確定する．

　ウェルニッケ脳症（ウェルニッケ・コルサコフ症候群）は急性期には意識障害（せん妄），眼筋麻痺（両側外転神経麻痺），失調性歩行を認め，慢性期には記銘力障害，作話症を認める．画像診断では MRI T2 強調画像，FLAIR 画像で視床，乳頭体，視床下部，視床内側核，中脳水道周囲灰白質に異常高信号を認める場合が多い．その理由としてこれらの部位は普段からトランスケトラーゼ活性が高いことがあげられる．治療方針におけるピットフォールとしてはビタミン B_1 欠乏患者への安易なブドウ糖のみの投与によってウェルニッケ脳症を誘発することが指摘されている．つまり慢性のビタミン B_1 低下の状態への糖分供給によりビタミン B_1 の必要量増加が急激に生じることによる．治療としてはビタミン値の採血後に速やかにビタミン製剤を投与しなければならない．ウェルニッケ脳症急性期の意識障害にはビタミン B_1 の大量静脈内投与が有効である場合が多く，その一方で慢性期の記銘力障害への有効性は乏しい．またビタミン B_1 の投与量は 100〜200mg/ 日とされるがそれ以上投与した場合でもビタミン B_1 は血中濃度が上昇すると急速に尿中に排泄されるためビタミン B_1 中毒は少ないとされる．

 ウェルニッケ脳症で上記の3徴がすべてそろうのは，10〜38％しかないといわれる．栄養障害＋意識障害をみたら本症を積極的に疑う．

文献 ● 1）安田和人．ビタミン B_1 の臨床．Modern Physician. 2007；27: 1194-7.

〈清水敬樹〉

VII 脳神経

頻度 ★★★☆　緊急度 ★★☆☆

103 ヘッドアップ30度って意外に高さがある

🆘 Trouble

重症頭部外傷患者の入室で
ヘッドアップ30度を指示したが……

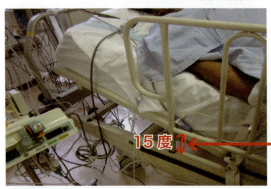

通常の感覚だけでヘッドアップさせると15度程度になってしまう場合が多い

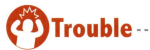

15度程度しかない

👍 Precaution

このように30度の高さの印を
ベッドに前もって張っておくと良い

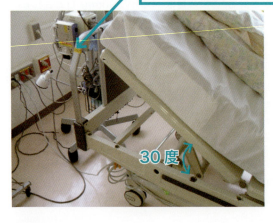

30度

意外に高い！

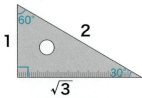

$1 : 2 : \sqrt{3}$

Explication

　ICU患者のヘッドアップに関しては議論がある．肺理学療法や肺炎，誤嚥の予防には **30 度以上のヘッドアップ** が推奨されている．また，重症頭部外傷時の脳圧，脳灌流圧の維持目的には **30 度のヘッドアップ** が推奨されている．また褥瘡予防の観点からは外力軽減目的で **30 度以下のヘッドアップ** が推奨されている．また，腹部コンパートメント症候群（ACS）発生時の対応としては **20 度のヘッドアップ** で腹腔内圧が 2mmHg 上昇することが報告されている．また，肝損傷，脾損傷や脊髄損傷，骨盤骨折，大動脈損傷などの外傷患者への床上安静の際に ADL や体位制限が必要になる場合もある．単純に数値で線引きできるものではなく，患者の状態，病態，重症度，治療方針，管理の優先度などを総合的に判断してどのような体位をとるかを決定する．ただ，一般論として挿管，鎮静，CV 挿入，A line 挿入，胃管挿入で入室中の患者は 30 度のヘッドアップを維持し，適宜体位交換を施行するのが標準的管理と思われる．また，アメリカの医療の質改善研究所（Institute of Healthcare Improvement：IHI）が提唱する人工呼吸器バンドルの一つに頭部挙上があげられている．

　実際に頭部挙上する際の 30 度のヘッドアップであるが，これはこの高さ，角度に慣れていないと意外に高い，角度が大きく感じることに驚かされる．経験の浅い医療従事者に，ヘッドアップ 30 度となるように指示を出すと大部分の医療従事者は trouble で示したように 15 度程度の高さに設定する場合が多い．いわゆる三角定規を思い出してもらえばわかりやすい．そのために 30 度の高さを一定に維持するために 30 度の高さの部位に写真のようにテープを貼ってマーキングしておくことが望ましい．同様の工夫は各施設で実施されていると思われる．

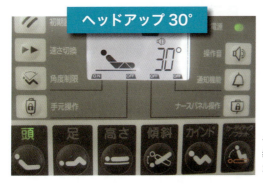

ベッドによっては頭部挙上の角度も設定可能なものも普及している

文献 ● 1）道又元裕, 編. ICU 患者の体位管理マニュアル. 大阪: メディカ出版; 2009.

〈清水敬樹〉

VII 脳神経

頻度 ★★★☆　緊急度 ★★☆☆

104 シバリングには速やかに対応する

🙀 Trouble

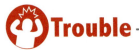

シバリング！

- 酸素消費量 ⬆
- 二酸化炭素産生 ⬆
- 乳酸産生 ⬆
- 末梢血管抵抗 ⬆
- 交感神経刺激 ⬆

アシドーシスを引き起こす

👍 Precaution

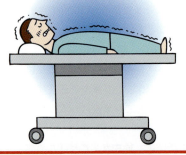

38℃の輸液　27℃の室温

38℃の温風式加温

予防
- 体温保持
- アミノ酸
- NSAIDs
- レミフェンタニルの投与回避

治療
- ペチジン
- マグネシウム
- 酸素
- デクスメデトミジン

Explication

　シバリングは寒さに対する遠心性自律性体温調節で，低体温を防ぐ防御反応だが，全身麻酔中に起こることは稀であり，それは麻酔薬が体温中枢を阻害するからである．遠心性自律性体温調節中枢を特徴づける因子として閾値（反応を惹起する中枢温），ゲイン（単位中枢温あたりの反応量の増加），最大値がある．最近はレミフェンタニル（アルチバ®）を使用した全静脈麻酔後に生じるシバリングが問題となっている．

　シバリングの原因には，①中枢温と末梢温の乖離とされており，術中は麻酔の影響で中枢温も末梢温も低下しているが，覚醒とともに中枢温が上昇し，末梢温との乖離が起こりシバリングを起こすとされている．②また麻酔薬によって体温調節における対寒反応や対暑反応が出現する閾値温を低下または上昇させる（閾値間域の拡大）．レミフェンタニルは急速に閾値間域を正常化するため他の麻酔薬に比べてシバリングを起こしやすい[1]．③レミフェンタニルはμオピオイド受容体を強力に刺激するが，その作用が投与中止とともに急激に消失することによる withdrawal symptom（退薬症状）によってもシバリングが起きるとされる[2]．

　次に全身麻酔後に生じ得るシバリングの予防は，術中からの体温の保持の徹底が大切である．具体的には温風式加温装置の使用や輸液を 38℃に加温してからの投与，さらには手術終了直前より手術室の室温を 27℃に設定することである．その他に急激な体温調節の抑制がシバリングの予防とされ，それには体温調節のセットポイントを下げる作用があるフルルビプロフェン（ロピオン®）や，体温調節域が麻酔薬により広がり，その正常化を抑制するフェンタニルの投与などが効果的である．フェンタニルはμオピオイド受容体の刺激を急に消失しないようにするために手術終了 1 時間前に 100 ～ 300μg 静注する．シバリングが生じた場合にはペチジン（κオピオイド受容体への刺激）（25 ～ 50mg）の投与が有効とされる[3]．また，脳低温療法導入期に生じるシバリングにマグネシウムが有効であったとの報告もあるが，現実的には筋弛緩薬の使用が必要な場合が多い．

文献
1) 山﨑隆史．積極的加温とフェンタニルはレミフェンタニル麻酔後のシバリング対策に有用である．臨床麻酔．2011; 35: 1491-6.
2) 小板橋俊哉．レミフェンタニル麻酔の効用と副作用対策．日臨麻会誌．2009; 29: 455-66.
3) 池田健彦，他．麻酔のシバリングに及ぼす影響．臨床体温．1999; 17: 10-6.

〈渡部一之 / 西山友貴〉

VII 脳神経

頻度 ★★☆☆　　緊急度 ★★★★

105 脳低温療法中の体温が乱高下してしまう

🤦 Trouble

冷水ブランケット式

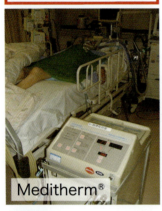

Meditherm®

重症頭部外傷患者への
ICPモニター下の脳低温療法
⬇

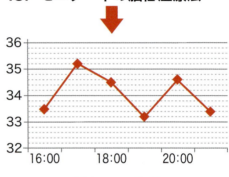

体温は乱高下

👍 Precaution

体表冷却（Arctic Sun®）

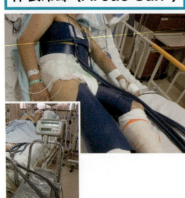

同様の体表冷却でも
Arctic Sun®を使用すると
⬇

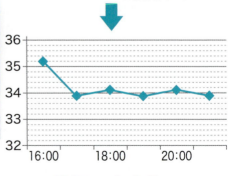

体温は安定化

Explication

　実際に脳低温療法を施行する場合の体温維持装置として従来は左の Trouble の写真のように 2 枚の冷却ブランケットで挟み込むタイプが頻用されていた．現在でもこのタイプを使用している施設があるかもしれないが，Meditherm® は冷却ブランケットで体幹の前後を挟み，数時間で 34℃台の目標体温に到達する．しかしシバリングの出現も多く体温が乱高下してしまう場合が多い．特に重症頭部外傷で ICP を指標にする厳密な管理を施行する場合には体温の乱高下はクリティカルな問題であり使用すべきではない．同様の体表冷却でも左の Precaution の写真のように Arctic Sun® では，小さな冷却パッドを胸腹部，背部，大腿部に当てて，患者の体温をモニタリングしながらそれをフィードバックという温度制御された水を熱伝導パッド内に循環させて，設定した目標体温に速やかに達することが可能である．また，CHDF などと組み合わせて体外で循環させた血液を冷却させる機器を用いた体外循環血液冷却法（KTEK-3）（図 1）も登場している．その他，CHDFや PCPS を使用して血管内を冷却する方法もある．さらに，上下大静脈内に冷却カテーテルを留置し，そのカテーテル内を冷水が循環することで速やかに体温を低下させることもできる．しかしこの血管内冷却は侵襲的で症例を選んで施行している．また，体温の乱高下の主因としてシバリングの影響が多い．そのため脳低温療法の導入時には鎮静薬および筋弛緩薬の使用が望ましい．しかし，それに伴う無気肺，肺炎の増加も指摘されており，シバリング予防にはマグネシウムが有効との論文も散見される．

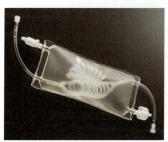

図 1
体外循環血液冷却の
一つである KTEK-3

文献 ● 1) 心停止後の低体温療法における血管内冷却と表面冷却の比較
　　　Tomte O, et al. A comparison of intravascular and surface cooling techniques in comatose cardiac arrest survivors. Crit Care Med. 2011; 39: 443-9.
　　　ノルウェーからの報告で，院外心停止患者約 160 名を対象として中程度低体温療法を施行する際の機材として血管内冷却（Coolgard）と体表冷却（Arctic Sun®）を比較した報告．生存率，神経学的予後，冷却速度，合併症には有意差は認められず，両者には差がないと結論．血管内冷却では低 Mg 血症，体表冷却では高血糖の頻度が増加．

〈清水敬樹〉

Ⅶ 脳神経

頻度 ★☆☆☆　緊急度 ★★★☆

106 脳幹梗塞患者の NIHSS

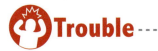

【症　　例】70 歳女性
【既 往 歴】高血圧，糖尿病
【現 病 歴】1 時間前からの突然に発症した複視を主訴に受診
【検査所見】他覚的には眼球運動制限なし
　　　　　　NIHSS 0 点
　　　　　　MRI 拡散強調像でも高信号は認めなかった

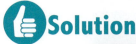

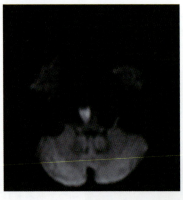

発症 4 時間後に撮影した MRI（DWI）

数時間後には one and a half 症候群，左上下肢麻痺となっていた．
診断：延髄右側 Branch atheromatous disease（BAD）

⬇

「初療時 NIHSS が 0 点だからといって安心できない」

Explication

　National Institute of Health Stroke Scale（NIHSS）は 1989 年にその有効性が報告され，救急医療の現場においても脳卒中のスクリーニング検査に使われることが多い．しかし NIHSS も万能ではなく，場合により重症脳卒中を見逃してしまう可能性がある．

　そもそも NIHSS には脳神経系の項目が少ない．このため後方循環系の障害は評価が不十分となる．特に，軽度の眼球運動障害はベッドサイドの診察では評価が難しく，患者が複視の訴えのみ自覚するケースもしばしばである．このような複視の診察にはレッドグラス法も有用である．また，くぼみ手徴候のような軽微な麻痺所見や錐体路障害を示す病的反射などは NIHSS ではカウントされない．このため NIHSS のみで診断をしようとすると，そこに反映されない症状を見落としやすくなる．

　近年では MRI の拡散強調像が一般的となり脳血管障害を超急性期から診断することが可能となった．皮肉なことに，このことも神経学的診察が軽んじられる要因となりうる．脳幹部においては MRI のスライス間が 4 〜 5mm が一般的であるため，脳幹部の小さな梗塞巣などは MRI でも判然としないことがある．また，拡散強調像は細胞性浮腫を反映するため, 脳動脈閉塞直後（発症後約 0 〜 2 時間後まで）は拡散強調像でも変化は見られないことが多い．細胞性浮腫期（発症後 3 時間以降）になって初めて拡散係数が低下してくるため，拡散強調像で高信号，ADC map で低信号を呈するようになる．画像診断には発症後時間経過による MRI 所見の推移についても押さえておく必要がある．

　誤診や見逃しを極力減らすためには，系統立てて一通りの神経所見をとることが重要である．脳梗塞は救急現場での対応が，患者のその後の ADL を左右する疾患である．正確な病歴聴取・神経診察を短時間で行い，迅速かつ適切な対応ができるように日々トレーニングしてほしい．

NIHSS の欠点

・脳神経項目が少ない（＝後方循環系障害には不十分）
・言語機能が重視されている（＝失語があると点数が高くなる）
・ADL の程度が反映されにくい
・軽微な障害は反映されない（ex. くぼみ手徴候など）
・意識障害があると高得点になる（ex. 脳幹梗塞）

文献　1）水野美邦．神経内科ハンドブック第 4 版―鑑別診療と治療．東京：医学書院；2010．
　　　　2）後藤文男, 他．臨床のための神経機能解剖学．東京：中外医学社；1992．

（平野一興）

Ⅶ 脳神経

頻度 ★★☆☆　　緊急度 ★★★☆

107 比較的若年者の grade が悪い SAH（poor grade SAH:WFNS gr4-5）は「ひょっとする」かも？

Trouble

40 歳代の男性．
WFNS 分類 gr 5

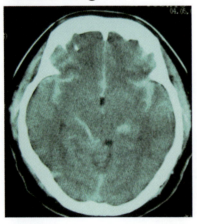

- ▶ 深昏睡状態で瞳孔も両側散大
- ▶ 個室で看取りの方針

- ▶ 6 時間後に瞳孔縮小，体動出現，不穏様
- ▶ 降圧薬で血圧管理継続

- ▶ 意識レベルを確認したくて鎮静，鎮痛なし

- ▶ 急に血圧 280mmHg へ上昇，心拍数 41 回 / 分
- ▶ 瞳孔両側散大，CL300/JCS
  ⇒ 頭部 CT で再破裂

Precaution

Gr 4,5 の昏睡患者が意識の改善徴候を認めた場合には速やかに厳格な降圧を始めて再破裂予防に努める

意識レベル
改善傾向
の場合 ➡
❶ 呼吸・循環の安定化の継続
❷ 収縮期血圧 140mmHg 以下
❸ 必要であれば鎮痛・鎮静
　⇒意識を確認したい
　⇔再破裂も防ぎたい（ジレンマ）
❹ フォローアップ CT 撮影

Explication

　意識レベルが悪い，いわゆる grade 4, 5 の SAH 患者を管理することがある．特に 30 歳から 50 歳代の比較的に若年者の場合にはその対応には慎重であるべきである．初療時に動脈瘤破裂やカテコラミンサージに伴う呼吸不全などの影響で正味の脳のダメージ以外の因子のために意識レベルが悪く grade が低い場合もあるからである．低酸素血症や高二酸化炭素血症，痙攣などの因子である．当然これら二次的なダメージを防ぐことが予後の改善にもつながり，そのような状態に陥っていること自体が予後不良かもしれない．しかし，24 時間後の CT で正確な評価をするまでは決してあきらめてはいけない．当然，ご家族には期待をもたせる説明はするべきではないが，我々の経験でも SAH は思わぬ意識改善をみたりする場合もなくはない．少なくともその他の意識レベル 200，300 の脳出血とは別物として管理する必要がある．初療時において頭部 CT 撮影前に呼吸が維持できなくなった場合の気管挿管は躊躇すべきではない．当然，各施設で脳神経外科および救急科などで取り決められたやり方，申し合わせ事項があることは事実であるが，二次的脳損傷，再破裂を防止することに全力を注ぐことが重要である．その目的のために筋弛緩薬，降圧薬を併用しながら直ちに頭部 CT を撮影して，まずは診断を確定させる．若年者であれば grade 4, 5 であっても 24 時間後の意識レベルとフォローアップ CT の結果が出るまでは全力を尽くすスタンスでの管理が要求される．入院後に回復徴候を認めた場合には速やかに厳格な降圧による血圧管理と頻回の神経所見の確認を行い，ベストの意識レベルを確認する．体動，不穏が強い場合には降圧だけでは危険であり，意識レベルの回復程度の確認をすることへのジレンマを感じながらでも鎮静薬・鎮痛薬の使用を躊躇してはならない．再破裂予防への過大対応は容認されうると私は考える．また，近年の血管内治療の普及に伴い coil 塞栓後の予後良好症例も散見されるので従来よりも治療適応は拡大しつつある．

表　WFNS 分類（1983）

grade	GCS	重要な局所神経症状（失語あるいは片麻痺）
1	15	なし
2	14〜13	なし
3	14〜13	あり
4	12〜7	有無は不問
5	6〜3	有無は不問

文献 ● 1) Lubicz B, et al. Endovascular treatment of ruptured intracranial aneurysms in elderly people. AJNR Am J Neuroradiol. 2004; 25: 592-5.

〈清水敬樹〉

Ⅷ 循環・呼吸

頻度 ★★★☆　緊急度 ★★★☆

108 ガイドライン 2010 ABC から CAB へ

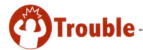Trouble

2005（旧）：成人への CPR の手順は，気道の確保から始まり，呼吸を確認，続いて 2 回の人工呼吸を行った後，胸骨圧迫 30 回と人工呼吸 2 回のサイクルを繰り返す．

2005（旧）
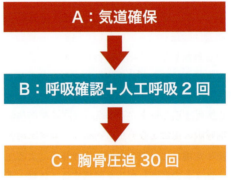

A：気道確保
↓
B：呼吸確認＋人工呼吸 2 回
↓
C：胸骨圧迫 30 回

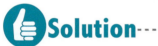Solution

2010（新）：換気前の胸骨圧迫開始を勧告する．

2010（新）
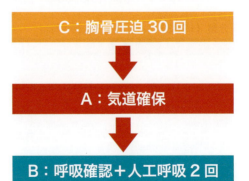

C：胸骨圧迫 30 回
↓
A：気道確保
↓
B：呼吸確認＋人工呼吸 2 回

Explication

2005年ガイドラインでは，Airway ➡ Breathing ➡ Circulation の手順であった．
ガイドライン 2010 では，心肺停止と判断した場合，救助者は気道確保や人工呼吸よりも先に胸骨圧迫（= Circulation）から CPR を開始することが推奨されている．

成人および小児において，気道確保，人工呼吸から始めるよりも胸骨圧迫から始めたほうが転帰がよいことを示す直接的なエビデンスは存在しないが，バイスタンダーが気道確保および人工呼吸を躊躇することで CPR の実施が遅れることを避ける目的がある．

■ ABC ➡ CAB の理由
- 心停止を発症するのは大部分が成人である．
- 生存率が高いのは，「目撃者あり」で「Vf または pulseless VT」
- 心原性心停止の場合，最初の数分間には多くの酸素が血液に含まれており，胸骨圧迫から開始することは時間的にも合理的．
- By-stander（多くは一般市民）にとってはAやBよりCのほうが手技的に容易．

■ その他の 2010 の主要な変更点
- 発見から胸骨圧迫と蘇生の遅れを最小限にするため，反応がなく，呼吸がないか死戦期呼吸の場合を心停止と判断し，胸骨圧迫を開始する．
- 呼吸の有無を確認するときは，気道確保を行う必要はないが，その代わりに胸と腹部の動きの観察に集中する．呼吸の確認に 10 秒以上かけないようにする．
- 「見て，聞いて，感じて」は削除
- 輪状軟骨圧迫法の使用は推奨されない
- 圧迫のテンポ「約 100 回/分」➡「100 回/分以上」
- 圧迫の深さ「4〜5cm」➡「約 5cm 以上」

■ 各ガイドラインでの変遷
G2000：早期除細動の必要性
G2005：心マッサージの質
G2010：心マッサージの質のさらなる向上
大きな変更点はないが，エビデンスに基づき徐々に改変されてきている．

文献
1) Sayre MR, et al. Hands-only (compression-only) cardiopulmonary resuscitation: A call to action for bystander response to adults who experience out-of-hospital sudden. Cardiac Arrest. 2008; 117: 2162-7.
2) アメリカ心臓協会. 心肺蘇生と救急心血管治療のためのガイドライン 2010 のハイライト.

〈水野慶子 / 早川 桂〉

VIII 循環・呼吸

109 偶発性低体温症の患者を安易に動かさない

頻度 ★★☆☆　緊急度 ★★★☆

Trouble

救急外来で意識障害体温は**「29.8℃」**の患者が来院

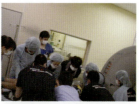

意識障害の原因検索でCTに移動の時に「ドスン！」

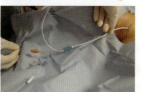

高度脱水にCVが必要ガイドワイヤーで「ツンツン」

心室細動の危険性あり

Precaution

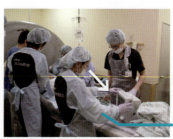

CT室

モニター係

- 基本，復温するまでは動かさない．どうしてもCTなどに移動する場合は最大限慎重に．ドスンとしない．
- 不整脈を見逃さないようにモニターから目を離さない「モニター係」をつける．
- 心室細動になった場合は薬物に抵抗性の場合が多く，VA-ECMOの良い適応．すぐにカニュレーションを開始する．

Explication

偶発性低体温症は外気温の低下や溺水などで，深部体温が 35℃以下になったものである．「偶発性」とは寒冷環境への曝露で生じるもので，「原発性（視床下部以上）」や「二次性（内分泌，薬物，低栄養など）」のものと区別する．

軽症（> 34℃）では温かい毛布や室内を加温することで対応するだけでよい．しかし中等症（30 〜 34℃），重症（< 30℃）となると神経系や呼吸に加えて，循環器系への影響も大きくなる．徐脈や心房細動，J（Osborn）波が出現し，重症になるにつれ心臓の被刺激性が大きくなってくる．CT や X 線での移動時に少しでも「ドスン！」としようものなら，いとも簡単に心室細動（Vf）を起こしてしまう．

- **CV 穿刺**：復温時は rewarming shock も含め血圧が低下しやすく，volume の負荷を行いたくなる．しかしそのために CV を入れるのは原則，禁忌とされている．ガイドワイヤーで心臓を「ツンツン」するだけで，Vf となる．
- **気管挿管**：予想以上に患者への侵襲の大きい手技である．同様に Vf を誘発する．
- **カテコラミン**：物理的な刺激だけでなく，薬剤性にも刺激を与えてはいけない．とくに低体温時は代謝が低下しており，復温時に薬剤血中濃度が上昇し，復温後 Vf になることもあるといわれている．

中等症から重症患者においては中心加温によって復温するのが，最初に行うべき処置である．加温・加湿酸素（42 〜 46℃），加温輸液（43℃の生理食塩水）を行う．

これらはあくまで循環が保たれている場合の話であり，循環が保たれていない場合（特に CPA 状態）は例外である．気管挿管・心臓マッサージを行いながら VA-ECMO カニュレーションを行う．低体温 Vf は蘇生率が非常に高いため（脳蘇生も含めて），VA-ECMO の積極的適応である．逆に低体温時の除細動・カテコラミンの投与は基本的に無効であるとされ 30 〜 32℃になるまでは投与しない．このように（VA-ECMO の適応，除細動・薬物は無効）低体温時の心肺蘇生は通常のアルゴリズムとは異なることを理解しておかなければならない．

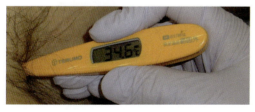

TERUMO 電子体温計 C206
通常の体温計（32 〜 42℃）と異なり，20.0 〜 45.0℃まで測定範囲を有しているため，低体温などの異常体温症にも対応している．通称「黄色い体温計」

文献 ● 1) 早川　桂，他．代謝異常・薬物中毒・体温異常など．レジデント．2010; 3(9): 89-91.

（早川　桂）

Ⅷ 循環・呼吸

頻度 ★☆☆☆　緊急度 ★★★★

110 アスピリン喘息に注意

Trouble

ステロイド薬の**静注**

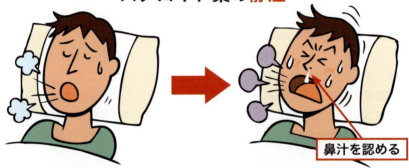

喘息発作 → 喘息発作の増悪
鼻汁を認める
あれっ？ もしやアスピリン喘息？

Solution

> アスピリン喘息患者にステロイド薬静注は
> 発作増悪の危険がある!!

リン酸エステル型ステロイド薬の**点滴静注**

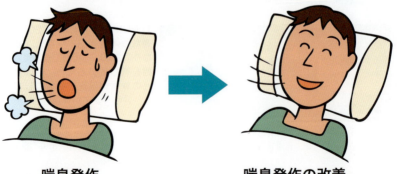

喘息発作 → 喘息発作の改善

Explication

　アスピリン喘息は，アスピリン様薬物（NSAIDs）過敏症をもつ喘息のことであり，突然の大発作や喘息死の危険がある[1]．その他にもパラベン（防腐剤），安息香酸ナトリウムなどでも発作を起こすことがある．患者数は，30〜40歳台に多く成人喘息患者の約10％といわれ，その半数はアスピリン喘息と自覚していない患者である．ICUでも，日常的に疼痛管理，体温管理でNSAIDsを使用することがあり，喘息発作誘発には注意すべきである．アスピリン喘息には成人発症の喘息で鼻・副鼻腔合併症例（鼻茸，嗅覚障害，慢性副鼻腔炎など）が多いなどの特徴的な臨床像をもち，潜在症例を疑うことができる．

　アスピリン喘息患者の多くはコハク酸エステル型副腎皮質ステロイド薬を静注すると喘息症状が悪化したり，喘息発作が誘発されたりする．ハイドロコーチゾン，プレドニゾロン，メチルプレドニゾロンなどの薬である．これらのステロイド薬は，喘息発作時の治療薬として使用されるものであり，注意が必要である．アスピリン喘息が否定できないときは，副腎皮質ステロイド薬はコハク酸エステル型は避けリン酸エステル型のベタメサゾンやデキサメサゾンを用い，静注を避けて点滴静注で投与すべきである．コハク酸エステル型を使用する際でも，急速静注しない限り激しい喘息発作が誘発されることはまれである．

 喘息治療薬である副腎皮質ステロイド自身が，喘息発作を誘発させたり，増悪させる可能性があることを認識する．

コハク酸エステル製剤	ソル・コテーフ®（パラベン添加）
	サクシゾン®（無添加）
	水溶性プレドニン®（無添加）
	ソル・メドロール®（無添加）
リン酸エステル製剤	デカドロン®（亜硫酸塩，パラベン添加）
	リンデロン®（亜硫酸塩添加）
	ハイドロコートン®（亜硫酸塩，パラベン添加）

文献　1) Marquette CH, et al. Long-term prognosis of near-fatal asthma: A 6 year follow-up study of 145 asthmatic patients who underwent mechanical ventilation for a near-fatal attack of asthma. Am Rev Respir Dis. 1992; 146: 76-81.

（蕪木友則）

Ⅷ 循環・呼吸

111 DVTの予防を怠らない

頻度 ★★★★　緊急度 ★★☆☆

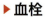Trouble

**いすに座ると
カーブでブレーキ**
▶ 速度低下
▶ 血液が固まり
　やすくなる
▶ 血栓

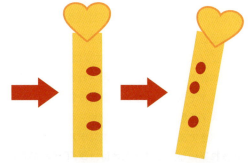

立ち上がる
フラフラ首の皮一枚

歩き出す
はがれて右心房へ

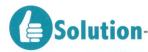Solution

DVTの予防

**化学的
DVT
予防**

① 抗凝固療法
　未分画ヘパリン5000単位1日2回皮下注（PT-INR測定不要）
　or ワルファリンでPT-INR1.5-2.5調整（出血リスクを伴う外傷では直後には使用できない）

**理学的
DVT
予防**

② 間欠的空気圧迫法（IPC）
③ 弾性ストッキング
　下肢に挫傷や骨折があると使用しにくい．また外傷患者における効果も不明確である．
④ 足関節自動運動
　意識障害や下肢の外傷があると困難である．
⑤ 早期離床
　VTE以外でも近年は様々な目的で推奨されている．

▶ 基本的に早期離床，下肢自動運動，弾性ストッキング
　or 間欠的空気圧迫法はすべての患者に行うことが望ましい

Explication

　近年，深部静脈血栓症（DVT：deep venous thrombolism）は肺血栓塞栓症（PTE：pulmonary thromboembolism）を起こして，入院中の患者の突然死の原因になることからDVTとPTEは一連の病態と考え，総じて静脈血栓塞栓症（VTE：venous thromboembolism）とよばれている．

　DVTは下肢（特にヒラメ筋）に発生しやすく，上肢のDVTは稀である．ICU患者の20～40％に認められると報告されている．DVTの診断は容易ではなく，超音波で診断されるDVTのうち10～100％で通常診察で見逃されていたという．したがって，DVTが疑われる場合は積極的にエコー，造影CT，シンチグラフィーで診断を行わなければならない．ICU患者にDVT予防を行うことで，PEなどの静脈血栓症の頻度を下げることができる．一般的に禁忌がない場合はすべてのICU患者にDVT予防を行うべきである．2004年には「肺血栓塞栓症・深部静脈血栓症予防ガイドライン」，2008年「日本整形外科学会静脈血栓塞栓症予防ガイドライン」が刊行された．特に重症外傷や多発外傷は高リスクと分類されているが，これらはICUでも非常によくみかける疾患である．しかしその中には「重度外傷と骨盤骨折は高リスクと考えられるが，安全で効果的な予防法を指摘できない」とも記載されている．これは例えば，DVT予防のために抗凝固療法を行いたいものの，頭部や胸腹部損傷，脊椎損傷の可能性がある場合や止血が完了していない場合は，現実的に抗凝固療法は禁忌になることを意味している．したがってICUでは非常にVTEのリスクが高く，すべての患者に予防を行うべきであるが，安全また完全に予防する方法は現段階ではないということである．2012年ACCPガイドラインにおいても，「重症外症患者のDVT高リスク群には理学的DVT予防に加え，化学的DVT予防を併用する（Grade 2C），出血のリスクが高ければ理学的予防のみ行う（Grade 2C）」とされている．

　ポイントは，①可能な予防法は実施する，②PTEの可能性を念頭におきモニタリングを行う，③PTEの可能性に関して家族によく説明をしておくことが必要である．

文献
1) 肺血栓塞栓症・深部静脈血栓症予防ガイドライン作成委員会，編．肺血栓塞栓症・深部静脈血栓症予防ガイドライン第1版．東京：メディカルフロントインターナショナルリミテッド；2004．
2) 日本整形外科学会肺血栓塞栓症／深部静脈血栓症予防ガイドライン改訂委員会，編．日本整形外科学会肺血栓塞栓症深部静脈血栓症予防ガイドライン．東京：南江堂；2008．

〈早川　桂〉

VIII 循環・呼吸

112 頻脈への対応

頻度 ★★☆☆　緊急度 ★★★☆

Trouble

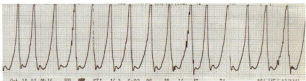

緊急避難としては正しいが

血行動態は？
- 破綻 → DC
- 安定 → Drug

根本的な原因検索が重要

Precaution

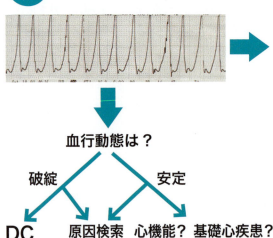

血行動態は？
- 破綻 → DC, 原因検索
- 安定 → 心機能？基礎心疾患？ → Drug or DC

▶ 原因検索
- 心疾患？
- 心疾患以外？
  ・電解質異常
  ・発熱
  ・脱水
  ・貧血
  ・低酸素血症
  ・甲状腺機能異常

▶ 心機能評価
▶ 基礎心疾患の検索

Explication

　頻脈とは心拍数が 100 回/分以上のことを指す．血行動態の維持が最優先で，ショックや意識障害を伴う場合には直ちに電気的除細動を行う．血行動態が安定していても安易な抗不整脈薬の使用は危険である．まずは心疾患以外の原因，全身状態の評価を行う．原因として電解質異常，低酸素血症，循環血液量の変化（脱水，溢水），貧血，体温異常（高体温，低体温），薬物中毒，ホルモン異常症（甲状腺，副腎，下垂体），右心負荷（肺塞栓，心タンポナーデ，緊張性気胸）などがある．原因が存在すれば原疾患の直接治療を優先させる．また薬剤使用前に基礎疾患（心筋梗塞，心筋症，弁膜症など）の有無や心機能を評価して薬剤選択を行う．

《上室性頻脈：洞性頻脈：心房細動（AF）：心房粗動（AFL）：発作性上室性頻拍（PSVT）》
＊ AF，AFL で発症 48 時間以上経過している場合には血栓のリスクがあり，心拍数コントロールを優先し十分な抗凝固療法下（3 週間以上）に除細動を行うことが望ましい．
＊ AF に対し最初にⅠ群抗不整脈薬を投与すると心房内リエントリー時間を延長し房室伝導比 1:1 の AFL を誘発，さらに血行動態が悪化することがある（IC flutter）．心拍数コントロールの併用が安全である．
＊ RR 間隔が regular な narrow QRS tachycardia では AFL か PSVT か迷う場合がある．ATP やベラパミルで房室伝導を抑制することにより PSVT は停止され，AFL では房室伝導比が延長し F 波が明確になるため鑑別に有用である．

《心室性頻脈：心室頻拍（VT）：心室細動（VF）》
＊除細動不応例または難治性 VT/VF の再発予防にⅢ群抗不整脈薬が有効である．アミオダロンは陰性変力作用や催不整脈作用が少なく低心機能例にも使いやすい．
＊ RR 間隔が regular な wide QRS tachycardia（QRS > 120msec）で VT か上室性頻脈の脚ブロックまたは変行伝導かが問題になる．房室解離や心室捕捉がある場合には VT である．鑑別が困難な時，血行動態が安定していれば ATP やベラパミルへの反応をみる．房室伝導を抑制するため多くの上室性頻脈は徐拍化または停止するが VT では無効なことが多い．ベラパミル感受性 VT やカテコラアミン感受性 VT は例外である．
＊ RR 間隔が irregular な wide QRS tachycardia であれば WPW 症候群に伴うAF（いわゆる pseudo VT）を疑う．房室伝導を抑制する薬剤（ジギタリス，Ca ブロッカー，βブロッカー，ATP）は禁忌，Ⅰ群抗不整脈薬を使用する．

文献 ● 1）村川裕二，他．ECG ケースファイル　第 1 版．東京：MEDSi; 2008.

〈狩野実希〉

VIII 循環・呼吸

113 VV-ECMO時の送脱血のカテーテルの位置と選択

頻度 ★★☆☆　緊急度 ★★★★

Trouble

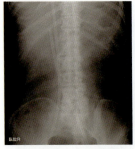
RA送血，IVC脱血

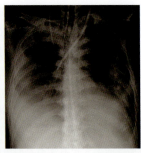
RA近位送血，RA遠位脱血

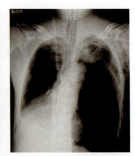
SVC送血，IVC脱血

VV-ECMOの際の送脱血カテーテルの適切な位置は？

Precaution

① IVC脱血用は大腿静脈から右心房までの距離をカテーテルを沿わせて計測してから挿入

② SVC送血用はCV留置よりもやや深め

③ カテ先を胸部X線で確認

④ 位置の変更
　流量変化，抵抗がないことを確認しつつ調節

⑤ 有事に備えて大腿動脈に19Frのエラスター針を留置しておく

Explication

　近年，VV-ECMOによる救命症例は増加傾向にあり，従来は酸素化の限界により人工呼吸器管理がエンドポイントであった症例へ導入する傾向にある．導入基準は各施設で異なり，現状で明確なものはあまりないようである．ただ，CESAR trialとよばれECMOの有効性を初めて示したとされる英国の多施設RCTやその後の新型インフルエンザに伴うARDSに関するANZ ECMO studyなどを踏まえて議論の肝になることはECMOの導入時期とされる．人工呼吸器や吸入酸素濃度，最高気道内圧とその期間が問題になり時期を逸すると適応外になりうる．実際にVV-ECMOを施行するにあたり送脱血のカテーテルの位置関係の議論が生じる．

　送血管と脱血管をSVCとIVCに分ける場合にはその送脱血管との距離によって再脱血の可能性があり適宜位置を微調整しなければ効率が低下する．また，送脱血管を共にIVCに留置する場合には理屈では送血管のほうが脱血管よりも遠位のほうが効率はよいと思われ，またその際の送脱血管の距離はどの程度離すほうがよいか，などは結論が出ていない．しかしながら本邦の体外循環回路の既製品は海外に比べてカニューレの内径が細くIVC脱血，SVC送血が再脱血が少なく選択される場合が多いようである．しかし世界最高峰のECMOのセンターであるカロリンスカ大学や日本最初のECMOセンターである日本医大では脱血量の確保を重視する立場からSVC脱血IVC送血を選択している．最近ではメドトロニック社のカニューレを導入しており送脱血を25Fr〜27Frで施行する場合が多い．

　また，我々の施設が近年主張している話題だが呼吸不全，ARDSに敗血症性ショックを伴う場合にはEGDTの完遂には早期VV-ECMOが必要な可能性がある．酸素化が悪化してかつ敗血症性ショックに陥った場合には酸素化の維持を優先せざるを得なくなり輸液量をしぼる．つまり発症早期ではEGDTを遂行できず，また発症中期であってもvolume statusをnormovolemia下限からやや hypovolemia に維持せざるを得ず，血圧維持のための血管収縮薬の必要量が増加する．そのため臓器灌流量が低下してさらに代謝性アシドーシスを助長する悪循環へ陥る．現在は日本呼吸療法医学会，日本医科大学・集中治療部が中心となり本邦のECMOの多施設研究プロジェクトが世界基準のqualityで進行中であり，今後の動向が注目される．右内頸静脈に留置可能なダブルルーメンのカニューレが日本でも認可されれば最高であるが．

文献 ● 1）青景聡之，竹田晋浩．院内急変時におけるECMO/PCPSの適応．救急医学．2011; 35: 1012-7.

（清水敬樹）

Ⅷ 循環・呼吸

頻度 ★☆☆☆　緊急度 ★★★★

114 気道異物解除後の対応

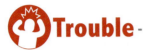 Trouble

窒息による気道異物！！

① Pre Hospital：ハイムリッヒ法で部分的には解除
② Hospital：　換気可能だが酸素飽和度低値で
　　　　　　　挿管してジャクソンリースでのバギング
　　　　　　　入院後は人工呼吸器管理

翌朝 ▶ ① Th9 の胸椎骨折，胸髄損傷
　　　② 胸部 X 線で気胸

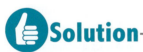 Solution

① ハイムリッヒ法に伴う
　 脊髄過伸展

神経学的評価の徹底

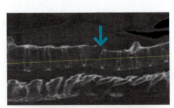

② 気道の閉塞に伴う
　 有効換気量低下

換気量低下による
プラトー圧上昇への注意
気管支鏡検査の徹底

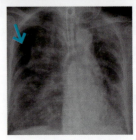

Explication

　気道異物は存在部位により，上気道（鼻腔，咽頭，喉頭）異物と下気道（気管，気管支）異物に分類される．下気道異物は乳幼児ではピーナッツなどのナッツ・豆類，成人では義歯，歯冠，食物が多く認められるが，時間の経過と共に浸潤・膨張して気管支の閉塞を生じることが多い．下気道異物の多くは気管支異物となっており，気管支の不完全閉塞からチェックバルブ機構が生じることにより呼気の排出障害を認める．そのため末梢肺野の透過性亢進や肺腫像を呈することが多いが完全閉塞に至れば無気肺になる．臨床症状は異物の存在部位や種類，形態，大きさ，時間経過によって異なるが下気道異物では誤嚥直後の異物の刺激によって激しい発作性咳嗽，喘鳴，チアノーゼを呈する．その後完全閉塞が回避された場合には一時的に症状の軽減をみることが多いが，咳嗽，喘鳴，呼吸困難などの症状は持続する．

　問診や身体観察，各種検査で気道異物の診断となった後に気管支鏡による摘出を施行する．その際に異物の種類に応じた摘出器具や方法がある．義歯などの固い異物は大きさに応じた把持鉗子または鰐口鉗子で摘出する．しかし診断が遅れた場合には周囲に壊死した軟部組織の付着を認めることもあり，脆弱な壊死組織は鉗子での把持で崩壊しうるのでバルーンカテーテルやバスケット型カテーテルを用いて摘出する．壊死組織のような脆弱な物質が粉砕されて摘出困難な場合には異物除去後に気管内洗浄，吸引を実施する．

　また，主気管支の閉塞などにより換気量が低下してしまうために通常の人工呼吸器管理の設定では barotrauma が生じる危険がある．あるいは異物が主気管支と末梢の細気管支間を換気の状態に応じて行き来して突然の気道閉塞が再発する場合もある．そのため異物除去がなされた後でも気管支鏡での観察，摘出を徹底する．また，気胸が生じる可能性を念頭におき胸部 X 線の確認を怠らない．さらに，異物による上気道閉塞のための胸腔内圧が大幅に陰圧になった後に，上気道閉塞が解除されて陰圧がなくなり肺水腫になる陰圧性肺水腫にも注意しなければならない．小児領域での報告が多いが成人でも十分に発生し得る．また異物閉塞に伴うチェックバルブからの肺野の透過性亢進を呈することもあり，先述の陰圧性肺水腫や気胸と同様に胸部 X 線での確認が必要である．稀ではあるが Trouble のようにハイムリッヒ法の施行や心肺停止時の胸骨圧迫の施行に伴う脊髄損傷も起こり得るのでハイムリッヒ法施行後には背部痛の有無や四肢を含めた神経学的評価を怠ってはならない．

文献 1) 渡辺洋一．気胸，気道異物の内視鏡治療．呼吸．2011；30: 451-4.
　　 2) 五藤周．気道異物．MyMed. 2010.11.19.

（山本英一郎 / 清水敬樹）

Ⅷ 循環・呼吸

頻度 ★☆☆☆　緊急度 ★★★★

115 重症呼吸不全患者への気管支鏡検査中には酸素飽和度低下に注意する

🤦 Trouble

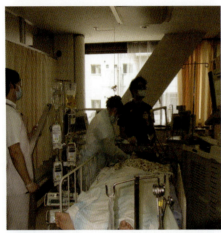

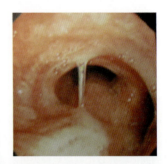

重要な所見を認めた場合
➡ 画面に集中してしまう
➡ SpO_2 低下に気づくのが遅れた

👍 Precaution

| High PEEP の解除 ➡ 肺胞虚脱 ➡ SpO_2 ⬇ |

| SpO_2 の脈拍数感知音が聞こえるモニター設定に変更 ➡ 音の高低を耳で察知する |

| 可能な限り術者，介助者以外に呼吸・循環をモニターする担当医を配置する |

Explication

　ICUにおける呼吸管理の一つに気管支鏡による直視下の吸痰がある．しかし，重症呼吸不全で吸入酸素濃度やPEEPが高い場合には気管支鏡の施行自体が危険な場合がある．日本呼吸器内視鏡学会の安全対策委員会が作成している手引書「気管支鏡診療を安全に行うために－Ver.2.0」では気管支鏡の検査中のモニタリング，記録として血圧，酸素飽和度，心電図の3つを望ましいとしている．ただこれは歩行可能で院内の検査室で非挿管下の自発呼吸における話であり，挿管管理されているICUではこれら3つは既にモニタリングされているはずであり，気管支鏡施行中には必須である．気管支鏡施行時には換気血流不均衡や微小無気肺によりPaO_2は低下するとされる．また，British Thoracic Society (BTS) ガイドラインでは気管支鏡施行中には術者に加えて少なくとも2名の助手が参加すべきで，そのうち1名は専門看護師であるべきと記載されている．つまり術者以外に挿管または気管切開チューブを保持する役割と酸素飽和度，血圧，心電図を監視する役割とが最低限必要である．特にカメラのモニターで重要な所見を認めた場合には全員がそれに夢中になってしまいバイタルサイン監視の閾値が低下してしまう．そのため目だけでなく耳でも早期に察知可能なようにSpO_2の脈拍音が聞こえる設定に変更することが望ましい．また，SpO_2が90％以下に低下した場合には直ちに中止して酸素化改善を待たねばならない．また低酸素血症または高二酸化炭素血症に伴う症状の一つに心室頻拍や房室ブロック，二段脈などの不整脈があり心電図にも十分に注意する．その他看護師達に普及しつつある「気管吸引のガイドライン」も参考になる部分がある．また，施行中に気管壁を傷つけて気道出血をきたす場合もあり酸素化をさらに悪化させてしまうので注意する．

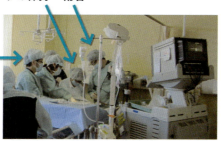

介助者：チューブの保持　　術者

モニター係：
酸素飽和度，血圧，
心電図などを監視

文献 ● 1) British Thoracic Society Bronchoscopy Guidelines Committee, a Subcom-Mittee of Standards of Care Committee of British Thoracic Society. British Thoracic Society guidelines on diagnostic flexible bronchoscopy. Thorax. 2001；56 (Suppl 1)：i1-i21.

〈清水敬樹〉

VIII 循環・呼吸

116 低酸素性肺血管収縮（HPV: hypoxic pulmonary vasoconstraction）をご存知ですか？

頻度 ★★☆☆　緊急度 ★★☆☆

Trouble

人工呼吸器管理中に難治性の血圧上昇

⬇

ペルジピン® を投与

⬇

酸素化の著明な悪化

```
ペルジピン® の添付文書
重大な副作用 ➡ 低酸素血症
```

Solution

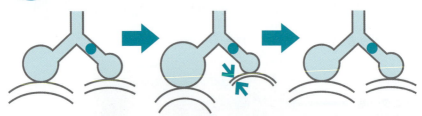

| 無気肺によって虚脱した肺胞を灌流する肺血管はシャントになった | 代償反応としてシャント部の肺血管は収縮して血流量を低下させる | せっかくの代償反応をペルジピン®によって抑制してしまいシャントが再度増加 |

HPV を抑制する薬剤での酸素化低下に注意

Explication

　無気肺や肺炎などで酸素化が増悪することは ICU，HCU では日常的な出来事である．特に外呼吸においては左図のように肺胞換気とそこを灌流する肺血管の両者共が適正に機能していることが大前提になる．しかし，痰づまりによる無気肺や肺炎などで肺胞が虚脱して酸素化，換気が悪化する場合がある．肺胞が虚脱するとその虚脱した肺胞を灌流する肺血管は酸素化不良でシャントとなる．生体はそれに対してシャント部の肺血管を収縮させて血流量を低下させてシャントを低下させる代償反応機構をもっている．これを低酸素性肺血管収縮（hypoxic pulmonary vasoconstraction: HPV）とよぶ．広範囲の血管でこの反応が起こると，肺血管抵抗が上昇して肺高血圧症さらには右心不全に陥る．ARDS や慢性閉塞性肺疾患の肺高血圧症の原因の一つと考えられている．その他，急性高山病における肺水腫を生じさせる機序の一つとしても知られている．高地の低酸素によって低酸素血症に陥り，換気血流比を維持させようとこの HPV の機構が働き肺動脈圧上昇，肺組織に血液が滲み出し，肺水腫に至る．ICU では呼吸管理中の体位交換や分離肺換気などでこの HPV を実感できる機会がある．しかし治療のために投与した薬剤，特に血管拡張作用をもつ薬剤投与で HPV が抑制されたと思われる事象を経験する．

　重症肺炎で酸素化が低下している患者は HPV により，かろうじて酸素化を維持している．その患者に気管挿管を施行するためにミダゾラムやプロポフォールを使用すると，挿管して人工呼吸器を使用して PEEP をかけても酸素化が一過性に悪化する場合がある．これは HPV 抑制の典型例といえる．

HPV を抑制する代表的薬剤

- ニトログリセリン
- アミノフィリン
- ベラパミル（ワソラン®）
- ニフェジピン（アダラート®）
- ニカルジピン（ペルジピン®）
- フィントラミン（レギチーン®）
- プロスタグランジン
- ミダゾラム（ドルミカム®）
- プロポフォール
- ハロセン
- セボフルラン
- イソフルラン
- 笑気
- ジエチルエーテル

文献 1) Wilson WC, 他. 胸部外科手術の麻酔. ミラー麻酔科学　第 6 版. Ronald D. Miller, 武田純三, 監修. 東京: メディカル・サイエンス・インターナショナル; 2007.

（清水敬樹）

Ⅷ 循環・呼吸

117 ショックの頻脈性不整脈へのカルディオバージョンの際は必ず同期させる

頻度 ★★☆☆　緊急度 ★★★★

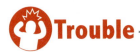 Trouble

陳旧性心筋梗塞に伴う低左心機能症例に，心拍数 190/min の心室頻拍が認められた（上段）．動脈圧モニターでは，頻拍時に収縮期血圧が 50mmHg 以下へと低下している（下段）

ECG
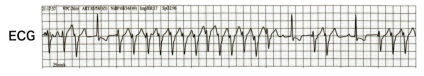

BP
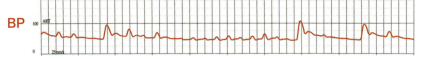

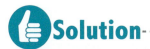 Solution

R on T を避け，同期下カルディオバージョンを行う．

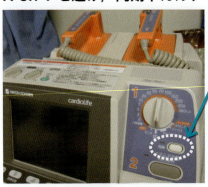

Cardiolife（日本光電）

同期ボタンが ON になっているか，必ず確認する

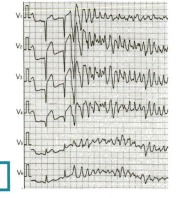

R on T から VF になった Case

Explication

　除細動器を用いた電気ショックは，除細動；defibrillation とカルディオバージョン；cardioversion の 2 つに分けられる．除細動は非同期で通電し，心筋組織全体を一度に脱分極させることで細動を止めるが，カルディオバージョンは R 波に同期させて通電することで反復性リエントリー回路を断ち切って頻拍をとめる．同期を行う理由は，受攻期に電流が流れて R on T から心室細動になるのを防ぐためである．

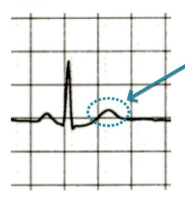

※受攻期 (vulnerable period) とは…
T 波の頂点の前後で，一過性に興奮性が高まる時期．
この部分で強い刺激が加わると VF に移行しやすい．

　心室は再分極の過程において，どんな強い刺激にも反応しない絶対不応期と，ある一定以上の強い刺激にのみ反応する相対不応期に分かれる．相対不応期の中で，一過性に興奮性が高まる時期があり，心電図で T 波の頂部（厳密には頂点の 30msec 手前から頂点まで[1]）を心室の受攻期とよぶ．ここに電気ショックを加えたり，あるいは心室早期収縮が生じた場合 (R on T)，高率に心室細動を続発する．原因は，心筋各部での不応期や再興奮性が不均一であるためと考えられている．

　除細動器の同期ボタンを ON にすることで，受攻期を避けて通電することができる．

---

 ①まずは非同期の「除細動」と，同期の「カルディオバージョン」と用語を使い分ける．
②同期ボタン on の際は，通電ボタン（shock ボタン）を押してから実際に shock されるまでにコンマ数秒の時差がある．通電ボタンを非同期の時よりも少し長押しする意識が必要．

文献 ● 1) Lown B, et al. New method for terminating cardiac arrhythmias. JAMA. 1962; 182: 548.

（松本紘毅）

Ⅷ 循環・呼吸

118 頻脈性不整脈には原因があるはず

頻度 ★★★★　緊急度 ★★★☆

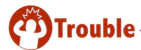Trouble

胆がん患者が HR 130 台の頻脈になっている．ベラパミル（ワソラン®）やピルジカイニド（サンリズム®）の投与でも改善しない．

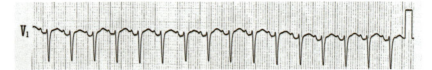

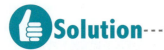Solution

▶ バイタルサインの確認を行ったうえで，12 誘導心電図を施行し洞性頻脈を除外する．

▶ 洞性頻脈は 2 次的なものであり，rate control しない．

▶ 背景に hypovolemia や不安・疼痛があることが多く，まずは心外因子の検索（IVC 径の測定など）を行う．

Explication

頻脈は放置していると心室充満時間が短縮し，心拍出量が低下する結果，心不全に至りうる．Rate control が必要だが，その前に洞性頻脈を除外したい．モニターだけでなく，12 誘導心電図をとって P 波がないか検索する．

> Hyperthyroidism（甲状腺）
> Fever（発熱）
> Effective volume depletion（脱水）
> Anxiety（不安）
> Pheochromocytoma（褐色細胞腫）
> Sepsis（感染）
> Anemia（貧血）
> Hypotension and shock（ショック）
> Pulmonary embolism（肺塞栓）
> Acute coronary ischemia and myocardial infarction（ACS）
> Heart failure（心不全）
> Chronic pulmonary disease（慢性肺疾患）
> Hypoxia（低酸素）
> Exposure to stimulants (nicotine, caffeine) or illicit drugs（カフェインなどの薬物）

最も多いのは，脱水や出血に伴う hypovolemic shock である．有効循環血漿量が 10％低下した場合（約 500mL の喪失）でも，健康な成人であれば代償が働き無症状であるといわれており[1]，頻脈になり始めた時点で 1000mL 以上の喪失が予測される．外傷や術後の出血以外にも，悪性疾患，心筋梗塞や脳卒中後の患者，NSAIDs やステロイドを長期内服している場合などは消化管出血に注意したい．

もう一点，緊急性を要する危険な不整脈であるかどうか，QRS 幅に着目する．wide QRS tachycardia（QRS>120msec）は心室内伝導異常を示唆しており，心室頻拍；VT（75～80％）と，変更伝導を伴う上室性頻拍（20～25％）に大別される．心電図上明らかな VT の所見がなくても，何らかの心疾患を有する患者の wide QRS tachycardia の 95％は VT であり[2]，致死性不整脈に移行する可能性も高い．血行動態が不安定な VT は直ちに同期下カルディオバージョンを行う．

文献
1) Chien S. Role of the sympathetic nervous system in hemorrhage. Physiol Rev. 1967; 47 (2): 214.
2) Gupta AK, et al. Wide QRS complex tachycardias. Med Clin North Am. 2001; 85: 245-66.

（松本紘毅）

Ⅷ 循環・呼吸

頻度 ★★★★　緊急度 ★★☆☆

119 血管透過性亢進性肺水腫での輸液速度

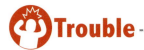Trouble

どっちを優先する？

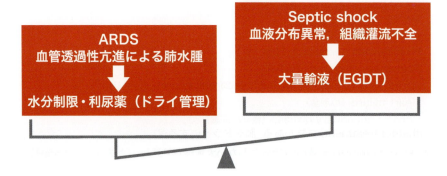

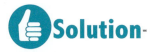Solution

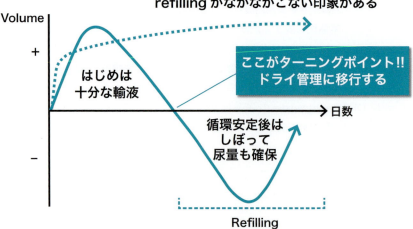

Explication

「呼吸が先か,循環が先か」.このテーマは私たち集中治療医にとって ICU での最大の疑問の一つである.ARDS/ALI や界面活性剤などのある種の急性薬物中毒では,肺血管透過性亢進により肺水腫の状態になっている.したがって輸液を多量にすると,肺水腫は増悪するため,肺をドライにするという治療が行われてきた.一方,これらに合併することの多い敗血症による血液分布異常性ショック(distributive shock)に対しての治療は early goal directed therapy(EGDT)に示されるように,初期の大量輸液である.他にも水分が third space に逃げてしまうことによる循環血液減少性ショック(hypovolemic shock)も合併しやすく,治療は当然輸液である.

この肺をドライにする治療を行いたいが,輸液も必要で,日々全身がむくんでいく患者をみて不安になっていくものである.

結論をいうと,初期蘇生や敗血症管理のためにはショックや多臓器不全を避けるために十分に多量の輸液を行う必要がある.そして循環を維持し,それが改善したら,人工呼吸器からの離脱をはかるためにドライの管理に移行していく.

循環改善後の ARDS 管理に関して Wiedemann らによる FACTT(fluid and catheters treatment)試験がある.肺をドライにする保存管理群(CVP 4mmHg 未満,PCWP 8mmHg 未満)とドライにしない大量輸液管理群(CVP 10〜14mmHg,PCWP 14〜18mmHg)を比較したところ,死亡率には有意差はなかったが,ドライ管理のほうが,人工呼吸日数や ICU 在室日数が短くなったとの報告である.

したがって,初期には輸液を十分量行い(EGDT),循環改善後はドライ管理(FACTT)に移行していくという流れを意識することが重要である.この転換ポイントを見極めることが輸液管理に重要である.「体がむくんできた」「volume を入れすぎた」などという理由で利尿薬を使用してはいけない.前負荷が十分に足りてきて,循環が改善した後に,人工呼吸離脱を目的に利尿薬を使うのである.

最後になったが,呼吸不全を伴う場合は,早期に ECMO を導入すると,呼吸が担保されるため,十分に輸液を行い,EGDT を遂行することができる.

---

①十分な輸液(EGDT)➡ ドライ管理(FACTT)を意識し,ターニングポイントを見極める.
② EGDT 施行早期の呼吸不全には,呼吸担保目的の ECMO が要求されることもある.

文献 1) Wiedemann HP, et al. Comparison of two fluid-management strategies in acute lung injury. N Engl J Med. 2006; 354(24): 2564-75.

(早川 桂)

Ⅷ 循環・呼吸

頻度 ★★☆☆　　緊急度 ★★★★

120 偶発性低体温からの復温時のショックに注意する（ショックの鑑別……）

Trouble

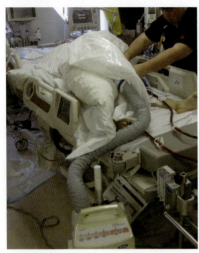

28℃ → 31℃ → 33℃ → 35℃ → 32℃ ↓↓

ベアハッガーで加温

・体温再度低下
・血圧低下

Solution

体表加温法でショック

末梢血管拡張が本態
① 相対的に hypovolemic shock
② 心臓冷却に伴う cardiogenic shock

↓

rewarming shock

Explication

偶発性低体温の治療の大原則は加温である．復温方法としては

① **保温法（passive rewarming）**：体温低下を防ぎ，シバリングなどの熱産生で体温上昇をはかる．〔例：寒所から暖所への移動，濡れた衣服から乾いた衣服への着替え〕

② **体表加温法（active external rewarming）**：体表から熱伝導でエネルギーを与える．〔例：電気毛布で覆う，ベアハッガーを使用する，暖かい浴槽に入れる〕

③ **体腔内加温法（active core rewarming）**：深部臓器を加温させる．〔例：加温した輸液投与，加温した生理食塩水による胃洗浄・膀胱洗浄・胸腔洗浄・腹腔洗浄，PCPS，CHDF などの体外循環装置の利用〕

などがあげられる．②では体温の観点からは末梢血管拡張作用によって冷たい血液が中枢へ戻ることで深部体温がさらに低下する after drop が生じる．血行動態の観点からは同じく末梢血管拡張作用による血管床増大に伴う相対的な循環血液量減少性ショックおよび先述の after drop の機序に伴い心臓が冷却されることによる心原性ショック，これらそれぞれを rewarming shock とよびこの現象にも注意する．ただ，この説は現時点では controversial である．しかし現実的に体表加温法の施行中にショックに陥った場合には躊躇なく体腔内加温法への移行を検討することも重要である．また，低体温時には ADH 分泌低下と体液の中心化の機序により尿量が増加する．また，意識障害が生じてそのまま低体温に陥った場合でも尿失禁を認め脱水状態になる．そのため初療時には著明な脱水補正のために輸液量は多くなり，かつ上述の末梢血管拡張作用に対する相対的な循環血液量減少性ショックへの対応としてもさらに輸液量が必要になる．復温に伴い心機能と末梢血管抵抗の両者が変化してそのバランスで血圧が決定されることから予想しにくい．また患者に対して粗雑な刺激を加えることで VF が誘発される危険もあり慎重に対応する．

---

① rewarming shock はほぼ必発のため，注意深い観察が必要である．
② あらかじめ充分量の輸液をしておく．

文献 ● 1) Mccullough L, et al. Diagnosis and treatment of hypothermia. Am Fam Physician. 2004; 70: 2325-32.

（清水敬樹）

Ⅷ 循環・呼吸

頻度 ★★☆☆　緊急度 ★★★★

121 精神疾患で抑制中の患者は深部静脈血栓症,肺塞栓症に注意する

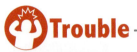

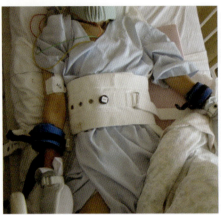

抑制の同意

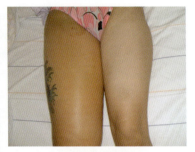

DVT 形成

PE 発症

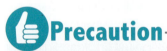

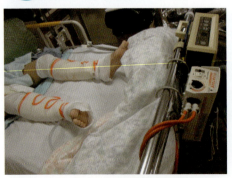

| D-dimer, FDP 値に注意する |

| 水分摂取や輸液量を十分に保つ |

物理的に予防：筋収縮させる ➡ フロートロン®
薬理的に予防：血液をサラサラにする
　　　　　　➡ 出血傾向（脳出血など）のリスク

Explication

　救急・集中治療領域における精神科疾患患者の対応も難しい問題の一つである．精神疾患が背景にありながら，薬物過量摂取による入院や水中毒などに伴う電解質異常による意識障害での入院，悪性症候群による入院，自殺企図に伴う切創，刺創による入院など様々な肉体的問題で救命科および集中治療科での入院管理になる場合も多い．入院理由の如何にかかわらず不穏，せん妄などによりベッドからの転落や点滴，その他必要な管類の自己抜去の危険が高い場合には体幹・四肢の抑制を施行しなければならない．それに加えて鎮静薬の投与が必要な場合もある．そのために脱水や近年は深部静脈血栓症，肺塞栓の報告が散見される．「肺血栓塞栓症および深部静脈血栓症の診断，治療，予防に関するガイドライン 2008」を参考にすると精神疾患患者における DVT/PE の報告は散見されるものの，全体として量は少なく，まだ実態は明らかになっていない．2012 年の Delluc らの報告によると精神疾患患者 471 名において VTE の発生率は特別高いわけではなかったが，高齢，ベッド上安静，認知症はそのリスクとなるため十分注意が必要である．

抑制中の患者における静脈血栓塞栓症の予防方法
①早期歩行および積極的な運動
➡ 抑制中であり歩行は現実的ではない．下肢挙上も無理で，他動的な足関節運動は患者によっては施行可能かもしれない．

②弾性ストッキング
他の予防法と比較して，出血などの合併症なく，簡易で値段も比較的安いという利点がある．中リスクの患者では静脈血栓塞栓症の有意な予防効果を認める．入院中は，術前術後を問わず，リスクが続く限り終日装着する．
➡ これは患者を問わず施行可能である．

③間欠的空気圧迫法
安静臥床中は終日装着し，離床してからも十分な歩行が可能となるまでは，臥床時には装着を続ける．
➡ 不穏が激しくなければ施行可能である．

文献
1) 岡田保誠, 他. 精神病院における急性肺血栓塞栓症. 臨床精神医学. 2003; 32(12): 1539-44.
2) Delluc A, et al. Incidence of venous thromboembolism in psychiatric units. Thromb Res. 2012; 130(6): e283-8.

（清水敬樹）

Ⅷ 循環・呼吸

頻度 ★☆☆☆　緊急度 ★★★★

122 急激な大量喀血！への対応

Trouble

症例：バイクの単独事故・胸部強打で搬送．
初療室で喀血を認め，気管挿管を実施．原因検索・評価のため CT へ．

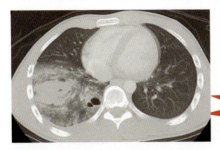

CT では
右肺挫傷・外傷性肺嚢胞．
左はどうやら正常そうだ…．

あれ，患者の様子が
おかしいぞ．
HR も伸びてきた．やばい．

患側肺から健側肺に大量血液が流れ込み窒息 CPA に…

Solution

DLT の構造

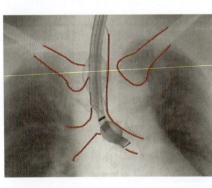
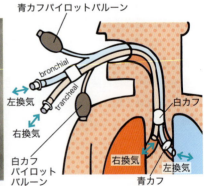

▶ DLT で患側肺から健側肺への血液のたれ込みを防ぐ．
▶ 健側肺を死守する．
▶ 酸素化を担保する目的での ECMO の積極的導入も．

Explication

　大量喀血は，失血による循環不全だけでなく血液による気道閉塞を起こし，挿管・人工呼吸管理を行っても死に至ることもある．出血源の評価や原因検索のために，胸部CTを早急に撮影したい気持ちにはなるが，もう一度立ち止まって「ABCの安定化がなされているか」，特に「確実にAirwayが安定しているか」を確認しないと，CT室で急変する可能性がある．

　出血が片側優位である場合はダブルルーメンチューブ（DLT: double lumen tube）（商品名：ブロンコキャスダブルルーメンチューブ）の挿入を行い，健側肺へ血液の流れ込みを予防し，温存をはかることが重要である．超緊急時には，通常の気管チューブを深く挿入することで，右片肺挿管を行い，ブロックの代わりとすることもできる．

分離肺換気の適応

Blood（血液） 外傷性肺嚢胞，肺癌，肺結核，ANCA関連肺胞出血症候群	患側肺から健側肺に血液が流れ込んで窒息してしまうのを防ぐ目的．最も多い適応．特に多発外傷であれば，出血傾向が加わるため，積極的に考慮する．大量喀血してからでは間に合わない．
Pus（膿） 肺炎，肺化膿症	膿の流れ込みによる健側肺の汚染を防ぐ目的．
Oxygen（酸素） 肺切除術，肺嚢胞症，肺炎	一側の肺の換気がなされていない場合は左右を別に換気すると酸素化に有利である．
Water（水） 気管支鏡での肺胞洗浄	稀ではあるが，肺洗浄の際に使用する．

　酸素化が十分に確保できなければ，ECMOを開始する．逆にECMOを導入して酸素化を担保すれば，安全に肺への根本的な止血や処置を行うこともできる．DLTやECMOはそれ自体は治療ではなく，あくまでも橋渡しである．これらの処置で安定化がはかれたら，画像評価，気管支鏡によるトロンビン散布，血管造影，TAE，手術，保存的治療などを行っていく．

文献
1) ミラー麻酔科学第6版．東京：メディカルサイエンスインターナショナル；2007.
2) Campos JH, et al. A comparison of a left-sided bronco-cath, with the torque control blocker univent and the wire-guided blocker. Anesth Analg. 2003; 96: 283-9.

（熊谷純一郎）

IX 腎臓・アレルギー

123 腎不全患者にNSAIDsを使わない

頻度 ★★★☆　　緊急度 ★☆☆☆

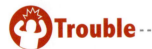

元々CKD（慢性腎障害）がある患者の解熱剤としてNSAIDsを使用したら…腎機能が急激に増悪した!!

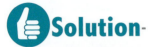

腎機能障害がある患者には安易にNSAIDsを使わない

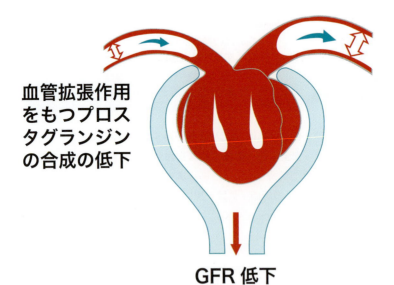

血管拡張作用をもつプロスタグランジンの合成の低下

GFR低下

Explication

　CKD ガイドラインによると，日本の CKD 患者は実に 1330 万人にものぼる．ICU で扱う患者の中にも必然的に CKD 患者の割合が増加してくるのも確かであろう．また，ICU セッティングでは CKD だけでなく AKI（急性腎傷害）も多く経験する．両者ともに見かけのクレアチニン上昇は軽度でも，安易な NSAIDs の使用で腎機能障害が一気に加速することはよく経験するピットフォールである．

　NSAIDs による腎機能障害の機序は大きく 3 つに分かれる．第一に血行動態の変化，第二に尿細管障害，第三に間質性腎炎である．

　第一の血行動態の変化は主にシクロオキシゲナーゼ（COX）の阻害によるプロスタグランジン（PG）の産生抑制によるといわれている．PG は炎症性物質であり，発熱，疼痛などに関わっており，NSAIDs はその産生を抑制することで解熱，鎮痛などの効果を発揮している．しかし，PG は同時に腎血管の拡張も行っているため，NSAIDs はこの PG を阻害することにより，腎血管が収縮し，より一層 GFR（糸球体濾過量）を減少させることとなり，腎機能障害の悪化に拍車をかけることとなる．

　第二には尿細管障害がある．NSAIDs による直接の腎毒性により急性尿細管壊死があるといわれている．

　第三には間質性腎炎を引き起こすことにより腎機能悪化に寄与することもある．所見として，尿定性検査（テステープなど）では白血球反応陰性にも関わらず，沈渣では白血球陽性となることがある．この現象は間質性腎炎の際に尿中好酸球が陽性となることに起因する．

　NSAIDs による腎障害はとにかくよく経験されることだが，予防も治療も NSAIDs 使用を控えることしかできない．ICU セッティングでは発熱に対してあるいは疼痛コントロールのために NSAIDs は汎用性のある使い勝手の良い薬剤であるが，時として腎機能を大きく悪化させ，場合によっては腎代替療法が必要となってしまうことさえある．発熱，炎症の原因を NSAIDs のみで取り除けることは少なく，必ずしもルーチンの NSAIDs による解熱が病態改善に有効とは限らない．

　どうしても NSAIDs を使用しなくてはならない患者では，必ずベースラインの腎機能を確認すること，また腎機能障害を認めたら必ず内服薬，外用薬（坐薬），注射薬を確認し NSAIDs およびその他の腎機能障害を引き起こす薬剤はないかを確認する癖をつけるように心がけたい．

文献 ● 1）小松康宏．腎臓病診療に自信がつく本．東京: カイ書林; 2010.
　　　　2）INTENSIVIST Vol.1 No.3 特集 AKI．東京: メディカル・サイエンス・インターナショナル; 2009.

（鈴木路可）

IX 腎臓・アレルギー

124 低用量ドパミンは腎を保護しない

頻度 ★★☆☆　　緊急度 ★☆☆☆

Trouble

DOA 3γで尿量確保というドパミン神話

- ▶ 低用量ドパミン
- ▶ 腎保護作用のあるカテコラミン
- ▶ 利尿目的で頻用された

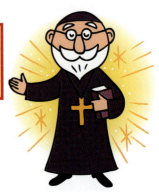

↓

とっくに崩壊

Precaution

ANZICS trial
Lancet. 2000 ; 356(9248): 2139-43.

① 多施設無作為二重盲検比較試験
② SIRS 患者における AKI では
　低用量ドパミン群とプラセボ群では同等の効果
③ 有意な腎保護作用・利尿作用はない

Explication

低用量ドパミンについて

　低用量ドパミン（0.5～3μg/kg/min）による尿量増加効果は，腎血流量の増加によるとされてきた．しかしながら尿量増加につながるというデータはあるが腎不全の予後，生存率，透析の必要性には影響を与えないという RCT が複数発表されている．ドパミンは近位尿細管で Na 再吸収ポンプを阻害するため利尿効果があるが，髄質の虚血を助長する副作用もあることがその原因といわれている．そもそも腎血流において皮質の血流は 90％以上を占めているため髄質は虚血に傾きやすいとされている．これらから低用量ドパミンを利尿効果を期待して使用するべきではないと考えられる．また，急性腎不全がない場合にはドパミンは腎血管抵抗を低下させるが急性腎不全を認める場合には腎血管抵抗を増加させるようである．

　結論からいうと，もはや低用量ドパミンの腎保護作用は否定されている．しかし，臨床では低用量ドパミン投与で尿量が増加する患者が存在するのは事実であり，一部の医師はそれを盾にしてかまたは全く知識がなく未だに低用量ドパミン投与を行う．この尿量増加が腎機能改善に結びついていないという事実の認識の欠如があり，また尿量増加に関しては単純に血圧上昇作用に伴う二次的な可能性もある．軽度の昇圧目的での低用量ドパミンの使用は容認され得る．いずれにしても急性の腎機能低下症例へドパミンを投与してもしなくても透析導入率は変わらない．

※ **ANZICS trial**

　　多施設無作為二重盲検比較試験
　　23 ICU において 328 人（成人）
　　ドパミン群 n＝161 vs プラセボ群 n＝163
　　　➡ピークのクレアチニン値（245 vs 249mmol/L, $p＝0.93$）
　　　　腎代替療法（35 vs 40, $p＝0.55$）
　　　　ICU 在室日数（13 vs 14 日, $p＝0.67$）
　　　　入院日数（29 vs 33 日, $p＝0.29$）
　　　➡有意差を認めなかった．

　∴ SS CG 2012：腎保護目的での低用量ドパミンは使用しないことを推奨する（Grade 1A）

文献　1) Low-dose dopamine in patients with early renal dysfunction: a placebo-controlled randomised trial. Australian and New Zealand Intensive Care Society (ANZICS) Clinical Trials Group. Lancet. 2000; 356(9248): 2139-43.

〈清水敬樹〉

IX 腎臓・アレルギー

頻度 ★★★☆　緊急度 ★★☆☆

125 血清 Cre がいくつまでなら造影剤を使用してよいか

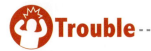 Trouble

「糖尿病性慢性腎不全」の既往をもつ患者が交通事故を受傷．
腹部エコーで腹腔内出血あり．
肝損傷が疑われるので「造影 CT」を行いたい．
場合によっては TAE も必要かも…

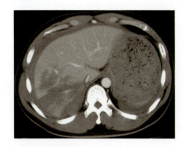 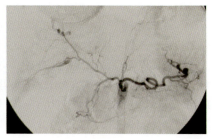

Cre が軽度上昇しているけど，造影剤を使用してもいいか？

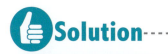 Solution

> eGFR ＜ 40 〜 60 mL/min/1.73m^2
> Cre ＞ 1.5 mg/dL

➡ 造影剤腎症（CIN）を起こすリスクが高い．

⬇ でも，造影剤を使用しなければ検査も治療も困難．
仕方なく使用しなければいけない場合も多々ある．

- CIN のリスクを十分説明し，造影剤は必要最低限に．
- 予防のため，使用前から十分量の輸液を行う．

Explication

　造影剤腎症（CIN: contrast induced nephropathy）は以下のように定義される．「ヨード造影剤投与後，72時間以内に血清クレアチニン（SCr）値が前値より0.5mg/dL以上または25%異常増加した場合」

　これらは主に造影CT撮影後および冠動脈造影（PCI）や動脈造影後などに認められるものである．発症機序に関しての詳細は不明であるが，腎血管収縮による，腎血流量および糸球体濾過量が低下することが大きな要因であると考えられている．その他にも造影剤そのものに尿細管細胞に対する直接的な細胞毒性を示すことも報告されている．

　CINのリスクファクターとしては造影剤投与量，短時間での造影CTの反復，CKD（eGFR＜60mL/min/1.73m^2），糖尿病性腎障害，加齢，脱水，うっ血性心不全，NSAIDs，利尿薬などがあげられる．一見するとCINを防ぐための尿量を確保するために利尿薬は有用のように思えるが，発症のリスクになるので使用してはいけない．またそれらのリスクをスコアリングしたものとして，Brownら（2008年），Mehranら（2004年）が報告をしており有名ではあるが，その有用性に関しては不明である（どちらもPCI後を対象としている，報告されているのも循環器系の雑誌）．

　CKD（eGFR＜60）はCIN発症のリスクが高く，特にeGFRが45未満ではCINのリスクの説明と造影CTの前後で十分な予防策を講じることが推奨されている．血清Cre値に換算すると，当然年齢や性別の因子もあるため一概には言えないものの，Cre＞1.0～1.5mg/dL以上を超えるところからCINのリスクが増加することとなる．

　リスク軽減のための予防策としては

①**等張性輸液を造影検査の前後に経静脈投与．**

　（飲水では不十分，また低張性輸液より等張性輸液，そしてゆっくり入れることが望ましい）

②**重炭酸ナトリウム（メイロン）はリスクを抑制する可能性がある．**

　（N-アセチルシステイン，hANP，アスコルビン酸，スタチンは標準的には推奨されない）

③**造影剤投与後の血液透析や血液濾過はCIN発症を抑制するエビデンスはない．**

文献
1) Brown JR, et al. Am Heart J. 2008; 155: 260-6.
2) Mehran R, et al. J Am Coll Cardiol. 2004; 44: 1393-9.
3) 日本腎臓学会，日本医学放射線学会，日本循環器学会．腎障害患者におけるヨード造影剤使用に関するガイドライン2012.

〈早川　桂〉

IX 腎臓・アレルギー

126 ステロイドカバーは必要か？

頻度 ★★☆☆　緊急度 ★☆☆☆

Trouble

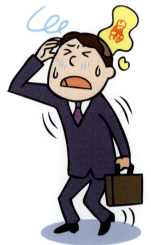

コルチゾール分泌量
健常成人：10mg/日

↓

手術，外傷，感染などのストレスが加わった際に，ステロイド（グルココルチコイド）を自ら分泌することができないと，循環不全，意識障害，腎不全，低血糖などの症状が出現する．

ストレス時：300mg/日

Solution

手術，外傷，感染などのストレス出現時に，コルチゾールが不足すると考えられる場合，ステロイド薬を補充する．

Explication

　ステロイド薬が投与されていると，副腎皮質を刺激する視床下部と下垂体は，負のフィードバックを受ける．そういった状態でステロイド薬の投与が中止されると，副腎皮質は十分なコルチゾールを分泌できないため，一時的に副腎機能低下症（ステロイド離脱症候群）になる．また，侵襲（手術，外傷，感染など）が加わったとき，正常な副腎はコルチゾールの産生を増やして，循環，免疫能，電解質，代謝などを維持しようとするが，副腎機能が不十分なときは，相対的にコルチゾールが不足した状態になる．

　そこで，ステロイド薬を急に中止する場合や，また手術などの侵襲が加わりコルチゾールの不足が考えられる場合，ステロイドを補充する必要がある．ステロイドを周術期に投与することをステロイドカバーという．

　ステロイドカバーが必要な患者を，表1に示す．プレドニゾロン5mg/日相当以下の投与では，投与期間にかかわらず，視床下部－下垂体－副腎皮質系（HPA axis）は正常に維持される．また投与期間が3週間以内の場合も，投与されたステロイドの種類・量にかかわらずHPA axisは正常に保たれる．逆にHPA axisの機能が低下した場合，正常に戻るまでステロイドを中止してから約1年かかる[1]．

　ステロイド補充のガイドライン[1]を参考にステロイドを投与する．

　周術期に維持量のみ投与すればそれ以上のステロイドは必要ないが，Addison病などHPA axisに異常がある場合は，維持量以上のステロイドカバーが必要であるという報告もある[2]．

　ステロイドカバーをルーチンとして行うことに疑問視する報告もある．

表1　ステロイドカバーが必要な患者

1）術前にステロイド投与されている
①現在1週間以上投与されている． ②過去1年以内に3週間以上投与された．
2）HPA axis に異常がある
①原発性副腎機能不全（Addison病） ②二次性副腎機能低下症 ③両側副腎摘出術，下垂体摘出術が予定されている，またはこれらの既往がある．
3）ACTH 刺激試験などで副腎機能低下が明らか

文献　1）Coursin DB, et al. Corticosteroid supplementation for adrenal insufficiency. JAMA. 2002; 287: 236-40.
　　　2）Marik PE, et al. Reqirement of perioperative stress doses of corticosteroids : a systematic review of the literature. Arch Surg. 2008; 143: 1222-6.

（森川真吾）

IX 腎臓・アレルギー

頻度 ★★★★　緊急度 ★★★☆

127 尿が出ない

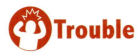Trouble

尿量が徐々に低下し，ここ数時間は数 mL/hr しか出ていない．このままだと透析になってしまう？

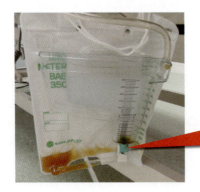

数時間でも
たったこれだけ…

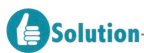Solution

尿量低下　≠

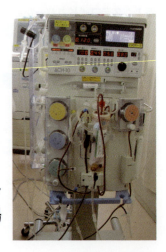

尿量低下の原因を検索する
　➡ 腎後性 or 腎前性 or 腎性？

ただし高 K 血症，高度の代謝性アシドーシス，溢水が認められた場合はCRRTの導入も必要となる．

Explication

　1日の尿排泄量が400mL/day以下になった場合を乏尿とよび，さらに100mL/day以下になった場合を無尿とよぶ．一般的に食事をしている状態では1日約600mOsmの溶質を尿中に排泄する．尿は最大で1200mOsm/Lまで濃縮可能であるため，600÷1200＝0.5Lとなる．すなわちある程度平均的な食事摂取の溶質を排泄するために尿量は500mL必要であり，これが上記定義の由来でもある．したがって乏尿の状態が続くと，溶質の排泄が不十分になり，結果尿毒症の状態に陥ってしまう．

　乏尿はその発生機序から3群に分類される．

　　腎灌流圧の低下によるもの　➡　腎前性（pre-renal）
　　腎実質の障害によるもの　　➡　腎性（renal）
　　尿路の閉塞によるもの　　　➡　腎後性（post-renal）

　腎後性＞腎前性＞腎性の頻度なっている．最も多い原因は腎後性のため，尿が出ない患者に対してはまず，腎後性の否定から入る．

■腎後性

　尿管，膀胱，尿道の閉塞によって起こる．またICUのように尿道カテーテルが挿入されている場合は，そのカテーテルの閉塞によるものが非常に多く（通常通り尿が出ていた患者があるときを境に急に尿がでなくなる．場合により0mL/hrということも．他の原因では通常，急に0mL/hrとなることはない），カテーテルの交換または膀胱洗浄を試みる．外傷患者において，尿道から出血が認められ，かつ尿がでない場合は尿道損傷の可能性があるため，逆行性造影検査を行う（この場合，尿は後腹膜腔に漏れていることが多い）．

■腎前性

　脱水やショックなど，ICUで比較的多い病態により腎灌流が低下し，乏尿になる．一般的には平均動脈圧（MAP）＜65mmHgで腎血流が低下するとされる．特に高齢者の場合は日常的に高血圧・動脈硬化により腎動脈も障害を受けいているため，多少の血圧低下により乏尿に陥りやすい．疑った場合はまず，細胞外液補充液500mLなどを急速輸液し，その反応性を確認するチャレンジテストを試みる．

■腎性

　腎前性が長期間持続すると，急性尿細管壊死（ATN）の状態になり，腎性腎不全に移行する．その他，抗生剤，造影剤，農薬，NSAIDs，横紋筋融解症などの腎毒性物質または敗血症DICによる微小血栓により，ATNを起こす．

文献 ● 1) Macedo E, et al. Kidney Int. 2011; 80: 760-67.

（早川　桂）

IX 腎臓・アレルギー

128 CHDFの脱血不良への対応

頻度 ★★☆☆　緊急度 ★★★★

Trouble

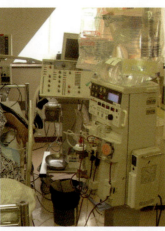

CHDF施行中に
突然の脱血不良

↓

陰圧ピローは適切に機能

↓

原因は？
① バスカテの先当たり
② バスカテの屈曲
③ バスカテの閉塞

Solution

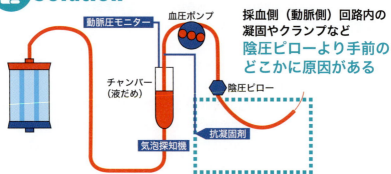

採血側（動脈側）回路内の
凝固やクランプなど
**陰圧ピローより手前の
どこかに原因がある**

そのままにしておくと回路内凝固が進行する
① 生食ラインを開放
② 血液ポンプをゆっくりにする
③ **バスカテ，回路のつまり，屈曲，先当たり**などを検索
④ 凝固があれば，フサンの投与量を再検討

Explication

　CHDFやHDなどの血液浄化は集中治療領域ではもはや欠かすことのできない重要な治療手段の一つである．溶血を伴いアシドーシスの進行がきわめて速い重症感染症などでは直ちにCHDFを開始しなければ（開始しても）救命できない場合もあり，24時間365日いつでも迅速に開始可能なように当施設では回路の組み立て，管理を集中治療医自身で行っている．そうである以上，血液浄化において生じ得る様々なトラブルの原因，対処法も熟知していなければならない．脱血不良は最も基本的で頻度の高いトラブルである．陰圧ピロー（写真）の部分で感知して原因はそこよりも手前, 近位にある．大きくは3つの原因に分けられる．①バスキュラーカテーテル（以下バスカテ）の先当たり，これはバスカテが深く留置され脱血部の血管の虚脱により生じる．対応は脱血が良好な部位まで引き抜いて再固定する．②バスカテの屈曲，固定の方法や体位交換などで生じ得る．③バスカテの閉塞．①と一部同様の現象ともいえるが外傷をはじめ何らかの原因で腹腔内圧が上昇した場合には高頻度で生じる．その他回路内の凝固によっても生じる．対応としてはバスカテの留置部位を内頸静脈などに変更することで改善されるケースが多い．その他に注意する点として陰圧ピロー部の装着不良（写真）や圧設定ダイアルが不適切な可能性もある．陰圧ピロー部の硬さは科学的ではないが耳たぶの硬さが適切との説もあるようだ．

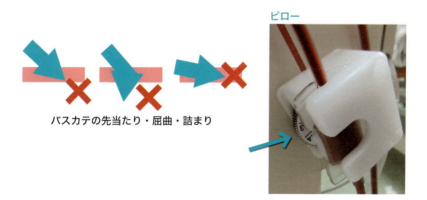

バスカテの先当たり・屈曲・詰まり　　ピロー

⚠️ **注意**　CHDFは停止した状態にしておくと回路内が凝固してしまうため，とりあえず生食を流して，原因検索を行う．

文献 ● 1）透析療法合同専門委員会, 編. 血液浄化療法ハンドブック. 東京: 協同医書出版社; 2001.

（清水敬樹）

IX 腎臓・アレルギー

129 脱水患者へのフロセミド投与

頻度 ★★★★　緊急度 ★☆☆☆

🙋 Trouble

IVC 径 10mm で呼吸性変動あり
でも尿量 17mL/hr なのでラシックスを静注

⬇

一過性に尿量 80mL/hr までアップするも
IVC で呼吸性変動さらに増強
代謝性アシドーシスが進行… ✗

👍 Solution

脱水患者（貧しい人）にフロセミドの投与は禁忌
腎不全を完成させてしまう．

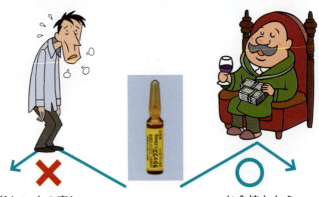

✗ 何も貧しい人の家に
強盗に入らなくてもいい

◯ お金持ちから
金をしぼりとる

Explication

　一般的に利尿薬は，Na 再吸収の割合の多い部分に作用するほど利尿効果が高い．最も効果が高いのはフロセミドであり，ICU でも頻用されるループ利尿薬である．しかし，効果が高いといっても思うように利尿が得られないこともある．多く遭遇するのは Na 過剰摂取や NSAIDs の使用などによるものである．また，病態を適切に把握していないことによるものもある．例えば，利尿薬の投与量不足や脱水患者に対する利尿薬投与である．しかし，注意しなければならないのは，脱水患者であるのに，病態の把握ミスで利尿薬投与量不足と考えて，さらに増量してしまうことである．いくら利尿薬を投与しても脱水で水がなければ，出すものも出ないのは当たり前である．急性腎不全での乏尿・無尿の患者に対して，多量の利尿薬が投与されることが多くあるが，そのような利尿薬の使用は逆に腎機能の予後を悪くする可能性があることが報告されている．したがって重要なのは，フロセミドを投与する前に病態をしっかりと把握することが大事である．あくまでもフロセミドは腎尿細管で再吸収を抑制する薬で，糸球体濾過量を増やす薬ではない．ある程度のフロセミド投与に反応して尿が出ない場合は，それ以上むやみに多量のフロセミドを使用するべきではない．大量のフロセミドは聴力障害などのリスクもある．

フロセミドの最大 1 回投与量 (mg)	
正常	
静脈投与	40
経口投与	80
腎不全 (20 < GFR < 50)	
静注 / 経口	120/200
腎不全 (< 20)	
静注 / 経口	200/400
ネフローゼ　静注	120
肝硬変　静注	40
心不全　静注	40

　適切に病態を把握しないと，乏尿性腎前性腎不全に対して利尿薬を使用することになってしまう．見た目では尿が出ても，死亡率は増加し，腎機能回復率が低下する．ICU で発症する急性腎不全を防ぐのは，フロセミドの投与ではない．腎毒性物質の回避と適切な輸液管理である．

文献 ● 1) Mehta RL, et al. Diuretics, mortality, and non-recovery of renal function in acute renal failure. JAMA. 2002; 288: 2547.

〈早川　桂〉

IX 腎臓・アレルギー

頻度 ★★★☆　緊急度 ★★☆☆

130 尿が赤褐色．診断は？治療は？

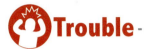
Trouble

「尿が赤い」「尿に血が混ざってる」って，本当に血尿？

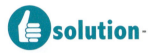
solution

① 試験紙法では血尿，ミオグロビン尿，ヘモグロビン尿のすべてが陽性．

② 尿沈渣で赤血球を認めれば血尿，認めなければヘモグロビン尿，ミオグロビン尿となる．

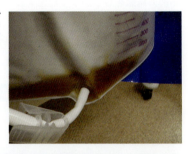

ヘモグロビン尿とミオグロビン尿の鑑別は迅速には困難であるが，時間とともに両者とも暗褐色になり，塩析により消失すればヘモグロビン尿で，濾液が着色していればミオグロビン尿と鑑別できる（Blondheim 塩析法）．

■ミオグロビン尿の確定方法

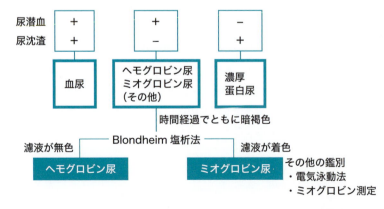

Explication

　救急領域で尿が赤褐色と聞くと横紋筋融解症をすぐに連想する．尿潜血反応が陽性で，尿沈渣で赤血球を認めない場合，まずミオグロビン尿を考えなければならない．原因として外傷，熱中症，過剰な運動，薬剤〔高脂血症薬（HMG-CoA 還元酵素阻害薬），抗精神病薬など〕，感染症などがある．ちなみに，尿潜血反応が陰性でも赤色尿を呈するものに，ブルーベリー，砂糖大根，大黄などの摂取やリファンピシン，メチルドパなどの薬剤服用がある．また月経中の女性では，尿検査での血尿の判断は難しい．血尿で見逃してはならない疾患として，急性糸球体腎炎・急速進行性糸球体腎炎，急性腎盂腎炎，溶血性尿毒症症候群，悪性腫瘍，横紋筋融解症，腹部大動脈瘤破裂などがある．

　横紋筋融解症の病態は成書に譲るが，簡単に説明すると骨格筋細胞が破壊，壊死することで，筋細胞内のミオグロビンが血中に逸脱し尿細管閉塞をきたし腎障害が発生する病態である．臨床症状として発赤，こわばり，筋肉痛，筋腫脹，筋力低下などの筋症状が主である．横紋筋融解症には明確な診断基準がなく，1）血中 CPK 基準値の 10 倍以上の上昇，2）ミオグロビン尿の存在などが提案されている．他に，尿潜血陽性または褐色尿，血清クレアチニン値の上昇の所見も同義とみなし，筋肉症状や腎障害は参考基準にとどめるとある．また血清 P 値，血清 K 値，血清ミオグロビン値，血清アルドラーゼ値の上昇も参考になるとある．治療としては，①まず大量輸液を行う．使用する輸液製剤は生食が推奨される（例：生理食塩水 500mL/ 時）．当初，利尿がつかない場合も血管内容量を CVP や下大静脈径などで評価して容量負荷を行う．②大量輸液でも CPK 値の低下を認めない場合は尿のアルカリ化を考慮する．この場合，尿 pH は 6.5 以上に保ち，血液ガス上は pH7.5 以上にならないように注意する（例：8.4%メイロン 10mL/ 時）．③マンニトールには活性化酸素を除去したり，浮腫の軽減，二次的コンパートメントを予防する．しかし腎不全を誘発することがあり脱水などには注意を要する．④腎不全に至った場合は血液浄化を施行するが，血行動態が安定していれば血液透析（HD），不安定であれば持続的血液濾過透析（CHDF）を行う．⑤四肢外傷に合併する筋区画症候群に対しては，早期に筋膜切開を行うことは標準的な治療法であるが機能予後を悪化させることもあり十分な検討が必要である．

文献 　1）池田寿昭．横紋筋融解症患者の輸液管理．救急・集中治療．2007; 19: 215-9. （横紋筋融解症に関する輸液療法を詳細に説明している）
　　　2）岡元和文．In: 救急・集中治療ガイドライン―最新の診療指針―．東京: 総合医学社; 2010. p.113-5.（救急・集中治療に関するガイドラインが網羅されている）
　　　3）清水敬樹．In: ICU 実践ハンドブック．東京: 羊土社; 2009. p.515-7.（救急領域の疾患や治療，管理などコンパクトにまとめられている）

〈田中幸太郎〉

X 消化器・栄養

131 経腸栄養は早い方がいいが，過剰栄養には注意する

頻度 ★★★★　緊急度 ★☆☆☆

Trouble

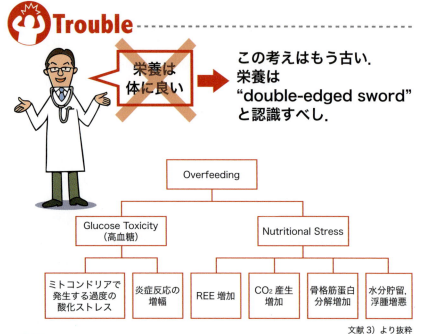

この考えはもう古い．
栄養は"double-edged sword"と認識すべし．

文献3）より抜粋

Solution

①早期経腸栄養（EN）は重要
➡ ASPEN・ESPEN・CCPG すべてにおいて，入室24〜48時間以内の経腸栄養開始が推奨されている．

②早期経静脈栄養（PN）は否定的
➡ EPaNIC trial により早期経静脈栄養の有用性は否定的か．

③過剰栄養に注意する
➡ Overfeeding の有害性を認識する．

Explication

早期経腸栄養は重要

　ICU患者に対しては入室24～48時間以内に経腸栄養を開始することが各種ガイドラインで推奨されている．しかし，早期経腸栄養の有効性を示す理論的根拠となる論文の多くは後ろ向き研究であり，対照群の設定も様々であるのが現状である．1991年Garrelらの熱傷を対象とした研究では入院早期に栄養療法を開始した群は創治癒が早く，入院期間も短縮されたと報告している．近年，Nguyen[1]らの研究は興味深いため提示する．ICU入室24時間以内に経腸栄養を開始した群と，4日後に投与した群に分け，消化管からのグルコース吸収率を調べると，晩期群で消化管吸収率が低下したというものである．経腸栄養が遅れると消化管の器質的障害が進行するという内容である．

　なお以前は経腸栄養の目処が立たなければ，早期の経静脈栄養がESPENにより推奨されていたが，2011年のEPaNIC trialによって否定された．これによると**経腸栄養が不十分でも1週間は経静脈栄養を始めなかった群でICU生存率，感染率，人工呼吸期間とも良い結果となり，以前の早期静脈栄養の優位性は否定された．**

過剰栄養には注意

　過剰栄養（overfeeding）は栄養ストレス（nutritional stress）と糖毒性（glucose toxicity）による有害事象を起こし，栄養療法はICU管理において逆効果になる可能性もはらんでいる．**特に侵襲下においてはストレスにより内因性エネルギー産生が起こっており，そこに外因性エネルギーを加えると過剰栄養になる可能性がある．**内因性エネルギーを正確に測定できない以上，この栄養療法には常にこの危険性がつきまとうことになる．Harris-Benedict式による計算はあくまで古典的であり，この式による栄養計算はエビデンスがないことが証明されている．Krishnanらは重症患者では9～15kcal/kgBW/dayが最も予後良好であったと報告しており（Chest 2003;124:297-305），これは従来のガイドライン（ACCPでは25kcal/kgBW/day）よりはるかに少ないものである．適切な栄養供給量に関する結論は得られていないものの，過剰栄養に関する危険性に関しては認識しておかなければならない．

文献
1) Nguyen NQ, et al. Delayed enteral feeding impairs intestinal carbohydrate absorption in critically ill patients. Crit Care Med. 2011; 40(1): 50-4.
2) Casaer MP, et al. Early versus late parenteral nutrition in critically ill adults. N Engl J Med. 2011; 365: 506-17.
3) 寺島秀夫, 他. 周術期を含め侵襲下におけるエネルギー投与に関する理論的考え方～既存のエネルギー投与量算定からの脱却～. 静脈経腸栄養. 2009; 24: 1027-43.

（熊谷純一郎）

X 消化器・栄養

頻度 ★★☆☆　　緊急度 ★★☆☆

132 急性膵炎に乳酸菌製剤は禁忌？

Trouble

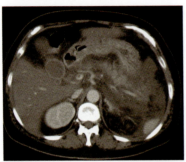

重症急性膵炎にルーチンで乳酸菌製剤を投与していないだろうか？

重症急性膵炎に対する早期経腸栄養は感染合併率を低下させ，入院期間の短縮や医療費軽減に役立つ（推奨度B）．プロバイオティクス製剤は経腸栄養耐性を改善させるし，副作用もないから…

Solution

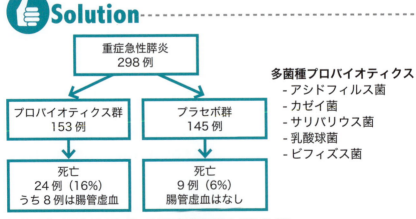

多菌種プロバイオティクス
- アシドフィルス菌
- カゼイ菌
- サリバリウス菌
- 乳酸球菌
- ビフィズス菌

相対死亡リスク 2.53 倍，95%信頼区間 1.22-5.25

Besselink 博士は「重症急性膵炎が予測される患者では，この組み合わせのプロバイオティクスの予防的投与は感染合併症のリスクを低減せず，また死亡リスクの増加に関連した」「重症病態の患者や非閉塞性腸管虚血症のリスクのある患者では，プロバイオティクスは無害ではない」と述べた．

Explication

　重症急性膵炎ではエネルギー必要量が増加しており，栄養療法も治療の一環で必要である．急性膵炎診療ガイドライン 2010 では，早期からの経腸栄養は感染合併症の発生率を低下させ，入院期間の短縮に役に立つとの報告が推奨度 B とされている．したがって，早期に経腸栄養を始めることが多いが，その際に乳酸菌製剤を追加していないだろうか？　乳酸菌製剤は確かに副作用が少なく，また経腸栄養耐性を改善させるので，比較的ルーチンに投与されがちな薬剤である．

　しかし，重症急性膵炎患者に対するプロバイオティクス製剤（乳酸菌製剤）の効果についてはメタ解析の結果，生存率や感染率を改善させたという報告はない．しかも致死率が増加するのではないかと懸念する報告まである．

　オランダの Besselink らの多施設研究で重症急性膵炎に対するプロバイオティクス製剤の予防投与の評価を試みたものである．解析時に，投与群およびプラセボ群の各々 1 例ずつが実際には急性膵炎の診断ではない，とのことで除外された．投与群 152 例とプラセボ群 144 例が解析され，患者の背景や重症度に差はなかったものの，死亡率が投与群で 16％（24 例）とプラセボ群 6％（9 例）に対して有意に高かったという結果になった．投与群で 9 例が腸管虚血を引き起こし，そのうち 8 例が死亡した．しかしプラセボ群では腸管虚血は認めなかった（p＝0.004）．プロバイオティクス製剤の予防投与は重症急性膵炎の感染症合併率を低下させずに，むしろ死亡リスクが上昇する結果となってしまった．この研究で用いられた乳酸菌種以外を用いた場合は異なる結果となる場合があるが，ある程度のメカニズムが判明するまでは使用すべきではないと考察されている．普段，副作用がないと考えられている乳酸菌製剤も，必ずしも無害とはいえないことに注意したい．

　国内のガイドラインでも重症急性膵炎に対する乳酸菌製剤の投与は，まだ議論が多く，是非に関してはさらなる検討が必要であると記載されている．「クスリはリスク」．どんなに安全と思われている薬剤でもリスクがあるかもしれないと立ち止まって考えることが重要である．

Besselink らの警告ではプロバイオティクス製剤は重症急性膵炎において死亡リスクを上昇させる可能性を指摘した．

文献 ● 1) Besselink MG, et al. Probiotic prophylaxis in predicted severe acute pancreatitis: a randomised, double-blind, placebo-controlled trial. Lancet. 2008; 371: 651-9.

〈早川　桂〉

X 消化器・栄養

頻度 ★★☆☆　　緊急度 ★☆☆☆

133 急性膵炎の際の鎮痛薬の選択

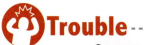

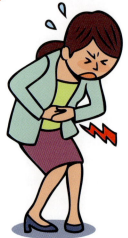

Oddi 括約筋が収縮するから

鎮痛なし

不十分な鎮痛は，せん妄のリスクを高め，患者に悪影響を及ぼす可能性がある．

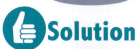

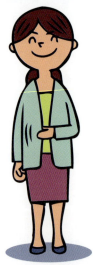

十分な鎮痛は必要．
Oddi 括約筋の収縮作用をもつ麻薬・非麻薬性鎮痛薬使用による，膵炎悪化の可能性は低い．

ex.
①レペタン®
　初回 0.3mg iv,
　その後 2.4mg/日 持続
②ペンタジン®
　30mg 6時間おきに iv

Explication

急性膵炎において，疼痛は主要な症状であり，不十分な鎮痛は，循環動態を不安定にさせたり，せん妄発症のリスクとなる．適切な鎮痛薬の使用により，患者の疼痛は軽減されるが，その副作用により治療が難渋することはないと示されている[1]．

通常，膵管は胆管と合流して短く太い胆膵管膨大部を作る．その先には，大十二指腸乳頭が十二指腸に開口する．その周囲には「Oddi 括約筋」とよばれる胆膵管膨大部括約筋（hepatopancreatic sphincter）があり，膵液や胆汁の流れを調整する．麻薬性鎮痛薬の代表であるモルヒネは Oddi 括約筋などの消化管平滑筋の収縮作用があるため，胆石や急性膵炎においての使用では抗コリン薬のアトロピンが必要となる．

過去の RCT では軽症から中等症の急性膵炎において，ブプレノルフィンは除痛効果に優れていた．また Oddi 括約筋の収縮作用による病態の悪化も認められず，Oddi 括約筋弛緩作用をもつ硫酸アトロピンの併用も不要であると報告された．同様にペンタゾシンも急性膵炎の疼痛に対して有効とされている．

投与方法としては持続静注のほうが安定した鎮痛が得られる．患者の疼痛具合でコントロールできる PCA ポンプ（PCA: patient controlled analgesia）も有用である．

※塩酸ブプレノルフィン®（レペタン®）
ex. 初回投与レペタン® 0.3mg 静注，続いて 2.4mg/日の持続静注

※ペンタゾシン（ソセゴン®，ペンタジン®）
ex. ペンタジン® 30mg 6 時間おきの静注

ちなみにモルヒネ（10mg 4 時間おきの皮下注，n = 8）と非麻薬性鎮痛薬の metamizole（2g 8 時間おきの静注，n = 8）では疼痛コントロールに差は認められなかった．

文献
1) Brownfield E. Pain management. Making health care safer: A critical analysis of patient safety practices. Agency for healthcare research and quality in 2001.
2) Jakobs R, et al. Buprenorphine or procaine for pain relief in acute pancreatitis. A prospective randomized study. Scand J Gastroenterol. 2000; 35: 1319-23.

（蕪木友則）

X 消化器・栄養

134 血糖の目標値を明確にする

頻度 ★★★★　緊急度 ★☆☆☆

Trouble

▶ 低血糖 ➡ 交感神経興奮，脳細胞機能低下
　　　　　　最悪の場合心停止にもなり得る．
▶ 高血糖 ➡ Overfeeding の悪影響

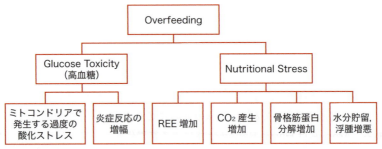

結局 ICU での重症患者における適切な血糖値は？

Solution

① 血糖値は 110〜180mg/dL にコントロールする．
② 少なくとも 80〜110mg/dL の強化インスリン療法は否定された．

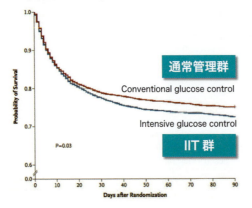

強化インスリン療法群では死亡率が高く，IIT は否定的とした．
(NICE-SUGAR Study から抜粋)

Explication

　2001年にVan den Berghe らが強化インスリン療法（IIT: intensive insulin therapy）の有用性を報告してから，ICUで血糖値が注目されるようになった．これによるとICUでインスリン持続投与により血糖値を80〜110mg/dLに維持した群の死亡率が低下したとのことである．この時，やはり集中治療といえば循環や呼吸管理だと考えていた集中治療医にとっては血糖値と死亡率が関係あるという事実は衝撃的であった．いずれにしても，これ以来IITが注目されるようになったが，その後の重症患者に対する多施設無作為化比較試験では，IITの有用性は確認できなかった．それどころかIITには40mg/dL以下の低血糖の発生頻度が高く，問題視されることとなった．

　最終的に2009年のオーストラリア，ニュージーランド，カナダにおけるNICE-SUGAR trial では血糖値180mg/dL以下の通常管理群とIIT群が比較され，通常管理群のほうが死亡率が低く，IITは否定される結果となった．

　では栄養投与量に関してはどうであろうか？　急性期の重症患者は高血糖になりやすい．これは炎症や交感神経の興奮，ストレスホルモン分泌など急性侵襲反応により異化が亢進するためである．つまりICUでの栄養投与は過剰になりやすいのである．Arabi らはHarris-Benedict 式による基礎代謝量にストレス係数をかけた従来群と，その60〜70％を投与する少量投与群を比較し，後者の院内死亡率に対する相対リスクが低いことを示した．同時にIIT群と180〜200mg/dLまでの高血糖を許容する群で検討したところ結果に差は認めなかった．すなわち，十分な栄養を投与して，インスリンで押さえ込むよりも，当初から少なめの栄養を投与するほうがよいと考えられる．厳密な適正栄養量は内因性エネルギー産生を正確に規定する難しさより，不明ではあるものの，少ない栄養量でかつautophagy（自食，飢餓による蛋白の分解など）を防げる最低量をゴールとして設定するpermissive underfeeding の考え方が必要である（またはtrophic feeding）．

　まとめると80〜110mg/dLのIITは否定されている．180mg/dL以上もよくないであろう．ICUでの適切な血糖値は不明ではあるが，110〜180mg/dLの間であることは間違いなさそうである．したがってICUでは循環や呼吸だけに注目するのではなく，血糖の目標値を明確にして，管理することが重要である．

文献
1) Van den Berghe G, et al. Intensive insulin therapy in critically ill patients. N Engl J Med. 2001; 345: 1359-67.
2) Brunkhorst FM, et al. Intensive insulin therapy and pentastrarch resuscitation in severe sepsis. N Engl J Med. 2008; 358: 125-39.
3) NICE-SUGAR Study Investigators. Finfer S, et al. Intensive versus concentional glucose control in critically ill patients. N Engl J Med. 2009; 360: 1283-97.

〈早川　桂〉

X 消化器・栄養

頻度 ★★★★　緊急度 ★☆☆☆

135 経口摂取の開始は水でなくとろみから

Trouble

そろそろ経口摂取できそうですね．飲水 OK してみましょう．

▶ むせによる SpO$_2$ 低下…
▶ 誤嚥性肺炎になってしまった…

いつまでたっても経口摂取ができない！

Solution

▶ 経口摂取の再開や嚥下機能が低下している状態では"とろみつき"から
▶ 嚥下障害が疑われる場合，つばを飲ませたり（反復唾液嚥下テスト）飲水試験を行ってみましょう

＜飲水試験＞
方法：常温水 30mL を飲ませ，以下の観察を行う．
① 1 回でむせることなく飲める．
② 2 回以上に分けるがむせることなく飲める．
③ 1 回で飲むことができるがむせる．
④ 2 回以上で飲むにもかかわらず，むせることがある．
⑤ むせることがしばしばで，飲むことが困難．
判断（①で 5 秒以内：正常範囲，①で 5 秒以上または②：疑い，③〜⑤：異常）

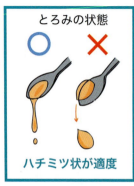

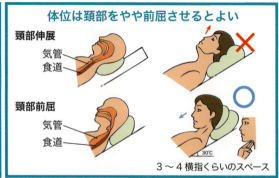

Explication

　液体は食塊を形成しにくく、咽頭に流れ込みやすく誤嚥の危険性が高い。経口摂取を再開する場合は、ゼリー、増粘剤入り液体、増粘剤なし液体、と段階的に進めていくことで誤嚥を回避するようにする。

　嚥下しやすい食形態の条件として、①均一な性状、②食塊としても凝集性、③表面の潤滑さ、④味の良さ、などがあげられる。水は流動性が高く重力の影響も受けやすいので、送り込みや嚥下のタイミングに合わず移送され、誤嚥しやすい（図1）。また、細かい刻みは咀嚼機能を補うが、食塊としてまとまりにくく、誤嚥や口腔、咽頭内の残留につながる。これらにとろみをつけると、凝集性が加わり咽頭を一塊となって通過する効果が得られる。

【救急医療現場における医原性の嚥下障害で多いもの】
ベンゾジアゼピン系： 意識レベルを低下させ嚥下中枢抑制作用がある
向精神薬： 錐体外路系の副作用が嚥下を阻害
その他： 咽頭粘膜に対する局所麻酔も嚥下を阻害するので注意が必要

【嚥下障害を改善させる見込みがあるとされる薬剤】
ACE阻害剤，レボドパ，アマンタジン： 嚥下反射と咳反射の賦活
エリスロマイシン： 胃排泄機能を高め，胃食道逆流を減少させる

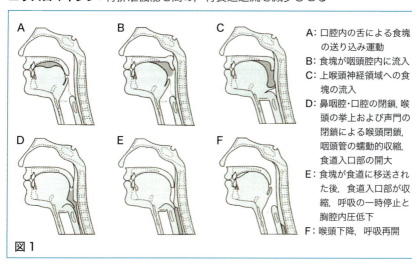

A：口腔内の舌による食塊の送り込み運動
B：食塊が咽頭腔内に流入
C：上喉頭神経領域への食塊の流入
D：鼻咽腔・口腔の閉鎖、喉頭の挙上および声門の閉鎖による喉頭閉鎖、咽頭管の蠕動的収縮、食道入口部の開大
E：食塊が食道に移送された後、食道入口部が収縮、呼吸の一時停止と胸腔内圧低下
F：喉頭下降、呼吸再開

図1

文献　1）藤島一郎．よくわかる嚥下障害．大阪：永井書店；2012．
　　　2）植松　宏，他．摂食嚥下リハビリテーション50症例から学ぶ実践的アプローチ．東京：医歯薬出版；2008．

（石原久子）

X 消化器・栄養

頻度 ★☆☆☆　　緊急度 ★★☆☆

136 アミラーゼ値が上昇しなくても急性膵炎?

Trouble

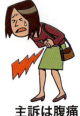
主訴は腹痛

外来で測定
血清アミラーゼ
尿アミラーゼ
→ ともに正常値

➡ 3日後，造影CTを撮影したら壊死性膵炎だった

Solution

膵炎診断で
血清酵素の有用度はリパーゼの方が上！

血清アミラーゼ	<	血清リパーゼ
感度・特異度のバランスが悪い		感度　86.5〜100% 特異度　84.7〜99.0%

注意 膵酵素が上昇しないタイプの膵炎もある
アルコール性慢性膵炎の急性増悪
高脂血症が原因の急性膵炎など

Explication

　本邦のガイドラインにおいて，膵炎の診断基準は①上腹部の腹痛・圧痛，②血中または尿中の膵酵素上昇，③画像検査で膵異常所見，の3項目のうち2項目以上を満たすものとされている．膵酵素は膵アミラーゼやリパーゼなど膵に特異的なものが望ましい，とされている．血中リパーゼは，感度・特異度ともにアミラーゼより優れているとされており，ガイドラインでもリパーゼ測定が推奨度Aとされているが，迅速測定できない施設では，アミラーゼを測定することになる．アミラーゼが上昇しにくい膵炎としては，アルコール性慢性膵炎の急性増悪，高脂血症が原因の急性膵炎などがある．また，アミラーゼは膵炎発症後，速やかに正常化することが多く，上昇している時期に捉えられない可能性もある．

CT所見の写真（壊死性膵炎の進行がわかる写真）

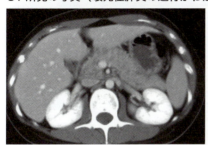
写真1

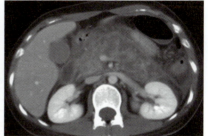
写真2

　腹痛・発熱のため絶食で入院経過観察されていた20歳代女性．軽度の炎症を認めるのみで，腹部造影CTでは異常なく，アミラーゼの上昇は認めなかった．2日後腹痛が増強しショック状態に陥ったため撮影された腹部造影CT（上写真2）では，膵体尾部を中心とした膵造影不良域と膵腫大が出現し，壊死性膵炎と診断した．膵持続動注療法を行い，症状・画像所見は改善した．本症例ではアミラーゼ以外の膵酵素も正常であり，PSTIの軽度上昇を認めたのみであった．特に壊死性膵炎では，対応が遅れると予後の悪化につながるため，アミラーゼ値のみに拘らず，画像検査や他の酵素検査を重ねる必要がある．

文献 ● 1）急性膵炎診療ガイドライン2010改訂版出版委員会編．急性膵炎診療ガイドライン2010 第3版．東京：金原出版；2009.

（田口茂正）

XI 外傷

頻度 ★★★☆　緊急度 ★★★★

137 Deadly Triad を避ける

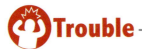Trouble

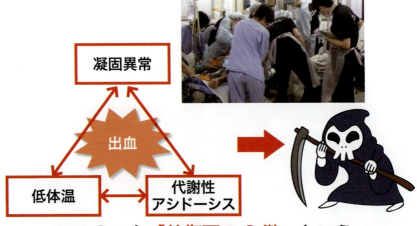

この3つを「外傷死の3徴」という．

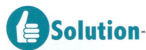Solution

凝固異常	▶早期止血．素早く充分量の凝固因子の補充
低体温	▶こまめに体温測定．温めた輸液．積極的体表加温
代謝性アシドーシス	▶充分な酸素化．循環動態の改善．貧血補正

「外傷死の3徴がそろうといかに熟練した外科医でも手術の完遂は不可能になる」（JATEC より）．初療でこれらを防ぎ，また手術に際しては一期的にすべてを試みるのではなく，止血に終止し，Damage control surgery（DCS）を採用する．

Explication

　重症外傷において「凝固異常 coagulopathy」,「低体温 hypothermia」,「アシドーシス acidosis」の3つを合わせ「死の3徴 deadly triad」という．これらの病態はお互いに関係しあって，悪循環に陥り，進行性に悪化する．
　例えば，出血すると大量の輸液や輸血が必要になり，体温が低下する．すると，凝固異常が促進され，さらに出血する．というように死に向かって負のスパイラルに陥ってしまうのだ．
　したがって，私たちの仕事としてはこの3徴に患者が陥らないよう防ぐことにある．

凝固異常

　1990年代後半には凝固異常は，大量の輸液負荷による希釈性のものと考えられていた．しかし，その後の研究でこの凝固障害は輸液前より始まっており，欧米で「ACoTS: Acute Coagulopathy of Trauma-shock」という新しい概念が導入された．しかし，本邦ではACoTSは独立した疾患概念でなく，線溶亢進型DICで説明可能であり，このような曖昧な概念を導入すべきでないと提唱している．この外傷初期の線溶亢進型凝固障害への輸血の対応は別頁を参照して頂きたい．

低体温

　外傷スコアであるISS 25点以上の患者では，66%が低体温に陥っている．そして，34℃以下では死亡率40%，33℃以下では69%，32℃以下では100%であったと報告している．この対策として温めた輸液やブランケットやベアハッガーなどにより加温をはかる．処置や手術時間を可能な限り短くする．低体温と死亡率は関連があり，体温はつい後回しにされがちだが，意識してこまめに体温測定を行い，早期に対応できるようにする．

アシドーシス

　外傷患者は出血やショックによる末梢循環不全により嫌気性代謝が亢進し，アシドーシスになりやすい．アシドーシスは出血時間の延長や凝固因子の活性抑制作用がある．循環動態の改善，また貧血を補正し，酸素運搬能の改善をはかり，不要なアシドーシスに陥らないようにする．

文献　1) Moore EE, et al. Staged laparotomy for the hypothermia, acidosis, and coagulopathy syndrome. Am J Surg. 1996; 172: 405-10.

（早川　桂）

XI 外傷

頻度 ★★☆☆　緊急度 ★★★★

138 CT撮影などの患者移動は最も危険な時間（より注意深い観察や多くの人手が必要）

🆘 Trouble

20歳代，男性．重症胸部外傷（両側血気胸，多発肋骨骨折，肺挫傷，外傷性肺囊胞）．
FiO_2 0.8，PEEP 15，PS 12，酸素化悪化，ショックのため手術を含めた治療方針決定のために胸腹部造影CT撮影へ

⬇

| CT撮影中に心肺停止 |

⬇

| PCPS開始 |

👍 Precaution

心肺停止の原因

① High PEEP の解除による酸素化悪化
② High PEEP の解除によるフレイルチェスト
③ CTのベッドへの移動に伴う体液移動
④ 移動時の胸腔ドレーンの吸引解除による緊張性気胸の可能性

| CT室はCのT（死のトンネル） | 移動を伴う画像診断なしで手術を決断すべきだった |

Explication

　ICU 患者が検査や処置などのために自分の本拠地である ICU を離れることは非常に危険なことである．特にその移動時には通常 ICU で施行していた治療とは条件が異なる，いわゆる医学的に質的低下をきたすことになり急変が多くなることは当然の結果といえる．また，急変時の対応にも制限が生じたり，検査のために CT 台に移動している場合には患者への接触も遅れてしまう．現実的に急変を含めて問題が生じやすく，注意すべき優先度が高いのは呼吸の問題である．酸素化が厳しい場合には高性能の人工呼吸器で管理しており，高濃度の酸素濃度で，高い PEEP をかけている．移動に伴い酸素化維持に主要な役割をはたしていた PEEP の解除や，胸腔ドレーンの吸引解除による脱気の不十分さ，ベッド移動に伴う体液移動による血圧低下などで急変の危険性は高い．本来であれば CT を施行せずに治療方針決定すべきであるが，それを十分承知した上でも方針決定のために画像診断に移動しなければならない状況もある．可能な範囲でマンパワーを投入し，万全のモニタリング下で直ちに昇圧剤をワンショットできる体制で移動する．また画像撮影中には防護服を着た医師が患者に張り付いて監視する．重症度が高い場合には上級医も複数名が移動に加わる，などの工夫が必要になる．

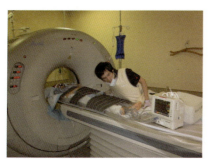

万全のモニタリングと監視

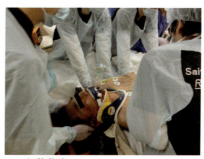

ベッド移動時

---

①外傷においては primary survey がクリアできていない時に移動してはならない．
②患者の移動の最終決定はその場にいる責任医が判断する．

文献 ● 1）日本外傷学会外傷初期診療ガイドライン改訂第 3 版編集委員会，編．初期診療総論：外傷初期診療ガイドライン JATEC™，第 3 版．東京：へるす出版；2008. p.1-22.

〈清水敬樹〉

XI 外傷

頻度 ★★☆☆　緊急度 ★★★☆

139 頭部外傷患者の血圧上昇時には安易に降圧せずに病態の評価を優先する

Trouble

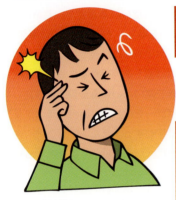

血圧　220/100mmHg

↓

降圧剤投与
▼
正しい？　or　脳虚血へ？

Solution

何故，血圧が上昇したか？

CPP (cerebral perfusion pressure)：脳灌流圧
＝ mAP（平均動脈圧）− ICP（頭蓋内圧）

ICP が上昇すると，CPP を維持しようと
mAP を上昇させるという代償機転が働く（Cushing 徴候）

その場合は本質的治療は ICP を下げる

つまり **浸透圧利尿剤** である

Explication

　頭部外傷患者の治療の際に，意識レベルが GCS で 8 点以下の場合には頭蓋内圧測定カニューレを留置して頭蓋内圧（intra cranial pressure: ICP）の測定を行いながら脳灌流圧（cerebral perfusion pressure: CPP）を 70mmHg 以上に維持する治療が日本神経外傷学会の重症頭部外傷ガイドラインで推奨されている．ちなみに米国では CPP 70mmHg 以上では ARDS の発生率が高いとのことで CPP 60mmHg 以上を目標値にしている．推奨どおりに ICP モニタリング下で管理可能な施設であれば ICP が上昇した時に応じて CPP を維持しようと生体は mAP を上昇させる代償機転を働かす事を実感できているはずである．その際の血圧上昇時にはその主因が ICP 上昇であることがモニター上でも明白であり，浸透圧利尿剤の投与で ICP を低下させることで二次的に mAP が低下することになる．これらの経験があれば，厳密には ICP 挿入の適応を満たすが諸事情で挿入できなかったり，あるいは適応外と判断して ICP モニタリングなしで管理する際の血圧上昇時の対応を正しく行える．当然，既往に高血圧症がある場合などは悩ましいが，瞳孔が散大傾向になって血圧が上昇したり，瞳孔不動が出現して血圧が上昇した場合にはモニタリングはできていないが ICP 上昇が生じたことは容易に想像できる．つまり，この時に安易に降圧剤投与ではなく，主因である ICP 上昇への治療として $PaCO_2$ 値と体温の確認，および浸透圧利尿剤投与を施行しつつ状態が許せば頭部 CT 撮影に向かうという判断が正解なのである．それを考えずに高血圧に対しての対症療法として降圧剤を投与して血圧が正常化した場合には見た目では適切な治療のようにみえるが，実際には CPP をより低下させて患者にとどめを刺していることになる．ただし，ICP が上昇しておらずに純粋に血圧のみが上昇しているケースがないとはいえないので，まずは「病態の評価を優先する」という姿勢が重要である．

---

①本邦では CPP ≧ 70mmHg，ICP < 20mmHg を目標に管理する．
②本邦では米国ほど ICP モニタリングが普及していない．ICP モニタリングの有効性は今のところ不明であるが，ICU ではぜひ使用したいツールではある．

文献 ● 1）三宅康史，編．ICU での病態管理と Q & A．東京：羊土社；2009．

（清水敬樹）

XI 外傷

頻度 ★★★☆　緊急度 ★★☆☆

140 自分が縫合した創部は必ず上級医とともに自分の目で経過観察する

🙌 Trouble

外傷創は手術創とは異なり斜めに切れた創の場合が多い

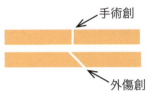

両創縁を同じ距離つかんで縫合すると鋭角の創縁が鈍角の創縁の上にオーバーラップしてしまい，実際には創は接着しない．

👍 Precaution

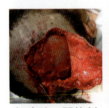 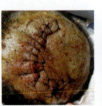 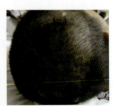

初療時の開放創　　初療時に縫合　　Day7 の創部　　Day12 の抜糸後

単一結節縫合の習得で十分で
創縁を確実に合わせることを意識する

Explication

　創部に対する縫合処置をレジデント諸君が行った場合には必ずそのアフターケアを自分自身でしなければならない．非外科系専門医が縫合した創部に関する厳密なデータは存在しないものの，外科系専門医による縫合に比べて抜糸時における創部の接着具合，美しさはかなり quality が低いことは事実である．問題なのは実際に縫合したレジデント諸君がそれを認識できる機会が少ないことである．外来で処置した場合には近医での抜糸依頼との紹介状を渡すことが多く，また院内での縫合時でも転科などにより他科医師による抜糸または再縫合がなされるケースが多いようである．そのため当施設では 1 週間以内に退院となり抜糸は近医で可能な傷でも少なくとも 1 回目の，つまり抜糸予定時の外来受診は我々で行い創部のチェックを縫合者自身が行うことを徹底している．また，ICU，HCU をはじめとする入院継続患者では創部の処置，包帯交換時には必ず上級医を呼び，また写真も撮影して翌日のカンファレスで呈示することを義務づけている．抜糸は原則的に縫合者というルールも定めている．手技上の quality の低さは現場で上級医が徹底することで対応し，その後のアフターケアも縫合者自身が思い入れをもって行うことで day 7 での抜糸が困難と判断した場合には早期の再縫合も検討する．創部への確固たる意識，思い入れをもつことで状況は大きく異なると思われる．施設の実情で外来フォローアップは困難であったり医師による包帯交換が厳しく看護師に一任せざるを得ないことも多いのも事実である．ただ，創部も生き物であり連日違う顔を見せる．経過が思わしくない場合には再縫合や洗浄や軟膏，クリームの処置，ドレッシングの変更，工夫などが必要になる．経過良好の場合には正常な創部の治癒過程を自分の目で追っていくことができる．経過観察を怠るレジデントが仮にいるとすれば縫合処置は行って欲しくないと考える．

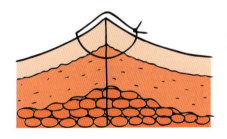

※必ず創縁を合わせる．
➡ 強く意識する

文献 ● 1) 原田輝一, 他. 創の縫合法. 正しい救急処置. 救急医学. 2006; 30: 1397-402.

（清水敬樹）

XI 外傷

141 出血性ショックへの急速輸血時のジレンマ（高カリウム血症 vs 低Hb）

頻度 ★★★☆　緊急度 ★★★★

Trouble

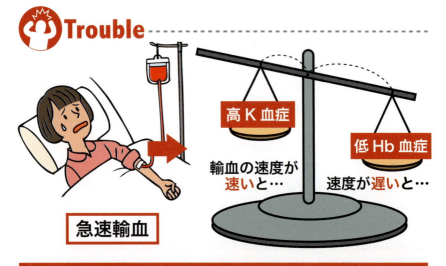

高Kも低Hbも共に心停止の原因になり得る

Precaution

① 輸血速度を速くするのは構わないが可能な限りポンピングは避ける．シリンジによる陰圧のために溶血しやすい．

② 問題が貧血なのか高Kなのかの見極めをする．
　➡ 特に心拍再開時のQRS幅やT波などで判断

③ カリウム除去フィルターを使用する．

④ カルシウム製剤や重炭酸ナトリウムを積極的に使用する．

Explication

　外傷性であれ内因性であれ，出血性ショックの場合には出血源を検索してそこに対する根治的な止血術を施行することになる．その止血が完遂されるまでには橋渡し的治療として輸血をすることになる．その際の出血量が大量であったり，止血行為が奏効しない場合には輸血速度，輸血量も増加せざるを得ない．いわゆるシリンジポンプを使用したポンピングなどの急速輸血では著明な陰圧がかかることにより溶血を起こし，カリウム値が高い輸血を生体内に投与してしまうことになる．その一方で生体は循環血液量減少性ショックや血圧低下などの影響で腎血流量を維持できず乏尿になり，その結果高カリウム血症を助長させてしまう．適宜血液ガス採血を行い，また心電図のT波の高さやP波の消失の有無などを強く意識しながら，カリウム除去フィルターの使用やカルシウム製剤や重炭酸ナトリウムの積極的投与を行う．それらでも対応困難な場合には輸血速度を緩めざるを得ない．しかし，緩めることにより今度はHb値が上昇せずに低Hb血症の状態に陥るというジレンマが生じる．

　歴史的には輸血を開始すべきHb値，いわゆる輸血トリガーは10g/dLが集中治療医の間では定説であったが，1999年のHebertの報告（文献2参照）を契機に様々な輸血トリガーに関する研究が行われ，輸血トリガーは7〜8g/dLで心疾患や脳疾患を伴う場合には10g/dLとの意見が主流になってきた．しかしHb値のみで輸血トリガーを決定することは難しく，また，同様にカリウム値のみで心停止を予測することも困難である．カリウム値とHb値を天秤にかけて落としどころを見つけながら，心停止を回避する輸血を施行しなければならない．ひとたび心停止に陥ると蘇生処置に終始せざるを得なくなり，本質的である出血源に対する止血処置がさらに後手に回り最終的に予後は厳しくなる．

【参考】 輸血後移植片対宿主病（GVHD）の予防対策として本邦では1998年より放射線照射血液製剤が供給されるようになった．15〜50Gyの放射線を照射することにより，赤血球濃厚液は照射しない製剤よりもカリウムイオンが上昇することがわかっている．保存して3週間後には2単位（400mL由来）中のカリウムイオンの総量は最高約7mEqまで増加する．

文献 1）外須美夫，編．大量出血．東京：真興交易 医書出版部；2006.
　　　 2）Hebert PC, et al. A multicenter, randomized, controlled clinical trial of transfusion requirements in critical care. N Engl J Med. 1999; 340: 409-17.

〈清水敬樹〉

XI 外傷

142 外傷患者の低体温は危険な徴候

頻度 ★★☆☆　緊急度 ★★★☆

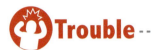

Trouble

肝損傷，脾損傷でショック状態
➡ 開腹止血術目的に手術室へ入室して手術開始

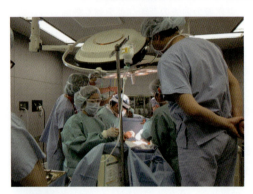

患者体温は既に 34℃まで低下

止血に難渋し完全止血が得られず**術者は処置に固執している**

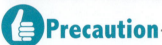

Precaution

外傷において低体温は死の3徴の一つである

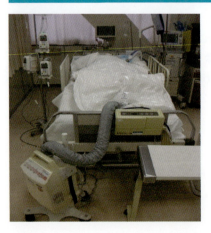

手術は短時間で行い（damage control surgery）
ICU で復温

- ICU で体表面からの加温を行う
- 中等症，重症例では中心加温も行う

＋ FFP ＋ PC ＋ α
➡ 根治的治療へ

Explication

　外傷での死の3徴（deadly triad），すなわち代謝性アシドーシス，低体温，凝固障害がみられる場合には止血困難な状態に陥るため，長時間の処置は効果がないばかりか予後を悪くする．そのため damage control surgery といった治療戦略が提唱されており，止血に関しては短時間での処置にとどめ，ICU に入室し deadly triad の改善（積極的な加温や凝固因子の補充）につとめる戦略をとる必要がある．

　今回とりあげている低体温は死の3徴の一つであるが，実際に臨床現場で，外傷患者が大量輸液や代謝の低下，環境因子によって容易に低体温に陥り，止血困難へと悪循環してしまう場合に遭遇する．予後の改善には deadly triad が3つ揃ってからでは遅く，事前の対応が重要となる．そのためには状態を的確に把握し damage control surgery の決断が遅れないように適応基準が提案されている．その中で体温は 35℃未満とされており，実際に術後の体温が 35℃未満では死亡のリスクが 40 倍近くになるとの報告がある．

　術者が処置に固執している場合には周囲が，最も適任なのは管理をしている麻酔科医などが現在の状況（体温，出血量，代謝性アシドーシスの程度など）を術者に伝えチームとしての判断の名のもとに damage control を推奨して ICU へ入室しなければならない．また，術者自身も3徴を意識して手術を遂行する責務がある．3徴のうち体温は，凝固障害と異なり測定により迅速に発見できる指標であるため，外傷診療において常に患者が低体温に陥っていないかを確認する姿勢が大切である．医療従事者にとって不快な室温であっても患者体温管理を優先しなければならない．また，動脈性の止血が得られることは当然であるが大前提であり，出血源が不明で動脈性の出血を認めている状況でのガーゼパッキングのみの帰室は damage control とはよばず撤退にすぎない．また towel clip closure も手技的には外傷外科特有の派手さはあるものの筋層や皮下からの出血量の制御には不利であり近年は当施設でもあまり行われない．

　　JATEC™ における Primary Survey 中の ABCDE
　　E は「脱衣と体温管理」．
　　ABCD も重要だが，E もおろそかにしない．

文献 ● 1) 阪本雄一郎, 他. Ⅲb型肝損傷における Damage control surgery の決断基準. 日外傷会誌. 2005; 19(4): 329-35.
　　　2) Cushman JG, et al. Iliac vessel injury: Operative physiology related to outcome. J Trauma. 1997; 42: 1033-40.

（五木田昌士）

XI 外傷

143 外傷患者は repeat FAST を必ず行う

頻度 ★★★★　緊急度 ★★★☆

Trouble

①交通外傷
・右大腿骨骨折
・腹部打撲

④細胞外液 500mL を急速負荷で血圧上昇したため経過観察

⑦Hb6.0 へ低下した．腹部造影 CT で腸間膜損傷からの大量出血が疑われた．開腹止血術へ

②初療時 FAST 陰性

⑤その 1 時間後に血圧 50mmHg と低下し，腹部が著明に膨隆

⑧入院 4 時間後の血圧低下時の看護記録では軽度の腹部膨隆との記載

③入院 4 時間後血圧 80mmHg

⑥FAST でモリソン窩，ダグラス窩，脾腎境界にエコーフリースペース

⑨初回の FAST が陰性でも経時的な repeat FAST を施行していれば早期診断が可能であった

初回 FAST が陰性のため③で repeat FAST を施行しなかった

Precaution

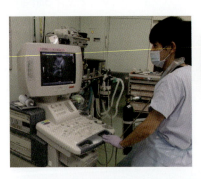
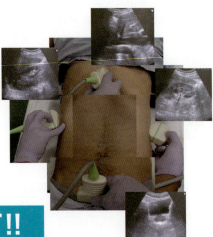

repeat FAST!!

Explication

外傷診療の praimary survey において超音波を用いた FAST（Focused Assessment with Sonography for Trauma）の有用性には論を俟たない．ただし，初療時の FAST 陰性患者が経過観察（nonoperative management：nom）で ICU や HCU に入院した場合には，適宜 FAST を繰り返すことは基本事項であり忘れてはならない．ベッドサイドで容易に施行でき，かつ非侵襲的であり，その上少量の腹腔内出血にも鋭敏である検査だからである．繰り返す時間の間隔には線引きはできないが，少なくとも些細なバイタル変化であれ，そのようなイベントが生じた場合には必ず repeat FAST を施行しなければならない．また，FAST の問題点の一つに施行者による技量の差がある．必ず上級医と一緒に施行して画像はプリントアウトして残すことが重要である．また，左側腹部で，脾腎境界をみるのは当然だが，脾臓全体を正確に描出してかつ脾臓の頭側である横隔膜下のエコーフリースペースの有無の確認がおろそかにならないように注意する．

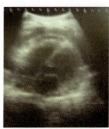

心嚢液の貯留を認める．外傷に起因する可能性が高ければ**心嚢ドレナージ**の適応である．穿刺のみで血液が十分にドレナージできなければ心嚢開窓術の適応になる．内因性では Stanford A の解離性動脈瘤などの診断を急ぐ．

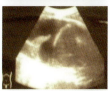

著明な**胸水**を認める．外傷であれば血液の可能性が高く，**胸腔ドレナージ**の適応になる．その後の排液量やバイタルで開胸止血に至る場合もある．

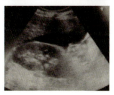

ここのモリソン窩のエコーフリースペースは外傷に伴う**腹腔内出血**時の典型的な所見である．続いてダグラス窩，脾腎境界，脾周囲の所見も必ず確認する．
治療方針は secondary survey に移動可能であれば腹部 CT の所見で判断する．

文献 1) Wening JV, et al. The value of sonography in traumatology and orthopedics：Part 2：emergency diagnostics in blunt abdominal and thoracic trauma. Unfallchirung. 2008；111(12)：958-64, 966-7.

（清水敬樹）

XI 外傷

頻度 ★★★☆　緊急度 ★★★☆

144 鈍的外傷にはトラネキサム酸を入れる

Trouble

重症鈍的多発外傷!!

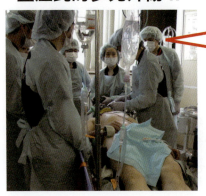

ラクテックにいつもの止血剤を入れてっ!!

いつもの止血剤＝アドナ®，レプチラーゼ®，トランサミン®

➡ これって効果あるの？それともただの「おまじない」？

Solution

Death by cause（文献1より）

Cause of death	Tranexamic acid [n = 10,060]	Placebo [n = 10,067]	RR (95% CI)	p value (two-sided)	
Any cause of death	1463 (14.5%)	1613 (16.0%)	0.91 (0.85-0.97)	0.0035	有意に出血性死亡が減少した
Bleeding	489 (4.9%)	574 (5.7%)	0.85 (0.76-0.96)	0.0077	
Vascular occlusion*	33 (0.3%)	48 (0.5%)	0.69 (0.44-1.07)	0.096	
Multiorgan failure	209 (2.1%)	233 (2.3%)	0.90 (0.75-1.08)	0.25	
Head injury	603 (6.0%)	621 (6.2%)	0.97 (0.87-1.08)	0.60	
Other causes	129 (1.3%)	137 (1.4%)	0.94 (0.74-1.20)	0.63	

Data are number (%), unless otherwise indicated. RR = relative risk
＊ Includes myocardial infarction, stroke pulmonary embolism.

重症鈍的外傷にはトラネキサム酸を
1gを10分間で初回投与，1gを8時間持続点滴

Explication

　外傷性出血患者に対して，止血作用を目的として点滴に止血剤を混注することは私たち外傷初期診療で常套的に行われている手段である．外傷を得意としている看護師に救急外来で「止血剤用意して!!」などというと，自然とアドナ®，レプチラーゼ®，トランサミン®が用意されている．しかし一方で，外傷における止血とは手術や経カテーテル的塞栓術などが根本的治療とされ，止血剤はあくまで「おまじない」的存在であるともいわれている．

　トラネキサム酸とはリジンと似た構造をもつ合成アミノ酸で，プラスミノゲンのリジン結合部位に結合してフィブリンの分解を抑制し，抗線溶作用を示す．トラネキサム酸とプラスミノゲンの結合力は強く，また安価な薬剤である．トランサミン®注10% 10mLの薬価は134円であり，安価で止血効果が期待できるトラネキサム酸は周術期の予防的投与で注目されてきた．

　そのようななかで，「重症出血を有する外傷患者におけるトラネキサム酸の効果」という大規模無作為研究が2011年に発表された．CRASH-2trialである．

　CRASH-2 trialは40カ国，274病院でなんと20,211人の外傷患者を対象に受傷8時間以内にトラネキサム酸を投与（1gを10分間で初回投与，1gを8時間持続点滴）した群と，プラセボ群で検討した．すると死亡率（14.5% vs 16.0%），さらに出血が原因の死亡リスクも4.9% vs 5.7%とトラネキサム酸群で有意に減少したとの結果となった．

　したがってこの大規模研究では出血を有する外傷患者にはトラネキサム酸の投与が考慮されるべきであると結論づけている．

　ただし，これには注意が必要で，CRASH-2trialの結果をさらに分析すると，その効果は受傷から投与開始までの時間が短いほど大きく，3時間を超えてからの投与は逆にリスク上昇をもたらす危険性があることが明らかになった．

　また外傷性脳損傷患者270人ではトラネキサム酸は頭蓋内出血量を抑制しないことが明らかとなった．その他，2008年に人工心肺を用いた開心術でトラネキサム酸を使用した群で，痙攣が有意に多いと報告された．特に腎機能障害があると，痙攣を起こしやすくなるため注意が必要である．

文献 1) Effects of tranexamic acid on death, vascular occlusive events, and blood transfusion in trauma patients with significant haemorrhage (CRASH-2): a randomised, placebo-controlled trial CRASH-2 trial collaborators. Lancet. 2010; 376: 23-32.

（早川 桂）

XI 外傷

頻度 ★★★☆　緊急度 ★★★☆

145 RCC：FFP は 1：1 にする

Trouble

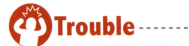
従来

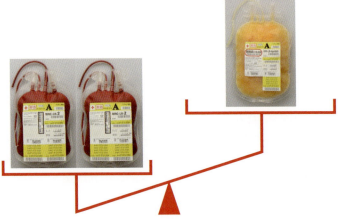

Solution

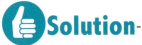
高 FFP/PRBC 輸血

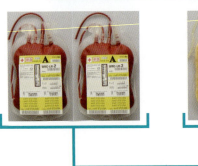
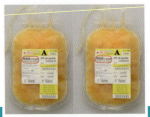

Explication

　以前は待機的手術の輸血方針により赤血球濃厚液(PRBC)に対して新鮮凍結血漿(FFP)の割合は少なかった(PRBC：FFP＝1：4〜10)．しかし，2000年代に入ってから，多発外傷の初期診療において晶質液の大量投与により，希釈性の凝固障害が発生することが指摘されるようになり，より積極的なFFP投与が行われるようになってきた．2007年Borgmanらは，戦地で大量出血の外傷患者を対象にFFPとPRBCの比率を検討した．FFP：PRBCがLow1：8，Medium1：2.5，High1：1.4で死亡率がそれぞれ65％，34％，19％とFFPの割合が高いほど，死亡率が低いと報告された．その後は戦地ではなく都市部での報告でもほぼ同様の結果となっており，高FFP比の輸血を推奨する裏づけとなってきた．近年，凝固障害は希釈性のものというより，晶質液を投与する病着前（受傷直後）より始まっていることがわかり，欧米では「Acute Coagulopathy of Trauma-shock (ACoTS)」が提唱された．しかしこの病態概念には基準も存在せず，きわめて曖昧な概念であると指摘され，本邦ではこの凝固障害は従来の「線溶亢進型DIC」が受傷直後に起こると主張している．

　Sperryらは，鈍的外傷の出血性ショックによる成人患者415人の多施設前向きコホート研究を行った．FFP/PRBC＞1：1.5の高F/P群（n＝102）と低F/P群では，粗死亡率に有意差は認められなかったものの（高F/P群 vs 低F/P群＝28：35％ p＝0.202），死亡リスクが52％低下することが明らかとなった．そしてさらに高F/P比の輸血を行っても，臓器不全や院内感染のリスクは上昇しないが，ARDSのリスクは2倍に増えることがわかった．

　またFFPの投与は受傷なるべく早期に行うことが望ましいと考えられるが，米国ではFFPは解凍後5日間保存可能であり，多くの外傷センターでは4〜6単位のAB型のFFPが大量輸血に備えて常に解凍されているといわれている（レシピエントがO型ではARDSなどの合併症がより顕著に増加する）．この善し悪しは不明で，早期に投与できるが，解凍後長時間経過したFFP投与でも合併症増加が報告されており，本邦の実態にそのまま応用することはできないと考えられる．

　現在のところ無作為化比較試験はなく最終的な結論は出ていない．外傷後早期の凝固障害に対して十分量のFFPを投与することは必要であると考えるが，不必要な過量投与にも注意が必要である．

文献
1) Borgman MA, et al. The ratio of blood products transfused affects mortality in patients receiving massive transfusions at a combat support hospital. J Trauma. 2007; 63: 805-13.
2) Watoson GA, Sperry JL, et al. Inflammation and host response to injury investigators. J Trauma. 2009; 67: 221-7.

（早川　桂）

XI 外傷

頻度 ★★☆☆　　緊急度 ★★★☆

146 大量輸血時にはカルシウムを補充する

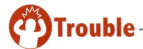Trouble

重症鈍的多発外傷で RCC 20 単位，FFP 16 単位投与．
Damage Control Surgery 施行中．
あなたは全身管理をまかされた．その際の血液ガス所見．

pH	7.311
PCO_2	36.1
PO_2	366.8
HCO_3^-	19.8
BE	−7.2
Na	152
K	5.45
Cl	108
Ca^+	0.77

代謝性アシドーシスがある．
大量 RCC 投与によると思われる高 K 血症も
➡ この血液ガスをみて次の一手は？

Solution

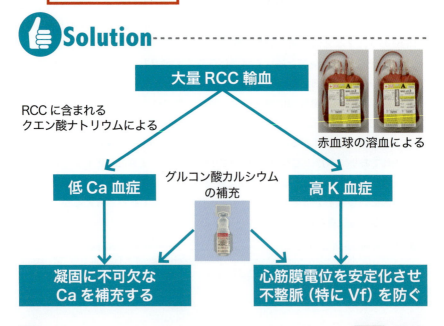

大量 RCC 輸血

RCC に含まれる
クエン酸ナトリウムによる　　　　　赤血球の溶血による

低 Ca 血症　　グルコン酸カルシウムの補充　　高 K 血症

凝固に不可欠な Ca を補充する

心筋膜電位を安定化させ不整脈（特に Vf）を防ぐ

Explication

　低カルシウム血症は血中総カルシウム濃度 2.2mmol/L（8.8〜10.3mg/dL）以下またはイオン化カルシウム濃度 1.0mmol/L（2.0〜2.3mg/dL）以下で定義される．大量輸血時には以下の理由でカルシウムを補充する必要がある．

①低 Ca 血症による凝固異常

　赤血球濃厚液（RCC）の中にはクエン酸ナトリウムが混入されており，輸血バック内での血液の凝固を防いでいる．少量であれば臨床的には重大な影響を及ぼさないものの，大量輸血ではこのクエン酸ナトリウムの量も無視できず，血液中のカルシウムと塩を形成し，低カルシウム血症の原因となる．また同時に出血と消費によりカルシウムの喪失が大きくなる．血液凝固にカルシウムは必要であり，その不足は外傷での止血阻害を起こす可能性がある．

②低 Ca 血症による心収縮力低下

　心肺蘇生のガイドライン 2000 より以前には Ca 製剤も強心薬の 1 つとされていた．実際に Ca 投与により心収縮力は増大して血圧が一段上昇するのは事実である．また，その際の薬剤の選択であるが，塩化カルシウムでは冠動脈の攣縮を誘発しやすいことが知られており，グルコン酸カルシウムが第一選択になる場合が多い．

③高 K 血症による不整脈

　大量輸血では溶血によりつくられたカリウムが入り，高カリウム血症が起こる可能性がある．特に輸血速度が 1.2mL/kg/min（体重 50kg とすると 60mL/min）を超えた場合に起こるとされているが，ショックの際の輸血ポンピングや加圧バックの進歩もあり高速度の輸血が外傷の現場で行われている．最悪の場合，高カリウム血症による不整脈から心停止に至る場合もあり，大量輸血の際は高カリウム血症に注意しなければならない．

　カルシウムは高カリウム血症の際に，心筋膜電位を安定化させ致死性不整脈を予防する効果がある．

　上記 3 つの理由より大量輸血時にはカルシウムを補充する必要がある．血液ガスではヘモグロビン値，カリウム値に加えてカルシウム値をチェックし，その不足がある場合はグルコン酸カルシウムの補充を行う．グルコン酸カルシウムは急速投与で不整脈を誘発するので 2A（10mL）程度を数分かけてゆっくり静注し，残りは外液などに混注とする．

　重症外傷の血液ガスをみたら K と Ca は必ず check する !!

（早川　桂）

XII その他

頻度 ★★★★　緊急度 ★☆☆☆

147 ポケットには常にデジカメを入れておく

👐 Trouble

頭の中では…

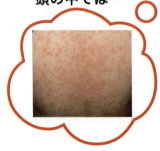

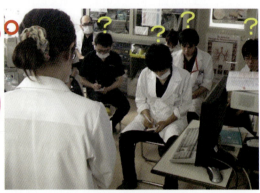

患者さんに突然，皮疹が出現しました．明朝のカンファでなんて表現しますか？　言葉ではあまり伝わらない!?

👍 Solution

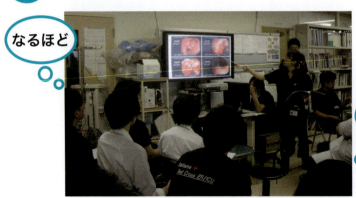

なるほど

なるほど

「百聞は一見にしかず」
Picture を撮り提示する習慣を

Explication

　ICU では予想外に皮疹が出現したり，ドレンの性状が変化したりすることは少なくない．そしてその徴候は病態にとって重要なターニングポイントである．しかしこれらの徴候を翌日のカンファレンスで口頭で説明しても，うまく伝わっていなかったりする．

　現に左の写真の皮疹やドレンの性状をどのように説明するだろうか？　やはり皆でこの重要なポンイトの共通認識を得るためには，写真を供覧するのが最も適切ではないだろうか．まさに「百聞は一見に如かず」である．

　また，これよりも重要なのは外傷・熱傷・その他による「傷」である．傷は担当医が毎日せっせと包交を行っていたりするが，担当医以外の医師はその傷を把握していないことも少なくない．肺炎患者の胸部 X 線は連日撮影する場合が多い．傷部も同様の感覚で写真撮影を行い，経時的に評価しなければならない．したがって，すべての「傷」に関して写真（picture）を撮り，保存しておくことが重要である．写真と撮る際のポイントは，

- 毎日撮る．
- 遠景から全体像を1枚と，近景より詳細像を1枚撮る．ピンボケ写真は消去．
- フラッシュに関しては様々であるが，基本的にはないほうがきれいである．
- 撮った写真は保存し，カンファレンスで供覧できるようにする．
- また，印刷してカルテに貼る．

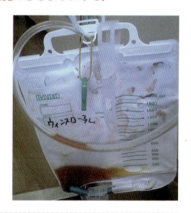

　撮影すべきものは日常の診療で多岐にわたる．処置前の傷，処置後の傷，熱傷，皮膚所見，ドレン性状，穿刺排液などなど．写真撮影のタイミングはいつ訪れるかわからないので，常にポケットには仕事用マイデジカメをもって歩くのがベストである．

---

 ①意識が awake の患者には，必ず撮影の必要性を説明し，許可を得ること．
②個人情報，プライバシーの問題であり，データの管理には責任をもつ．決して外に持ち出さない．

（早川　桂）

XII その他

頻度 ★★★☆　緊急度 ★☆☆☆

148 針刺し事故を起こしたときは隠さずに報告する

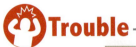Trouble

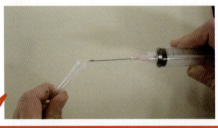

リキャップをした瞬間に針刺し事故を起こしてしまった．
(しかも手袋もしていない…)
でも，針刺しインシデントの報告するのも面倒だし，
ちょっと刺さっただけだから，黙っておこうかな….

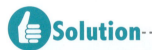Solution

当然，針刺し事故を防ぐことが最も重要

⬇ それでも万一，針刺し事故が起こってしまったら？

隠さずに報告する．理由は？

- すぐに臨床から離脱し，傷口を洗浄する必要がある．
- ウィンドウピリオドがあり，すぐに検査結果が出ないので，定期的なフォローが必要となる．
- 患者がHIV陽性だった場合，自身の正確な検査の結果が出る前より早期に抗HIV薬の内服を始めたほうが良い．
- 最悪の場合は労災認定が必要となるから．

決して他人事ではないですよ!!

Explication

　針刺し事故とは，私たち医療従事者が患者の血液などで汚染された医療器具で傷を受けることをいう．もちろん傷の大きさそのものよりも，血液を介した感染が問題となる．感染する疾患としてはB型肝炎（大まかな感染率：30％），C型肝炎（3％），HIV感染症（0.3％），成人T細胞白血病，梅毒などがあげられる．実際に感染した医療従事者もおり，HCVに関しては平成5～11年の統計で377名認定されている．

　エイズ拠点病院針刺し・切創調査では，3年間でエイズ拠点病院延べ608施設から15,119件（解析可能データは11,798件）の針刺し切創データを集積し，下記が報告されている．

・1年間に100病床あたり4件の頻度で針刺し切創が発生
・HIV陽性患者での針刺し切創は88件（0.6％）
・HCV陽性患者での針刺し切創7,708件（51％）で，感染発症例は28例
・HBV陽性患者での針刺し切創は1,862件（12％）
・原因器材は，ディスポ注射器が29％，翼状針22％，縫合針11％
・リキャップ時が最も多く，24％

　針刺し事例のうち，報告される損傷の割合は全体の8割程度であるとの報告もある．これは非常に危険な事実である．確かに針刺し事故を起こすと，臨床現場から離脱し，大量の書類を書き，さらに外来受診も行わねばならず，面倒なことがある．さらに「おそらく自分だけは大丈夫」という根拠のない心理的な要因もあり，針刺しを申告することが妨げられている．しかし決して他人事ではない．現に東京の大学病院で針刺し事故によると考えられるHIV感染も報道されている．左頁に書いた理由により，自身で責任をもってその場で必ず自己申告しなければならない．

【参考】ウイルスに感染して，すぐに検査してもウイルスが見つからない空白期間（ウィンドウ・ピリオド）がある．針刺し事故の際はこの期間も考慮しなければならない．

ウィンドウ・ピリオドの期間

ウイルスの種類	検査方法	ウィンドウ・ピリオド
HBs	抗原検査	約59日
B型肝炎ウイルス	NAT（HBV DNA）	約34日
HCV	抗体検査	約82日
C型肝炎ウイルス	NAT（HCV RNA）	約23日
ヒト免疫不全ウイルス	HIV-1，2抗体検査	約22日
（エイズウイルス）	NAT（HIV RNA）	約11日

Schreiber GB, et al. The risk of transfusion-transmitted viral infection. The Retrovirus Epidemiology Donor Study. NEJM. 1996; 334(26): 1687.

文献 ● 1）木村　哲，他．厚生労働科学研究費補助金厚生労働科学特別事業「医療従事者における針刺し・切創の実態とその対策に関する調査」平成14年度．

（早川　桂）

XII その他

頻度 ★★★★　　緊急度 ★☆☆☆

149 ICUでも携帯電話を使用するな！

Trouble

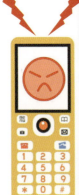
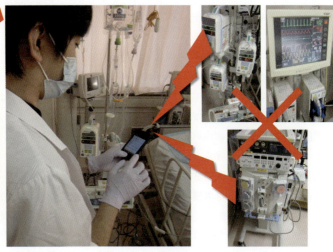

Solution

電源 Off ➡ **携帯電話を off してから ICU 入室**

携帯電話を使用するときは院内の「携帯電話使用可能エリア」で

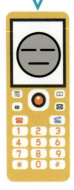
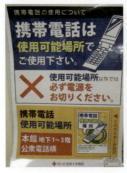
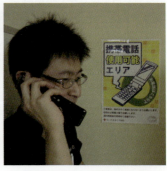

Explication

　携帯電話はほとんどの人が最低でも1台は持っているごくありふれたツールである．しかも近年はスマートフォンも普及しており，その利便性から若い医師が画面上でサクサクと薬を調べたり，論文を検索したりするのをみて，比較的年配の医師が目をまるくするなどという微笑ましい光景もありふれた日常となっている．この普及度や利便性の高さからすべての医師が携帯電話を使用するが，実際の病院内は指定場所を除いて携帯電話使用禁止となっている．患者には使用禁止というが，あなたはICUで携帯電話を使用しているのではないだろうか．これでは喫煙者医師が患者に禁煙を指導するという構造と同じではないか．

　医療機器は様々な無線技術が使用されており，ICUなどの高度な場所ではその機器の数も膨大になる．携帯での電波はその医療機器の出す無線を妨害することがあり，それを電磁気干渉（EMI）という．このEMIを起こすことが過去にいくつも報告されており，それらは時に患者を危険にさらすこともあるということを忘れてはならない．

・除細動機のQRS同期不全
・人工呼吸器の作動異常，アラーム不全，電源の遮断（死亡事故あり）
・その他，透析機器，体外循環装置，輸液ポンプ，超音波装置，麻酔器

　EMIに関しては過去に多数研究されてきているが，そのプロトコールはあまり標準化されていない．EMIの発生率に関しても15〜60％と幅があり，またそれは医療機器と携帯電話の距離によるとの報告もある．いずれにしてもいくつかの医療機器（特に古いもの）は携帯電話でEMIを起こすことが報告されており，患者に障害を起こす可能性があることを忘れてはならない．

---

①電車内の優先席付近では電源オフルールがもうけられている．世界的にはこの日本の対応は過剰と批判されている部分もあるものの，EMIに関する危険性が不明な以上は院内のルールに従う必要があると考える．
②ペースメーカーとEMIに関する報告は多い．

（早川　桂）

XII その他

頻度 ★★★☆　　緊急度 ★☆☆☆

150 ふだん自分の体の上に置かないものを患者の体の上に置かない

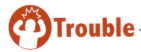Trouble

あなたが自宅で寝る時にお腹の上に点滴セットやCVキットなどを置きながら寝ていますか？

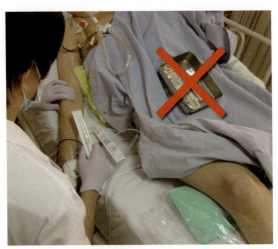

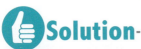Solution

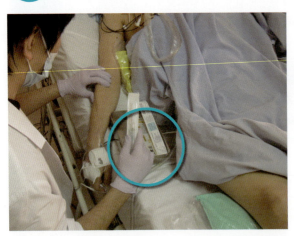

患者だって一緒．必要な点滴セットやCVキットなどは患者の上に置いてはいけない．必要ならワゴン台を用意して．

Explication

 あなたが普段寝ている時に体の上には布団以外に何かのっているだろうか？ もし注射針や薬剤入りのシリンジ，さらには CV キットをのせているという人がいるのなら連絡をいただきたい．通常睡眠時には体の上に布団以外は何ものせていないと思われるが，ICU の患者においても例外ではない．やはり普段自分の体の上に置かないものを患者の体の上に置かない．これには大きく 2 つの理由がある．

①安全性

 ICU での患者は鎮静中であってもバッキングなどにより突然動くこともあり，その際に針や薬液があるとそれが飛散し危険である．特に針は針刺し事故に至る危険性もあり，最も安全な場所に常に置いておく必要がある．CV キットやその道具が体の上に乗っているのを見かけたこともあるが，言語道断である．体動で CV キットが飛び散り不潔になってしまったときに，その高価なキットは使えなくなり，間違いなく看護師から白い目で見られるだろう．

②接遇

 ICU で処置を行っている際には家族もいないし，患者も鎮静中と思って安心してはいけない．患者の家族はどこで見ているかわからないし，患者だって鎮静中の記憶が残っていることもある．たとえ治療がうまくいっていたとしても，患者の体の上にこのようなものが乗っていたら，それが医療不信のきっかけになることだってある．

 やはり大切なのはこのような悪習慣をつけないことである．面倒でもワゴン台を用意するのが適切と考える．

筆者の独断による患者の体の上においてある
異物ランキング
　1 位：CV キットのガイドワイヤーと穿刺針
　2 位：シリンジ
　3 位：三方活栓のキャップ

 CV 穿刺の際はワゴン台を用意する．末梢静脈ライン確保や採血などの際は必ず「針捨て box」も持ってくる習慣が必要だろう．

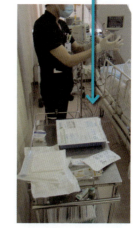

（早川　桂）

XII その他

151 外科医の腕をよい意味で常に疑ってかかる．術後管理はリスクマネージメントの一つ

頻度 ★★★☆　緊急度 ★★★☆

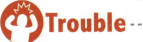
Trouble

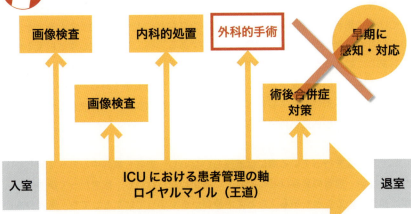

手術＝病態改善 と勘違いしがちである

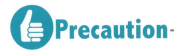
Precaution

術後患者の管理
① よい意味で「あら探し」をする
② ドレーンは入室時から自分の目でチェック（picture を撮る）
③ 頻脈には要注意
④ 術者と徹底的に話し合う（見栄を張らず疑問点は質問する）
⑤ 術野で起こったイベント，現在の術野の状況を把握する

再手術の判断を集中治療医サイドから
早期に診断，進言できている施設は力量が高い

Explication

　外科的手術は患者の状態を dynamic に改善させる可能性を秘めた大きな処置であることは間違いない．しかし，ICU における患者管理という軸，我々集中治療医が歩み続けるべき王道（ロイヤルマイル）からすると，手術といえども検査や採血などと同様の処置の一つの位置づけにすぎない．

　患者の病態や疾患・疾病にもよるが，手術が奏効して血行動態や全身状態の改善から抜管，ICU 退室というゴールにそのまま突っ走ることが可能になる場合もある一方で，手術は治療のスタートにすぎず，その後カスケードが進行することによる SIRS や合併症への治療，あるいは second look operation, third look operation を経るなど，さらなる ICU 管理が重要になる場合もある．いずれにしても手術自体は生体への大きな侵襲であり，それに伴う外科的および内科的な合併症を早期に察知して対応することが重要である．施設によってやり方は異なるが，手術チームがそのまま集中治療を行う場合はともかく，手術チームと集中治療チームが異なる場合によく生じる問題として，再手術のタイミングの「ちょっとした遅れ」があげられる．集中治療チームの中に執刀医や術野に入ったメンバーがいない場合には，どうしてもドレーンの微妙な異変に気づくのが遅れる．夜間は認識できず，朝方に執刀チームが来棟して微妙な異変を指摘して精査後に再手術，というパターンもあるようである．この些細な問題を叱責するつもりはないが，ドレーンの性状や血行動態を含めて集中治療チーム側から早期に，夜間でも積極的に再手術の適応などを診断・進言できている施設は力量が高いと判断できるのではなかろうか．原則的には集中治療医も術野に積極的に入っていくことや，術野の問題点，注意点を執刀医と徹底的に話し合い，術野の状況をより深く正確に認識する必要がある．呼吸・循環管理が主体という役割の場合でも術野の状況を完全に掌握することがスタートになる．

外科的手術は集中治療管理のなかの手法のひとつ．執刀医と対等に話をするためにも，外科的手術に関して学んでおく必要がある．
集中治療チームのメンバーは必ず手術室に足を運び手術の内容や術野の状態，および全身状態を把握する習慣をつけなければならない．

文献　1）有賀　徹．ICU に関連した諸問題．In: 三宅康史，編．ICU ハンドブック．東京: 中外医学社; 2006. p.412-32.

（清水敬樹）

XII その他

頻度 ★★☆☆　　緊急度 ★★★☆

152 病態によって患者ごとに Dr call の基準を明確にさせる

Trouble

基本的な通常の Dr call ▶

血　圧：	180 以上，80 以下
心拍数：	100 以上，60 以下
血　糖：	60 以下，180 以上
酸素飽和度：	92 以下
体　温：	37 度以上
瞳孔不同出現時	
尿　量：	200 以下 /4 時間

Solution

病態に応じた Dr call の 1 例

① 血　圧：くも膜下出血 ➡ 140 以上　脳出血 ➡ 160 以上
　　　　　脳梗塞 ➡ 180〜220 以上　頭部外傷 ➡ ICP, CPP 次第
　　　　　大動脈損傷 ➡ 100〜120 以上
　　　　　高血圧の既往 ➡ 元々 高め

② 心拍数：頭部外傷，低体温 ➡ 元々 徐脈傾向
　　　　　高体温，頻脈性不整脈の既往 ➡ 元々 頻脈傾向

③ 血　糖：感染症，糖尿病，DKA ➡ 元々 高い

④ 体　温：感染症，熱中症 ➡ 元々 高体温
　　　　　脳低温療法中 ➡ 元々 低体温

⑤ 尿　量：尿崩症，脳低温療法中 ➡ 元々 多尿
　　　　　透析患者，AKI 成立患者 ➡ 元々 乏尿，無尿

Explication

　Dr callにいつも同じ基準を使うことは非常に危険であり，全く現実的でない．心肺機能が低下した高齢者は若くて健康な患者と比べて，急激に状態が変化し，重症化しやすく，臓器障害が悪化しやすい．また，免疫抑制患者や衰弱した患者では明確な免疫反応が起こりにくい．各々の患者の病態，基礎疾患によってDr callの基準を明確にすることは状態が悪化する危険性のある患者を早期に同定し，さらなる重症化を防ぐという点で非常に重要である．

　例えば敗血症では高体温が平熱になった時には治療効果があったのではなく，状態が悪化し，低体温に陥っていく過程をみている可能性もある．体温だけをみていると全身状態の悪化に気付かないということもあり得る．

　胸腔ドレーンが挿入されている患者ではairリークが止まったら気胸腔が減少していればよいが，チューブトラブルが生じていて，放置しておくと緊張性気胸からのCPAでDr callとなる事態も起こりかねない．

　βブロッカーを内服していた患者では出血，敗血症の時でさえ頻脈とならない．脳低温療法を施行している患者では通常採用している体温に関するDr callでは意味をもたない．また，頭蓋内圧も亢進する場合が多く，それに伴い血圧も上昇してくる．そのために脳灌流圧を維持するためには血圧高値も容認する場合がある．

　COPDを基礎疾患に持つ患者では酸素飽和度の値は，むしろ低値でも構わないかもしれない．このように病態，基礎疾患によって全身管理を施行する際に注意すべき絶対値は異なる．指示書の作成時には患者の基礎疾患，病態の本質を理解してその実情に見合ったDr call基準値を設定しなければならない．他患者の指示書のdo指示は避けなければならない．

　➡あくまでも意図をもったDr call指示の作成を心がける

---

①同じ病態でも患者の既往歴に応じて異なるDr callが設定されるべきである．
②Dr callは，あくまでも安全弁であり，ICUに張りついている場合には，その徴候を早期に察知して対応する．

（岡野尚弘）

XII その他

153 判断に迷ったら自分の家族であればどのように対応するかを考える

頻度 ★★☆☆　緊急度 ★☆☆☆

Trouble

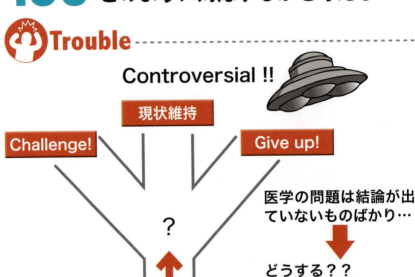

Controversial !!

現状維持

Challenge!　　Give up!

?

医学の問題は結論が出ていないものばかり…

どうする？？
三差路，どの道をすすむべきか？

Solution

▶ カンファレンス ➡ 決まらない？？
▶ エビデンス ➡ grade の高いものは存在しない？？
▶ 経験的治療 ➡ 医師により様々？？

Final Judgement

自分の両親や恋人，子供だったらこう対応するだろうな．

それを患者にも当てはめる

（「医師が主観的に物事を考えるのは悪」とするのは時代遅れの考え）

Explication

　ICUでは診断や治療において様々な decision-making に遭遇する．もちろん判断に迷った時にはチームに相談し，方針を決定することが望ましい．しかし，ICUでの診療に関しては結論の出ていないことのほうが多く，やはり判断に迷うこともある．カンファレンスでは決まらず，エビデンスも grade の高いものは存在しない，経験的治療に頼ろうにも医師それぞれ言うことが違う…．さらに患者の状態が悪化し，相談の余地なくすぐにでも治療を開始する必要がでることもある．

　その際にやはり考えるのは「自分の家族や恋人，子供であればどうするか？」である．最もベストな選択をしたいと考えるのであれば，状況を身近な人に置き換えることで親身に考え，また後悔のない選択をすることができると思う．過去に医師はあくまで客観的な事実に基づいてのみ物事を考えなくてはならず，患者の立場で主観的に物事を考えるのは悪とされていた．患者の前で泣くのは医師として失格であると．しかし集中治療領域では客観的なデータに基づいても片付けきれない問題にあふれているのが現実である．EBM が重視されすぎた結果ともいえるかもしれないが，やはり医師個人の主観も重要である．

　その一方で施設によっては医師達が上級医・指導医の方針に従順すぎるほど従う場合には，ある意味チームとして統率がとれていると解釈できるがバイアスがかかった状況での判断になり，複数の医師での議論とはいうものの本質からずれていることにもなる．この解決策の一つには多職種を巻き込んだカンファレンスがあげられる．救命・集中治療科医，看護師に加えて医療連携，精神科医師，リハビリ科，薬剤師，その他などを含めた多職種チームでの議論を継続することが重要である．場合によっては，このカンファレンスに家族を加えることを検討することもありうる．

　また純粋な医学的見地での判断に関しては近年，外来レベルではいわゆるセカンドオピニオン外来が普及しているが集中治療領域ではあまり聞かれない．しかし，水面下では関連施設間同士での議論や様々なメーリングリストなどで悩ましい症例を提示して活発に議論がなされている場合もある．ただ，そこの議論の内容が家族に厳密に伝わるわけでもなく，将来的には「集中治療領域に関するセカンドオピニオン」で家族により多くの情報や医学的戦略などが提供されるような時代が来るかもしれない．

　積極的なチャレンジは集中治療医学という分野には存在して然るべきであるが，人体実験になってはならず，その治療のメリット，デメリット，可能性を家族に伝え，また治療チームにも共通認識が必要である．

〈早川　桂／清水敬樹〉

XII その他

頻度 ★★☆☆　緊急度 ★★★★

154 急変現場で指揮者不在と判断した場合には積極的に指揮者に名乗りでよう

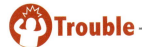Trouble

- Dr.A「これは呼吸の問題だな」
- Dr.B「なに，なに，どうしたんだ」
- Dr.C「早く挿管しろよ！ 心マも早く！」
- Dr.D「救急外来に運んだほうがいいんじゃないの」
- Dr.E「警察介入だから触ってはならない！」
- Dr.F「これは心筋梗塞だな」
- Dr.G「主治医は誰なんだ，どこの科の患者なの？」
- Dr.H「これは急変だな」

急変callで医師は大勢集まるが指揮者が不在の場合には大混乱になる

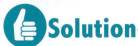Solution

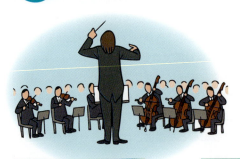 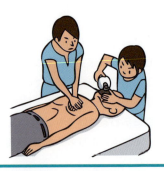

現場には必ず指揮者が必要 → 指揮者不在と判断したら暫定的でも，「あなた」がタクトを振るべき！

Explication

　救命救急センターや集中治療室への研修を行うレジデント達は研修終了後に救急・集中治療領域で働く場合も多いが，大多数はその他の分野に進む場合が多い．その自分の分野に進んだ際にも医療行為を行う以上，患者急変は避けて通れない．つまり，救急・集中治療における研修で最も今後に繋がるものはBLS，ACLSなのである．今後どの診療科に進もうと急変に出くわした際には周囲が上司であっても自分が指揮者となり人手を上手に使って処置をすることも想定しなければならない．むしろそのように立ち振る舞わなければならないと考える．救急や集中治療で培った経験を生かし，正確にBLSが遂行できているかを確認する．院内体制として次に院内急変チームRRTsが到着するのがわかっている場合にはそのままBLSを継続させる．施設によってはそのような体制がとられていない場合もあり（むしろそのような施設のほうが圧倒的に多いのであるが），その場合には次にACLSの遂行を考慮する．混乱している現場においてバラバラな混乱状態が継続してしまうことが問題であり極言すれば誰かが指揮者としてタクトを振ればよいのである．それにより集まった医師，医療従事者が一つの同じベクトルへ向くことが望ましい．その指揮者には救急・集中治療医がいれば彼らが相応しいし，いない場合には救急・集中治療領域の研修，ローテート経験のある医師が相応しい．あるいはそのような経験がなくともBLS，ACLSの心得があれば指揮者に名乗りを上げるべきである．自分よりも上級医が多い場合には躊躇してしまいがちであるが指揮者不在であれば患者のために「出しゃばる」べきである．その後に混乱が落ち着けば今度は主治医，担当医の顔を立てつつ黒子に徹する．それが急変時の理想的な対応と筆者は考えている．しかし，現場の医師達の手技上の問題で自分が処置に当たる必要があればそちらも優先する．その後に集中治療を主治医が希望すれば今度は我々が主治医となり正式にタクトを振るようになる．

　レジデント諸君は上級医に比べて当然ながら必要物品なども「下っ端ーズ」として自分で探してくる場合が多い．それも重要であるが，数年後には自分も上級医になるわけで，あるいは現時点でも自分より下のレジデントが存在するのであれば，口答で上手に指示を出すことも医師として重要な資質である．

文献 ● 1）石井恵利佳．院内急変の気づきの重要性と対応法の普及．救急医学．2011；35：996-1001.

〈清水敬樹〉

XII その他

頻度 ★★☆☆　　緊急度 ★☆☆☆

155 コメディカルへの対応（空気を読む，医療従事者としての先輩が医師を育てる）

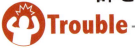 Trouble

救急隊を叱りつけるなど今どきありえない！

そんな医者のまわりからチームメンバーは遠ざかっていく….

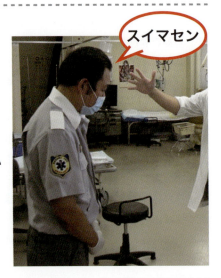
スイマセン

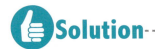 Solution

「なんでこんな軽症をはこんできた？」
➡ Overtriage 容認は救命の常識

看護師
医師　救命士
患者

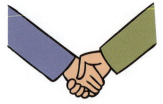
全ては患者のために

コメディカルスタッフは現場でも人生でも先輩である．敬意を払って，学ぶ姿勢でつねに対応する．患者から信頼されるためには，まずスタッフからの信頼が必須．

Explication

　コメディカル（co-medical）とは医師以外の看護師や薬剤師，技師，救命士などの医療関係スタッフを表しており，チーム医療が定着した今日においては，それら関係スタッフの協力は必要不可欠である．

　各々のスタッフがそれぞれの分野で専門家であり，その分野での仕事を尊重しなければならない．時に，少し仕事に慣れてきた若手医師が救急隊に向かって，「なんでこんな軽症をはこんできたんだ？」とか「なんで2報をしないんだ．常識だろ」と頭ごなしに救急隊にどなりつけているところを見かけたことがある．もってのほかである．「Overtriage を容認するのは救命の常識」，「2報は必要だが，欲しければ必ず下さいと言う」のは当然である．若手医師にとって，看護師や救命士の多くは現場経験もより長く，年齢も上である．これらスタッフは現場では大先輩であり，その経験から学ぶべきことは非常に多い．現に看護師は患者との距離も近く，その細かい患者情報が診断につながったり，また病棟や院内の細かいルールなどを教わったりするのも看護師からである．おそらく若手医師はオーベンと一緒にいる時間よりも看護師やその他のコメディカルスタッフと一緒に仕事をする機会のほうが多いはずである．しっかりと敬意とマナーをもってコミュニケーションをはかり，あくまでも先輩として学ぶ姿勢で接することが重要である．もしとても横柄な若手医師がいる場合はオーベンの顔を見てみたい．若手はオーベンの背中をみて育つものである．

　「名医より良医たれ」という言葉が昔からあるが，医師として患者から信頼されるためには，まずコメディカルスタッフからも信頼されなければならない．

　人間関係をよくする基本としては，挨拶，表情，身だしなみ，態度，言葉づかいがあげられる．忙しかった当直明けにボーっとした頭で，挨拶もせず，ヨレヨレの服を着てICUに出てきても，コメディカルスタッフと良い信頼関係が築けるとは考えづらい．どんなに疲れていても，そういった時こそ懐の深さを示し，よりよいコミュニケーションをとれたら，一歩進んだチーム医療が展開できると考える．

　東京都では指令センターにおける指導医制度があり，救命対応でのホットラインのやりとりを直接聞く機会が多い．その際に施設に関わらず，当直医自身の個人の資質によると思われるやりとりを垣間見ることができる．社会人として常識のある対応をする責任医が多い一方で，耳を疑うような言葉を発する責任医も少数であるが存在する．反面教師として自らの襟を正す良い機会にもなっている．

（熊谷純一郎）

XII その他

頻度 ★★★★　緊急度 ★☆☆☆

156 「今夜は眠らさないよ」なんてオールナイトの美学は昔話（当直中も状況に応じて適宜睡眠をとろう）

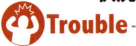 Trouble

「今日の当直は一睡もしないでがんばったんだ」

勿論，お疲れ様ではあるが，それ以上でもそれ以下でもない．「オールの美学」は過去の医療とやんちゃな学生時代の話

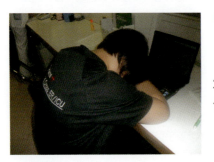

「今夜は一睡もしなかったんだ」

本当は絶対に左の写真のように少し寝ているんだよね（笑）

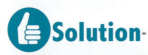 Solution

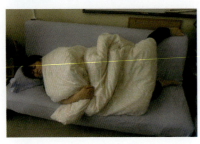

- ▶ 時間を決めてしっかりと眠る．
- ▶ 問題があるのであれば Dr call をしっかりと設定して起こしてもらう．
- ▶ 1～2時間の睡眠でも十分に効果的である．
- ▶ 他人が起きているからなどとの理由で無意味に起きていない．
  - ➡ 他人に申し訳ないといういかにも日本人的な心構えである．

重症患者への対応で眠れない場合も当然あるが，可能な限り時間を決めて睡眠をとるように

Explication

　医療業務，特に当直は疲労と眠気との戦いであることは間違いない．ひと昔前は睡眠不足は当たり前で，医療は体力であるなどを公言する指導医も存在した．当直なども不眠やうたた寝で頑張ることが美徳化されていた時代もある．しかし米国における研修医の過労が原因で発生した医療事故，いわゆる「The libby zion case」で研修医の労働時間制限の議論が高まった．疲労とは，眠気を含む，複数の潜在的要因の結果として生じる，人間のパフォーマンスの低下のことである．眠気とは，空腹や渇きのように人間の基本的な生理的状態のひとつである．睡眠を剥奪や制約すれば，眠気は増加する．また，眠気は睡眠によって解消される．眠気に関する自己報告と客観的な測定結果とは乖離があり，自己申告では眠気の程度を過小評価してしまいがちである．24時間以上の連続勤務の勤務者では，23時から7時の不注意は16時間未満の連続勤務群の2倍以上の頻度との報告がある．また，目覚めて17時間後のパフォーマンスは血中アルコール濃度0.05％と同等のレベルに低下しており，目覚めて24時間後のパフォーマンスは血中アルコール濃度0.10％に相当する指摘もある．さらにサーカディアン・リズムの谷間にあたる午前2時〜6時に強い眠気を感じ，反応時間が長くなり，エラーや事故が増加するとの報告もある．また，医療従事者へのアンケートでは医師の睡眠時間は平均5.7時間で，看護師（平均6.2時間），職員（平均6.0時間），学生（平均6.4時間）に比べて有意に少なかった．さらに研修医の場合には睡眠時間が少ないとミスが増えたり，医療従事者間との関係が悪化することも指摘されている．睡眠時間が5時間未満の場合は医療ミスの発生が1.7倍にも増加してしまう．これらを踏まえて，当直中には時間を自分で作って積極的に睡眠をとるように心がける．患者のためにも勇気を出して眠るようにしてほしい．長距離路線バスの運転手の「居眠り運転」による痛ましい多数死傷者事故が記憶に新しい．皆さんが患者であれば睡眠不十分で体調不良な医師による診察・治療を希望するだろうか？

 1〜2時間でもよい．必ず睡眠時間をとる．

文献 ● 1）Smith-Coggins R, et al. Improving alertness and performance in emergency department physicians and nurses: The use of planned naps. Ann Emerg Med. 2006; 48: 596-604.

（清水敬樹）

XII その他

頻度 ★★☆☆　緊急度 ★★☆☆

157 チーム医療である（自分1人で判断しないで仲間と徹底的に議論する）

Trouble

脳挫傷，多発肋骨骨折を伴う血気胸，脾損傷，骨盤骨折，大腿骨骨折の多発外傷患者

腹部 CT で脾より extravasation
初療室の責任医は自分のみで TAE を選択

翌朝のカンファレンスで他の大勢の医師が
「開腹脾摘の適応」と…

Solution

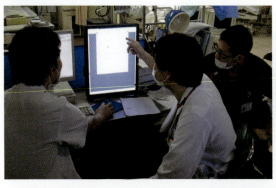
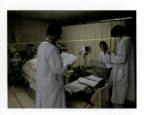

①他の医師にコンサルトするのは患者のためである
②自分のためでもある．悪い結果になってしまった場合
　1人で判断 << 複数の医師で判断

Explication

　ICUでは診断や治療において様々なdecision-makingに遭遇する．それが判断に苦慮するということも少なくない．当たり前のようであるが「迷ったら一人で決めずに，仲間に相談し，討論せよ」という原則を忘れないようにしたい．
「患者は医者にとって都合の悪い時間に病気になり，急変する」という原則もある．患者はまるで夜間や週末を選んだかのようにあなたが一人のときに急変する．その際も，相談相手が一人もいないという状況はまずない．しかし，若い医者は知識不足から危険な治療を行うこともあるし，熟練した医者でも過去の自身の経験から独断に走りがちである．
　一番大切なことは，患者にとって何が最も利益をもたらすかを考えることであり，コンサルトの電話をする上でもそれがたとえ深夜であっても躊躇することはない．すべては患者のためである．特にICUはcontroversialな部分が最も多い分野であり，結論の出ていない問題も非常に多い．その際に自分一人で判断することは，決して患者のためにはならず，どんどん議論して診療方針を決定する．もちろんそれでも結論が出ない場合は自分の主観が重要になるが．
　議論では「○○をしていいでしょうか？」「○○はしてはいけない」などと単純な軽視的ではなく，「○○と考えたので，■■を行いたいと考えている」というように，必ず自分自身の考えや主張，根拠を述べる．単純な提案や否定のみでは議論は成立しないため，根拠を述べることと建設的な意見をいうことを忘れてはならない．

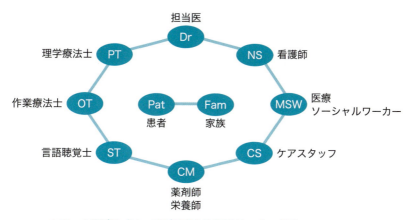

➡チーム医療においては相談する相手は一人ではない．視野を大きくして考える．

（早川　桂）

XII その他

頻度 ★★★★　緊急度 ★☆☆☆

158 カルテ記載は必ずアセスメント（日記ではない）

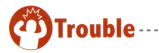

11時頃に血圧が70台に突然低下した．血圧が下がったのでドパミンを10mL/hrに増加させたところ，血圧は110台まで上昇した．15時頃に血液ガスでPaO_2が55まで低下したので，FiO_2を0.5から0.6に上げたところ，PaO_2は70まで改善した．

Assessment（評価）とそれに対するPlan（方）の記載がなく，ただつらつらと現象を書いただけである．これではただの日記である．

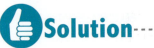

> SOAP形式で記載されている

\#血圧低下
S： 収縮期血圧76mmHgへの低下あり
O： BP 76/48, HR130, CVP5, SVV17, IVC11/7mm（呼吸性変動あり），Hb16.0, SVRI 2500
　　 胸部X線変化なし，エコー：心機能含め特記異常なし
A： Cardiogenic shock：心エコー上否定的，不整脈なし
　　 Obstractive shock：エコー，X線上否定的
　　 Distributive shock：sepsisもなく，データ上も否定的
　　 CVP低下しており，IVCも虚脱傾向にある．
　　 その他のデータも含め，hypovolemic shockが考えられる．
P： 外液として生食1000mLの輸液負荷を行う．

Assessmentがしっかりと記載されている．
日記は誰でも書ける．Assessmentが重要である．

Explication

　カルテは日記やメモ帳ではない．医師法第 24 条 1 項に「医師は患者を診療したら遅滞なく経過を記録すること」が義務づけられている．またカルテは医療訴訟においても証拠としての重要性が非常に大きい公的文章であり，たとえ必要な処置を行っていたとしてもカルテに記載がない場合，行ったとの主張が認められない可能性もある．

　近年は，チーム医療の重要性から，カルテは単なる記録だけにとどまらず，情報交換の道具としての機能も要求されている．したがって，やはりカルテ記載は共通の認識に基づいた記載が必要であり，その方法のひとつとして問題指向型医療記録（POMR: problem oriented medical record）が採用されることが多い．この方法では問題点を列挙（problem list）し，それぞれに関して下記を記載する（この頭文字をとって SOAP 形式とよばれることもある）．

- S（Subject）: 主観的データ．患者の訴え
- O（Object）: 客観的データ．診察所見や検査所見など
- A（Assessment）: 情報の評価
- P（Plan）: 上記に基づいた治療方針

　特に ICU では基本的に意識，呼吸，循環，感染，栄養に対する評価は必ず連日行うようにする．そして症例に応じて problem list に上げて，検査，評価，治療を記載する．必要に応じて，適宜画像や写真を載せることを忘れないようにする．

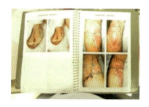

この図のように写真は印刷し，カルテに貼る．また当日に撮影した X 線写真や CT も図を描いて，解剖学的名称や異常所見を記載する．これらの図は医師同士の情報交換に使えるだけでなく，自らの解剖や画像読影の勉強にもなる．

---

①日記ではなく評価を行う．データや現象を書くことは誰にでもできる．患者を評価 Assessment し，考えることが医師としての仕事である．
②写真や図を必ずカルテに記載する．

〔早川　桂〕

XII その他

159 超高齢者で重症肺炎，挿管は望まない，でも呼吸苦が強い（救命医療から緩和医療へのシフト）

頻度 ★★☆☆　緊急度 ★☆☆☆

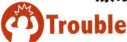 Trouble

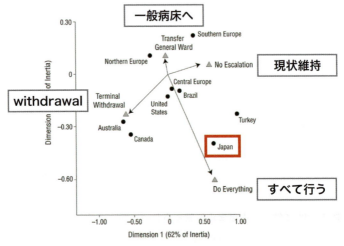

Yaguchi A, et al. International differences in end-of-life attitudes in the intensive care unit. Arch Intern Med. 2005; 165: 1970-5 より抜粋

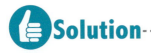 Solution

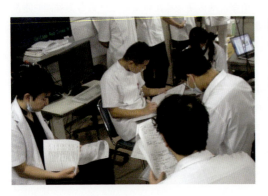

集中治療から緩和医療へのシフトは個人で決めずに皆で議論をして決める．
一番重要なポイントは「患者の症状と意思」である．「救急医療における終末期医療に関する提言」も参照する．

Explication

　ICUは重症患者が多く，その分病院内でも患者の死亡率の高い部署でもある．したがってわれわれ集中治療医は重症患者の救命の専門家である一方，逆に明らかに状況が厳しい場合は，人生の幕引きに立ち会う終末期医療の専門家でもある．

　当然チャンスがある患者に対しては可能な限り積極的な対応をする．特に若年者が多い重症外傷では止血さえ得られれば独歩退院が十分に期待されるので諦めない意思も大事である．しかし，例えば超高齢者で重症肺炎に対して点滴や抗生剤・ドレナージなどを長期に続けてきたが，改善が得られずに悪化しつつある．しかも家族は挿管は望まないなどという場合には救命医療から緩和医療へのシフトが必要となる．ここでシフトできずに無為に治療を継続すると，患者本人や家族に負担をかけることになる．

　緩和医療へのシフトに関するひとつの心理学的な学説がある．「埋没費用」とよばれる概念である．通常金銭的なことをさすことが多いが，これは時間や労力にも同様に当てはまり，医師の行動も例外ではないとされている．ある対象に投資すると，人間はそこから空手で立ち去ることができない．さらに投資を続けても，決してリスクに見合うだけの利益を得られないという概念である

　ヨーロッパの集中治療医のうち予後の悪い患者をICUに入室させてよいと考える医師は33%と低く，治療を差し控えるという判断に73%が満足している．

　また2009年に行われたZhangらの終末期医療に関する報告によると，死亡前の1年間に使われる医療費のうち1/3が，死亡直前の1週間に使われている．より多くの治療を受けているにもかかわらず，アウトカムや患者満足度が高いわけでもなく，死亡直前に人工呼吸器や生命維持装置を用いても必ずしも質のよい死を迎えられるというわけではないようだ．

　日本の医療は35.3兆円（平成21年度）で，うち44%が70歳以上に費やされているという現状を考えると，日本の集中治療領域では経済的な面も含めたこのような議論が行われてこなかったが，今後はこういった側面からの議論も必要とされてきている．

文献
1) Zhang B, et al. Health care costs in the last week of life: associations with end-of-life conversations. Arch Intern Med. 2009; 169: 480-8.
2) 日本救急医学会．救急医療における終末期医療に関する提言．2007.

（早川　桂）

XII その他

頻度 ★☆☆☆　緊急度 ★★★★

160 停電時の対応

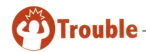 Trouble

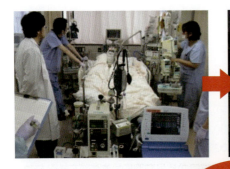

ワーワー

夜間に急に停電

ドタバタ

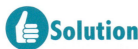 Solution

① 生命維持装置はあらかじめ赤い無停電電源に接続しておく．

② 夜間停電時にまず役に立つのは「懐中電灯」．場所を把握しておく．

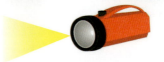

③ まずは大至急に人工呼吸器や体外循環装置などの駆動を確認．

④ 万一，人工呼吸器が停止したらアンビューorジャクソンで用手的換気．

Explication

　2011年東日本大震災をきっかけに大規模災害時の対応に関する議論が各所でなされるようになってきている．特にICUは各種インフラに強く依存しており，電力や水，ガスなどが途絶するとその機能を失うことになる．その中でも電力は人工呼吸器や体外循環装置などの動力となっており，停電によりそれらが停止すると患者の生命に関わる事態になり得る．したがって，電力をはじめとするインフラの停止への対応を十分に行っておかねばならない．

　日本集中治療医学会危機管理委員会が東日本大震災以前の2009年8月に行ったアンケート調査によると，停電でICUへの電力供給が途絶した場合の対策マニュアルを用意している病院は87/142（61.3%）にとどまっている．震災後の現在ではおそらく対策を立てている施設は増えていると考えられるので，自施設の停電マニュアルを確認しておく．

電源に関して

　電源はまず「自家発電装置」および「無停電電源」の2種類を把握しておく．自家発電装置はおもに重油などにより発電を行い，当院では重油42,070Lの備蓄により，外部からの供給が停止しても約40時間の電力が使用可能である．また無停電電源は停電時でも電力が低下せずに外部電力から自動的に自家発電に切り替わる仕組みになっている．コンセントの色で区別されているため，人工呼吸器や補助循環装置などは必ず無停電電源に接続しておく必要がある．また予期せぬ自体が起きて最悪人工呼吸器が停止した際に備え，用手換気用具などを充分そろえ，マンパワーにより換気を試みる．また心肺補助装置に関しては，手回しにより回転が得られる簡易装置があるため，ECMOなどを多用する施設はICUに手回し用の心肺補助装置を用意しておく．

情報システム

　電子カルテやオーダリングシステムなどが自動化されているため，手書きの災害用カルテや検査伝票などの書き方も確認しておく．しかし，急な停電時はCTなどの画像装置や検査機器などは1時間〜数日停止してしまうことがある．

　最後になるが，あえて強調しておくのは夜間の停電時に最も重要になるものは実は「懐中電灯」である．懐中電灯は充分常備し，またその位置を把握しておくことが大切である．また，自分の胸のポケットに入っているはずのペンライトも効果を発揮するであろう．

〈早川　桂〉

XII その他

頻度 ★★★☆　緊急度 ★★☆☆

161 触診に勝る最新医療機器はない！（開腹手術の適応）

🗣 Trouble

「さっきからパソコンばっかで，俺のこと全然みてくれないなぁ．お腹痛いんだけど…」

ラボデータ
画像
「これは手術だなぁ…」

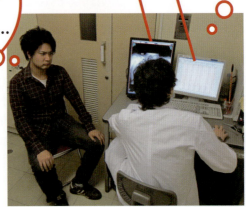

👍 Solution

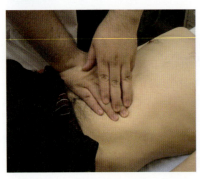

平均レベルの医師でも患者をしっかりと触診すればその手は「God hand」．
理学所見＞検査所見である．

患者のデータではなく，患者自身を診る．
（見て，聞いて，感じて）

Explication

　腸管壊死などを疑う腹痛に対する開腹手術の適応基準に関しては様々な意見があるが，採血データやCT所見のみに頼るのではなく，患者の診察により臨床的に決定すべきである．特に外傷による腸管穿孔の場合，受傷直後には腹膜刺激症状は出現せず，数時間かけて徐々に症状が増悪し，発見される．当然，CTは様々な検査の中でも比較的感度が高い検査であるし，エコーも患者への侵襲がほとんどなく安全に行える検査である．また採血データでも炎症反応，CKやLDH，代謝性アシドーシス，乳酸値などは参考になるかもしれない．しかし，これら画像診断や採血データも完全ではなく，しばしば開腹手術に踏み切るかどうか議論になることもある．この際に最終的な決め手になるのは熟練した医師による診察である．腹部聴診から始まり，圧痛の有無，反跳痛（rebound tenderness），筋性防御（muscular defense）などを確認する．やはり，画像診断やデータが否定的であっても，熟練した医師が診察を行い，腹膜刺激徴候を認めれば，それだけで開腹手術に踏み切るには充分な理由になると考えている．もちろんインフォームドコンセントを行うことは重要であるが，あくまでも「疑わしきは罰せよ」の原則に基づき，早期に積極的治療を行うことが重要である．

　ただし，下記の場合は正確な腹部所見が得られないことがあるため，前提として診察の前に正確な所見がとれることを確認する．またケトアシドーシスに合併する腹痛はしばしば反跳痛や筋性防御が認められることもあり，腸管壊死との鑑別が重要である．

正確な腹部所見がとれることが前提

・意識障害（頭部外傷など）
・アルコール，薬物中毒
・注意をそらす多部位の激痛
・高齢者，乳幼児・精神疾患

腹膜炎の腹部診察	感度（%）	特異度（%）
筋性防御	13～76	56～87
筋強直	6～40	86～100
反跳痛	40～95	20～89

※報告により差はあるものの，特に筋強直などは腹膜炎を示唆する所見であるといえる．

（早川　桂）

XII その他

頻度 ★☆☆☆　緊急度 ★★☆☆

162 家族が医療訴訟をちらつかせる（医療安全委員会への報告）

Trouble

HRF（High risk family）の特徴
① IC をボイスレコーダなどで録音する．
②医師，看護師に事細かくクレームをつける．
③口うるさい親族が中から登場する．
④カルテ開示を求める．
⑤医療従事者，「俺は〇△病院の院長にかかりつけ」などと言う．

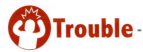

➡ 多くは IC 不足が原因である．HRF を作るのは忙しいことを理由に患者や家族への IC を怠った医師側の責任と認識する．

Solution

キーワードは「信頼関係」

HRF への対応
① IC を重ねる
②カルテ記載を細かく
③医療安全委員会への報告

医療安全委員会

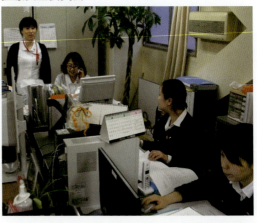

Explication

　ICU に入院する患者は例外なく重症であり，またその出来事は患者の家族にとっては晴天の霹靂である．ましてや交通事故などの場合は，生来健康な人が突然，意識不明の重態に陥ってしまうこともある．患者の家族は突然降りかかった不幸に対して，はじめに戸惑いを覚え，その後には怒りがわいてくる．しかしこのような病気や事故は必ずしも悪者がいるわけではなく，家族はその怒りの矛先をどこに向ければいいかわからなくなる時もある．そして，その矛先は医療従事者に向くことがある．すなわち医療への不信感である．診断・治療も正しく，また予後が良かったとしても医療不信が起こることがある．ひとたび医療への不信感に陥ると正しいはずの医療行為でさえ，誤りのように見えてしまう．

　一般的には医療訴訟は診断ミスや治療の過ちにより，患者に不利益をもたらした時に起こされるものと思われがちであるが，実際はひとたび医療不信になると診断も治療も予後も良かったとしても起こされることがある．そのような医療不信を招かない最前の方法は「接遇」と「まめな説明」である．接遇に関しては医療者側が過度にへりくだる必要はなく，あくまでも患者と対等に接し，敬意を払うことが本質であると考える．また誠意をもってこまめに担当医は病状を家族に説明し，理解してもらうことも重要である．

　それでも患者家族と関係が築けず，医療不信または訴訟の可能性がある場合は，決して一人で対応しようとはせず，院内の医療安全委員会に報告し，事実関係を第三者に確認してもらうのが適切である．その際の事実関係医の確認にはカルテの記載が最も重要視される．行った医療行為，考えた可能性，家族への説明内容などすべて記載しておくことが重要である．万が一訴訟になった場合に，正しい医療行為をたとえ行っていても，記載がなければ行っていないのと同様に扱われてしまう．また後になってカルテを書き換えたり，書き足したりする行為も認められない．そのような時に限って書き換え前のコピーなどがいつのまにかなされており，裁判で証拠として提出され，カルテ改ざんとみなされてしまう．遅滞なく，医療行為や可能性，家族への説明と同意事項などを記載することが大切である．

---

①たとえ診断・治療・予後に誤りがなくても医療訴訟に発展することがある．一人で対応せずに第三者としての医療安全委員会にすぐ報告する．
②医療行為，可能性，説明と同意内容などをすべて遅滞なくカルテに記載する．

（早川　桂）

索　引

■あ

アーチファクト	85
悪性症候群	243
アスピリン喘息	221
アスピレーションキット	33
アスピレーションキットカテーテル	17
アスペルギルス	183
アデホス	69
アナフィラキシーショック	139
アミラーゼ	273
アラーム	99, 147
アルチバ	209
アルテプラーゼ	19

■い

イオン化 Ca	171
イオン交換樹脂	165
胃管位置確認	27
意識下挿管	111
意識障害	203
イソジン® ゲル	63
一次線溶	101
1 回換気量	136
医療事故	313
医療訴訟	325
飲水試験	270
インスピロン	113
インスリン	61, 167
院内感染	185, 201
予防	179
院内急変チーム	309

■う

ウィーニング	9, 149
ウィンドウ・ピリオド	297
ウェルニッケ脳症	205

■え

エアートラッピング	137
エコー下穿刺	45
塩化カリウム	57
嚥下障害	271
遠心ポンプ	37

■お

横紋筋融解症	261
オキシログ®	135, 147
オノアクト®	73
オブチュレータ	153

■か

開眼器	47
外頸静脈	43
外傷	194
懐中電灯	321
ガイドワイヤー	11
開腹手術	323
拡散強調像	213
過剰栄養	263
脚気	205
カテーテル	45
カテーテル関連血流感染症	197
カテーテル挿入	7
カテコラミン	55
カニュレーション	23, 39
カプノグラム	139
カフリークテスト	137
芽胞形成菌	185
カリウム除去フィルター	164, 283
カルシウム	171
カルチコール®	169
カルテ	325
カルディオバージョン	235, 237

カルバペネム系	193
カルペリチド	77
簡易式人工呼吸器	147
換気不能	143
カンジダ	183
カンファレンス	295, 307
緩和医療	319

■き

飢餓	205
気管支鏡	231
気管支喘息	139
気管切開	153, 163, 189
気管切開チューブ	117
気管挿管	111, 151
気管チューブ	25, 119, 125
気管内吸引	25
気管内吸引チューブ	25, 117
吸引圧	25
気胸	33, 41, 143
偽性胸部大動脈解離	93
気道異物	229
気道確保	111
気道抵抗	137
偽膜性腸炎	187
逆血	38
逆行性尿道造影	35
キャリブレーション	103
吸気時抜管	125
急性期DIC診断基準	101
急速静注禁忌薬	56
強化インスリン療法	269
胸腔ドレーン	13
リーク	21
胸腔ドレナージ	287
胸骨圧迫	217
胸部X線	83, 131
筋鉤	47
緊張性気胸	13, 305

■く

空気塞栓	5
偶発性低体温症	219
クエン酸ナトリウム	293
クリーム剤	63
クリッピング術後	86, 87
グルコン酸カルシウム	169, 293

■け

計画外抜管	133, 157
経胸壁心エコー	107
経口摂取	270
経静脈栄養	263
経食道心エコー	107
経腸栄養	263, 265
経皮的心肺補助装置	37
ゲーベン® クリーム	63
血圧低下	203
血液ガス	104, 105
採血	81
血液培養	45
血管透過性亢進	61
血清クレアチニン	251
血栓塞栓	5
血栓融解療法	101
血中ケトン体比	109
血尿	260
ゲンタシン® 軟膏	63

■こ

高カリウム(K)血症	59, 167, 169, 283
抗凝固薬	79
抗凝固療法	223
抗血小板薬	79
甲状軟骨	162, 163
鋼線牽引	29
喉頭鏡	159
喉頭展開	110, 129, 159
喉頭浮腫	155
後発医薬品	75

高ビリルビン血症	109
抗不整脈薬	225
股関節置換術後	86
呼気時抜管	125
呼吸仕事量	149
呼吸数	81
呼吸数増加	203
呼吸性変動	21
骨髄針	43
コハク酸エステル型副腎皮質ステロイド薬	221
コメディカル	311
コルチゾール	253

■さ

サーカディアン・リズム	313
サイフォニング現象	3
細胞外液補充液	49
再縫合	281
細胞性浮腫	213
サクシニルコリン	59
鎖骨下静脈	7, 41
擦式消毒	179
三環系抗うつ薬	53
酸素残圧	147
酸素飽和度低下	203

■し

シース抜去後の血腫形成	15
自家発電装置	321
自己抜管(チューブ)	133
事故抜管(チューブ)	133, 135
事故抜去(ライン)	31
四肢外傷	29
死の3徴	275, 285
自発呼吸	161
シバリング	208, 209, 211
写真	295
シャント	7
重症急性膵炎	265
重症呼吸不全患者	9

重症頭部外傷	207
受攻期	235
術後管理	302
上室性頻脈	225
静脈圧	39
食道挿管	151
除細動	235
徐脈	181
シリンジポンプ	3
人工呼吸管理	105
人工呼吸器	9, 147
心室性頻脈	225
新鮮凍結血漿	291
心嚢ドレナージ	287
深部静脈血栓症	15, 101, 223, 243
心不全	79

■す

髄液漏	189, 195
髄膜炎	194
スガマデクス	59
スキサメトニウム	59
スクエア・ウェーブテスト	89
ステロイド	253
ステロイド離脱症候群	253
スパイラルチューブ	117, 155
スパゲティ症候群	31

■せ

セカンドオピニオン	307
赤血球濃厚液	291
セルシン®	203
セルジンガー法	11
せん妄	67, 203
線溶亢進型 DIC	101, 291
線溶抑制型 DIC	101
前立腺肥大	35

■そ

造影剤腎症	251
創部縫合	281

速乾性消毒剤　　　　　　　　179

■た

体温上昇　　　　　　　　　　203
耐性菌　　　　　　　　　　　201
大腿静脈　　　　　　　　　　 38
大腿動脈　　　　　　　　　39, 91
退薬症状　　　　　　　　　　209
ダイレーター　　　　　　　　 23
多剤耐性アシネトバクター　　201
多剤耐性菌　　　　　　　　　201
多剤耐性緑膿菌　　　　　　　201
脱分極性筋弛緩薬　　　　　　 59
多発外傷　　　　　　　　　　223
ダビガトラン　　　　　　　　 51
ダブルルーメンチューブ　143, 245
炭酸水素ナトリウム　　　　　169
ダントロレン　　　　　　　　191
タンパク変性　　　　　　　　 49

■ち

チアミラール　　　　　　　　191
チーマンバルーンカテーテル　 35
チーム医療　　　　　　　　　314
中心静脈カテーテル　　　　　 41
中心静脈血酸素飽和度　　　　103
中毒性巨大結腸症　　　　　　187
治癒過程　　　　　　　　　　281
鎮静薬　　　　　　　　　　　 55

■て

低カリウム(K)血症　　167, 175, 177
低カルシウム血症　　　　　　293
低酸素血症　　　　　　　　　143
低酸素性肺血管収縮　　　　　233
ディスコネクト　　　　　　　147
停電　　　　　　　　　　　　321
低ナトリウム血症　　　　　　175
低用量ドパミン　　　　　　　249
デクスメデトミジン　　　　　 67
テタニー　　　　　　　　　　171

電気的除細動　　　　　　　　225
電磁気干渉　　　　　　　　　299
テント上T波　　　　　　　　169

■と

頭蓋底骨折　　　　　　　　　195
瞳孔　　　　　　　　　　　　 47
橈骨動脈　　　　　　　　　　 91
洞性頻脈　　　　　　　　　　236
当直　　　　　　　　　　　　313
動脈ライン　　　　　　　　88, 91
トラネキサム酸　　　　　　　289
ドレッシング　　　　　　　　281
トロッカーチューブ　　　　　 33

■な

内頸静脈　　　　　　　　　　 41
軟膏剤　　　　　　　　　　　 63

■に・ね

二次線溶　　　　　　　　　　101
乳酸菌製剤　　　　　　　　　265
ネオシネジン　　　　　　　　 55

■の

脳幹梗塞　　　　　　　　　　212
脳血管障害　　　　　　　　　213
脳低温療法　　　　　141, 177, 211
ノンフロー　　　　　　　　　 3

■は

肺血栓塞栓症　　　　　　　　223
肺塞栓　　　　　　　　　139, 243
バイトブロック　　　　　155, 157
肺保護アプローチ　　　　　　 9
肺保護戦略　　　　　　　　　104
白色ワセリン　　　　　　　　 63
破傷風菌　　　　　　　　　　191
抜管　　　　　　　　　　　　124
　条件　　　　　　　　　　　125
バックバルブマスク　　　　　147

抜糸	281
針刺し事故	297, 301
バンコマイシン	57, 185
反射亢進	171
反射性徐脈	55
ハンプ®	73, 77
ヒルドイド® ソフト	63

■ひ

披裂軟骨	27
頻呼吸	81

■ふ

ファイバー挿管	111
フェニトイン	57
フェニレフリン	55
フォーリー（バルーン）カテーテル	35
不穏	203
腹腔内出血	287
副腎機能低下症	253
腹部コンパートメント症候群	145, 207
腹膜刺激症状	323
負のフィードバック	253
ブプレノルフィン	267
プラザキサ	51
フラッシュ	5
フリーフロー	3
プリセップ CV オキシメトリーカテーテル	103
フルマゼニル	53
プレセデックス	67
プロスタンディン®	73
フロセミド	77, 259
プロタミン	57
プロトンポンプインヒビター（阻害薬）	79, 175
プロポフォール	65, 67
分離肺換気	143

■へ

ヘッドアップ	207
ヘパリン	51, 97
ヘモグロビン尿	260
ベンゾジアゼピン	53
ベンチュリ効果	113

■ほ

房室ブロック	69
乏尿	255
発作性上室性頻拍	69

■ま

膜型人工肺	37
マグネシウム（Mg）	173, 211
慢性アルコール中毒	175

■み

ミオグロビン尿	260, 261
ミダゾラム	67
ミネラル	171

■む

無停電電源	321
無尿	255

■め・も

メイロン®	169
メシル酸ナファモスタット	97
メトロニダゾール	187
目撃者	217

■や

薬剤熱	181
薬物過量摂取	243

■ゆ・よ

ユーパスタ®	63
輸液ポンプ	3
輸血	48
輸血用血液製剤	49
予防的抗菌薬投与	194

■ら

ラミシール® クリーム	63
ランジオロール	73

■り

リザーバー付きマスク	113
梨状陥凹	27
利尿薬	167
リパーゼ	273
硫酸マグネシウム	173
流水＆石けん手洗い	179
リン（P）	171
輪状甲状靱帯切開	155
輪状軟骨	163
輪状軟骨圧迫	127
リンデロン VG® 軟膏	63

■れ・ろ・わ

レミフェンタニル	209
ロクロニウム	59
ワーファリン	51

■A

α作用	55
ABCDE バンドル	71
ACLS	309
ACT（activated whole blood clotting time）	97
acute coagulopathy of trauma-shock（ACoTS）	291
after drop	241
AKBR	109
ATP	57, 69
auto PEEP	121, 137
A ライン	5

■B

β-D グルカン	183
β作用	55
BLS	309
BSI（blood stream infection）	45
BURP 法	127
by-stander	217

■C

C. difficile	187
C.difficile 関連下痢症	185
CD toxin	181, 185
CDAD（Clostridium difficile associated diarrhea）	187
CESAR trial	227
CHDF	257
Clostridium tetani	191
co-medical	311
CO 中毒	85
CPP（cerebral perfusion pressure）	279
CPR	69
CRBSI（catheter related blood stream infection）	197
cricoid pressure	127
Cushing 徴候	278
CVCI	111
CV カテーテル	11, 19, 41
CV 挿入	7
CV ライン	5

■D

damage control surgery	285
damping	89
D-dimmer	100
deadly triad	275
decision-making	307, 315
deep sulcus sign	83
de-escalation	193
delirium	203
DLT（double lumen tube）	245
Dr call	305
DSI（daily sedation interruption）	71
DTP（differential time to positivity） 法	197

DVT (deep venous thrombolism)   101, 181, 223

■E

ECMO	9, 245
EGDT (early goal directed therapy)	103, 239
EMI	299
ESKAPE	199
ETCO$_2$	139

■F

false alarm (FA)	99
FAST (focused assessment with sonography for trauma)	287
FDP	100
FFP	291

■G

GCS	279
GI 療法	169

■H

hANP	73
Harris-Benedict 式	263
HbCO	85
HbO$_2$	85
HPA axis	253
HPV (hypoxic pulmonary vasoconstraction)	233
hypovolemia	236
hypovolemic shock	237

■I

ICP (intra cranial pressure)	279
IIT (intensive insulin therapy)	269

■K

Kussmaul 呼吸	81
K 補正	167

■M

MR-compatible	87
MRI 拡散強調像	212

■N

NICE-SUGAR trial	269
NIHSS (National Institute of Health Stroke Scale)	212, 213
normo-magnesemic magnesium depletion	175
NPPV	115
NSAIDs	247, 259

■O

Oddi 括約筋	267
onset time	191
overfeeding	263

■P

partially treated bacterial meningitis	195
PCPS (percutaneous cardiopulmonary support)	37
PCV (pressure control ventilation)	123
PEEP	277
permissive hypercapnea	105, 123
pH	104
picture	295
PPI	79, 175
PRBC	291
primary survey	277
problem list	317
propofol infusion syndrome	65
pseudo SAH	95
PSV (pressure support ventilation)	121
PSVT	69
PTE (pulmonary thrombo-embolism)	223

PT-INR	51
P-V ループ	137
P 波の消失	169

■R

R on T	235
RASS (Richmond agitation-sedation scale)	67, 71
refeeding syndrome	175
rewarming shock	219, 241
RSBI (rapid shallow breathing index)	149
RSI (rapid sequence intubation)	111

■S

SAH	215
$ScvO_2$	103
second look operation	303
Sellick 手技	127
silent chest	139
sniffing position	129
SOAP 形式	317
SpO_2	85
suviving sepsis campaign guideline	193

■T

TEE (transesophageal echocardiography)	107
Trendelenburg 位	43
TTE (transthoracic echocardiography)	107

■V・W

VA-ECMO	23
VAP (ventilator associated pneumonia)	71
vulnerable period	235
VV-ECMO	227
withdrawal symptom	209

編著者略歴

清水 敬樹
し みず けい き

1995 年	広島大学医学部卒業
1996 年	東京大学医学部付属病院
1997 年	埼玉県立小児医療センター
1998 年	公立昭和病院救命救急センター
2000 年	さいたま赤十字病院救命救急センター副部長
2013 年	東京都立多摩総合医療センター救命救急センター部長・センター長

現在，救命救急センターでの初療，重症患者管理及び ICU，HCU での重症患者管理を行っている．豊富な症例数を誇り，レジデントへのフィードバックや教育も重視している．救急・ICU 関連の編著書多数．

ICU 完全攻略	
かんぜんこうりゃく	
トラブルシューティング 162	©

発　行	2015年1月30日　1版1刷
	2015年3月5日　1版2刷
編著者	清　水　敬　樹
	し　みず　けい　き
発行者	株式会社　中外医学社
	代表取締役　青　木　　滋
	〒162-0805　東京都新宿区矢来町62
	電　話　　(03)3268-2701(代)
	振替口座　　00190-1-98814番

組版/月・姫(株)
印刷・製本/三和印刷(株)　　　　　＜MS・YI＞
ISBN978-4-498-06674-8　　　　　Printed in Japan

JCOPY ＜(株)出版者著作権管理機構　委託出版物＞

本書の無断複写は著作権法上での例外を除き禁じられています．
複写される場合は，そのつど事前に，(社)出版者著作権管理機構
(電話 03-3513-6969，FAX 03-3513-6979，e-mail: info@jcopy.
or.jp)の許諾を得てください．